◆ 医学临床诊疗技术丛书 ◆

内分泌科疾病
临床诊疗技术

夏俊萍　陈向梅　田永春　主编

U0206779

中国医药科技出版社

内容提要

本书较为系统、全面地介绍了内分泌科疾病的诊断方法和治疗技术，包括疾病的临床表现、辅助检查、诊断、鉴别诊断和治疗等方面的知识，并结合临床实际，重点介绍了诊断和治疗上的临床经验，以及如何做好病情记录、医患沟通等方面的方法与要求。本书立足临床实践，内容全面翔实，重点突出，是一本实用性很强的内分泌科疾病诊疗读本。适合内分泌科专业人员以及基层医务工作者阅读。

图书在版编目（CIP）数据

内分泌科疾病临床诊疗技术/夏俊萍，陈向梅，田永春主编. —北京：中国医药科技出版社，2017.8

（医学临床诊疗技术丛书）

ISBN 978 – 7 – 5067 – 7734 – 6

Ⅰ.①内…　Ⅱ.①夏…　②陈…　③田…　Ⅲ.①内分泌病—诊疗　Ⅳ.①R58

中国版本图书馆 CIP 数据核字（2016）第 110833 号

美术编辑　陈君杞
版式设计　郭小平

出版　中国医药科技出版社
地址　北京市海淀区文慧园北路甲 22 号
邮编　100082
电话　发行：010 – 62227427　邮购：010 – 62236938
网址　www.cmstp.com
规格　787 × 1092mm ¹⁄₃₂
印张　11⅝
字数　251 字
版次　2017 年 8 月第 1 版
印次　2017 年 8 月第 1 次印刷
印刷　北京市昌平百善印刷厂
经销　全国各地新华书店
书号　ISBN 978 – 7 – 5067 – 7734 – 6
定价　36.00 元

编写人员

主　编　　夏俊萍　　陈向梅　　田永春

副主编　　周玉琴　　王焕从　　赵益增

　　　　　王利兴　　张爱东　　周顺义

前　言

　　内分泌科是临床医学中重要的组成部分，随着医学的快速发展和内科学专业分工的进一步细化，内分泌专业在近年来取得了一系列进步。为了在广大临床医师中普及和更新内分泌科的诊断和治疗知识，满足内分泌科专业人员以及基层医务工作者的临床需要，促进广大内科医师在临床工作中更好地认识、了解内分泌科疾病，从而正确诊断与治疗疾病，并最终提高临床疾病的诊断率与治愈率。编者在参阅国内外相关研究进展的基础上，结合临床经验编写此书。本书较为系统、全面地介绍了内分泌科疾病的诊断和治疗，包括发病机制、辅助检查、临床表现、诊断、鉴别诊断和治疗等方面的内容，并重点介绍了诊断和治疗处理上的临床经验，把有丰富临床经验的高年资医师的临床思维方法和经验介绍给年轻医师，让他们不走弯路。在临床经验介绍中，书中特别强调了如何做好病情记录、医患沟通等方面的问题，帮助年轻医师更好地构筑和谐医患关系。

　　本书共分为 6 章，基本包括了内分泌科的常见疾病和多发疾病，同时介绍了临床常用诊断方法和诊断技术。该书立足临床实践，内容全面翔实，重点突出，力求深入浅出，方便阅读，是一本实用性很强的关于内分泌科疾病诊疗的医学著作。适合内分泌科、普通内科专业人员以及基层医务工作者使用。

在编写本书过程中，得到了多位同道的支持和关怀，他们在繁忙的医疗、教学和科研工作之余参与撰写，在此表示衷心的感谢。

由于编写时间仓促，专业水平有限，书中存在的不妥和纰漏之处，敬请读者和同道批评指正。

编者

2017 年 1 月

目 录

第一章

下丘脑、垂体疾病 ◄••

第一节　尿崩症

尿崩症（diabetes insipidus，DI）是指精氨酸加压素（arginine vasopressin，AVP），又称血管加压素（antidiuretic hormone，ADH），严重缺乏或部分缺乏（称中枢性尿崩症），或肾脏对 AVP 不敏感，致肾远曲小管和集合管对水的重吸收减少（称肾性尿崩症），从而引起多尿、烦渴、多饮与低比重尿为特征的一组综合征。

正常人每日尿量仅 1.5L 左右。任何情况使 ADH 分泌不足或不能释放，或肾脏对 ADH 不反应，都会使尿液无法浓缩而有多尿，随之有多饮。尿崩症可发生于任何年龄，但以青少年为多见。男性多于女性，男女之比为 2:1。

【病因和发病机制】

中枢性尿崩症系由于下丘脑 – 神经垂体后产生 AVP 的大细胞神经元遭受严重破坏、AVP 产生不足或缺乏所致。导致破坏的原因可以是继发性、特发性或遗传性的。

1. 继发性尿崩症　约 50% 患者为下丘脑 – 神经垂体部位的肿瘤，如颅咽管瘤、松果体瘤、第三脑室肿瘤、转移性肿瘤、白血病等所引起。10% 由头部创伤所致（严重外伤、垂体下丘脑部位的手术)。

创伤性尿崩症因损伤部位及严重程度的不同可表现为暂时性、永久性和三相性3种形式,术后尿崩症常为暂时性;神经垂体或下丘脑严重受损可引起永久性尿崩症;神经垂体受损引起三相性,即急性期(4~5日),尿量明显增加,尿渗透压下降;中间阶段为抗利尿期,由于血管加压素从受损的轴突大量释放,尿量迅速减少,尿渗透压上升;第三阶段为永久性尿崩症。

此外,少数中枢性尿崩症由脑部感染性疾病(脑膜炎、结核、梅毒)、朗格汉斯细胞增生症或其他肉芽肿病变、血管病变等影响该部位时均可引起尿崩症。任何病变破坏下丘脑正中隆突(漏斗部)以上部位,常引起永久性尿崩症。若病变在正中隆突以下的垂体柄至神经垂体,可引起暂时性尿崩症。

2. 特发性尿崩症 约占30%,临床找不到任何病因,部分患者尸解时下丘脑室上核与室旁核神经核团抗体,即针对AVP合成细胞的自身抗体,并常伴有肾上腺、性腺、胃壁细胞的自身抗体。

3. 遗传性尿崩症 少数中枢性尿崩症有家族史,呈常染色体显性遗传,由AVP – NPⅡ基因突变所致。新近的研究发现,AVP和神经垂体素(neurophysin,NP)是由同一基因编码的前体蛋白质,在沿垂体束轴突流向神经垂体过程中通过酶的水解作用而产生的,现已发现AVP神经垂体素前体基因的多个突变位点,已知的突变位点不在(AVP)基因编码区而是在信号肽区或神经垂体素Ⅱ基因区(neurophysinⅡ,NPⅡ)。突变引起NPⅡ蛋白质二级结构破坏,继而影响前体蛋白的水解、AVP与NPⅡ的结合以及AVP – NPⅡ复合物在细胞内的转运和加工过程,而且异常的AVP – NPⅡ前体的集聚对神经元具有细胞毒性作用,从而引起下丘脑合成AVP神经细胞的减少。

此外，本症可以是 DIDMOAD（diabetes insipidus，diabetes mellitus，optic atrophy and deafness）综合征（可表现为尿崩症、糖尿病、视神经萎缩、耳聋，又称为 Wolfram 综合征）的一部分，为常染色体隐性遗传，但极为罕见。

【诊断依据】

（一）分类

本病主要有以下几种分类：

1. 按病情轻重　可分为部分性尿崩症（每日尿量为 5 ~ 10L）和完全性尿崩症（每日尿量多在 10L 以上）。

2. 按病程长短　可分为暂时性（见于颅脑手术后）及永久性尿崩症。

3. 按病变部位　可分为下丘脑垂体性（中枢性）及肾性尿崩症。

4. 按病因分类　可分为下丘脑垂体性尿崩症（亦称中枢性尿崩症）、肾性尿崩症及妊娠尿崩症。

测定禁水或注射血管加压素前后血、尿渗透压及血 ADH 水平的变化，可鉴别不同病因引起的尿崩症。本文着重介绍中枢性尿崩症。

（二）临床表现

尿崩症的主要临床表现为多尿、烦渴与多饮，起病常较急，一般起病日期明确。患者尿量明显增加，一般每日排尿量变化不大，一昼夜多为 5 ~ 10L，尿比重低，多在 1.001 ~ 1.005，尿渗透压在 100 ~ 300mmol/L，低于血浆渗透压。儿童患者易有夜间遗尿。

尿量多少与 ADH 缺乏的程度有关，同时也与尿中溶质量有关，高盐、高蛋白质饮食使尿中溶质增加，排尿更多。由于大量排出低渗尿液，机体失水，血容量减少，血液渗透压则升高，引起烦渴，大量饮水，喜凉饮，以保持血渗透压不致过高，血容量接近正常。

患者皮肤黏膜干燥、虚弱、怠倦、失眠、记忆力减退、心悸、便秘、进餐必须是稀食。通常情况下，由于大量饮水补充体液，健康可不受影响，仅影响夜间睡眠。但当在病变累及口渴中枢时，口渴感消失或由于脑创伤等意识丧失或麻醉手术等情况，若不及时补充足量水分可致严重缺水，血浆渗透压与血清钠浓度明显增高而危及生命，多见于继发性尿崩症。

下丘脑、垂体手术引起的尿崩症于手术后当时或几日内发生。若仅仅是因为麻醉和手术使 ADH 释放暂时受抑制，多尿现象常于 1 周内消失。若手术损伤破坏了下丘脑、视上核或神经垂体束则发生永久性尿崩症。也有一部分患者起初由于 ADH 释放受抑制发生多尿，大约持续 1 周，待 ADH 释放功能恢复时又好转，但贮备的 ADH 全部释放完毕则出现永久性尿崩症。

肾上腺皮质激素与 ADH 拮抗，抑制 ADH 释放，并增加溶质的排出，当尿崩症合并腺垂体功能减退时，由于腺垂体分泌的促肾上腺皮质激素 ACTH 减少使肾上腺皮质激素缺乏，上述的各种作用因而减弱可使尿崩症症状改善。而在给尿崩症患者补充肾上腺皮质激素后，有可能多饮、多尿症状又加重。尿崩症在妊娠中期常加重，是由于这时肾上腺皮质激素增加，抑制 ADH 的分泌并拮抗其作用，同时由于肾上腺皮质激素及甲状腺激素增加，使尿中溶质排出增多致尿量更增。分娩后尿崩症减轻，婴儿吸吮乳头也促使 ADH 释放。

（三）诊断

典型尿崩症的诊断不难。其特点是：①尿量多，一般 4 ~ 10L/d；②低渗尿，尿渗透压小于血浆渗透压，一般低于 200mmol/L，尿比重多在 1.003 ~ 1.005 以下；③禁水试验不能使尿渗透压和尿比重增加；④ADH 或去氨加压素（DDAVP）

治疗有明显效果。

目前血浆 AVP 值测定对与诊断非渗透性多尿疾病，无论是中枢性、部分性、精神性或肾源性尿崩症均有较大价值，可协助鉴别诊断。如血钠降低，血浆 AVP 值升高，可诊断为不适当 ADH 分泌综合征。

凡有多尿、烦渴、多饮者首先应检查有无糖尿病等（由于大量溶质排出）引起的渗透性利尿。若尿糖检查阴性，血糖不高，且尿比重很低，在 1.001 ~ 1.005 则应考虑尿崩症的可能性。利用血浆、尿渗透压测定可以诊断尿崩症，方法安全可靠，其诊断方法如下。

1. 禁水试验

（1）原理：正常人禁止饮水一段时间后，由于体内水分减少，血浆渗透压增高，AVP 分泌增加，促进远端肾小管对水的重吸收，故尿浓缩，尿量减少，尿比重及渗透压升高。尿崩症患者由于缺乏 AVP，禁水后尿量仍多，尿比重及渗透压仍低。

（2）方法：本试验应在严密观察下进行。禁水前测体重、血压、尿量与尿比重或渗透压，禁水时间为 8 ~ 12 小时，禁水期间每 2 小时排尿 1 次，测尿量、尿比重或渗透压，每小时测体重与血压。如患者排尿较多，体重下降 3% ~ 5% 或血压明显下降，应立即停止试验，给患者饮水。

（3）结果分析：①正常人禁水后尿量明显减少，尿比重 1.020，尿渗透压 8000mmol/L，不出现明显失水；②尿崩症患者禁水后尿量仍多，尿比重 <1.010，尿渗透压低于血浆渗透压；③部分性尿崩症患者禁水后尿量部分减少，尿比重为 1.010 ~ 1.020，尿渗透压可大于血浆渗透压。

2. 禁水 – 加压素试验

（1）原理：禁水一定时间后，当尿液浓缩至最大渗透压而不能再上升时，注射加压素。正常人禁水后血浆渗透压升高，AVP 大量释放，体内已有足够的 AVP，所以注射外源体加压素后，尿渗透压不再升高，而尿崩患者由于体内 AVP 缺乏，注射加压素后，尿渗透压可进一步升高。

（2）方法：禁水时间视患者多尿程度而定，一般为 4～18 小时，当尿渗透压达到高峰平顶，继续禁水而尿渗透压不再增加时，抽血测血浆渗透压，然后皮下注射加压素 5U，注射后 1 小时排尿，测尿渗透压，对比注射前后的尿渗透压。

（3）结果分析：禁水后注射加压素的反应：①正常人尿渗透压不再升高，仅少数人可稍升高，但不超过 5%；②尿崩症患者尿渗透压可进一步升高，较注射前至少增加 9% 以上，AVP 缺乏的程度越重，增加的百分比越多；③肾性尿崩症患者无反应，尿量无减少，尿渗透压无改变。

3. 高渗盐水试验 正常人在静脉滴注高渗盐水后，血浆渗透压升高，AVP 大量释放，尿量明显减少，尿比重增加，而尿崩症患者尿量不减少，尿比重不增加，但注射加压素后尿量明显减少，尿比重明显升高，此方法用于与精神性烦渴多尿的鉴别，目前临床上已少用。

4. 血浆 AVP 测定 正常人血浆 AVP 值为 2.3～7.4 pmol/L，禁水后可明显增高。本病患者则低于正常水平，禁水后也不增加或增加不多。肾性尿崩症患者往往升高。

5. 影像学检查

（1）正常人磁共振扫描：可在神经垂体区域显示 T_1 相高增强信号，本症患者这种高增强信号消失。

（2）中枢性尿崩症的病因诊断：尿崩症诊断确定之后，必须尽可能明确病因。应进行下丘脑至蝶鞍部位 CT 扫描或 MRI 检查，以发现颅内占位病变，颅咽管瘤是继发性尿崩症常见的原因，常有钙化阴影。

（四）鉴别诊断

1. 精神性多饮性多尿 有精神刺激史，主要表现为烦渴、多饮、多尿、低比重尿，与尿崩症极相似，但 AVP 并不缺乏，禁水试验后尿量减少，尿比重增高，尿渗透压上升，注射加压素后尿渗透压和尿比重变化不明显。

2. 糖尿病 多饮、多尿是高渗性利尿，尿糖阳性，尿比重高，血糖高。

3. 高钙血症 甲状旁腺危象时血钙增高，尿钙增高，肾小管对抗利尿激素反应下降，产生多饮、多尿，亦是高渗利尿，尿比重增高。

4. 其他 如慢性肾功能不全、肾上腺皮质功能减退。

【治疗】

轻症患者，每日尿量在 3 ~ 4L，不影响生活及工作，可不必治疗，但应减少饮食中的食盐量，避免高蛋白以减少渗透性利尿。药物治疗应用垂体后叶素、鞣酸加压素作用时间长，间隔 3 ~ 7 日注射一次，宜从小剂量开始，并同时限制饮水量，以防水中毒发生，长期应用疗效逐渐降低。水制剂作用时间短，需一日多次注射很不方便，一般不用。粉剂自鼻腔吸入，长期应用刺激鼻黏膜发生萎缩，影响疗效。尚有纸片可舌下含化用。垂体后叶素有升压作用，且含缩宫素，不能用于孕妇。人工合成的血管加压素 DDAVP，由鼻黏膜吸入，作用强，维持时间长，升压作用小，不含缩宫素。

非垂体后叶激素类药物也为临床常用。氯贝丁酯、氯磺丙脲等通过刺激 ADH 分泌或加强 ADH 的效用以改善多尿现象。服氯磺丙脲可发生低血糖，必须小心。氢氯噻嗪对中枢性和肾性尿崩症均有一定疗效，该药抑制钠回吸收，使体内轻度缺钠，加强水回吸收，使用时要同时限制钠入量。氢氯噻嗪可致低血钾，需注意补充。氢氯噻嗪对肾性尿崩症也有效。

继发性中枢性尿崩症应首先考虑病因治疗，如不能根治，可选择上述药物治疗。

【病情观察】

观察治疗前后患者每天进水量的多少，慢性脱水是否纠正，以了解症状控制与否：注意监测实验室指标，如尿比重、尿渗透压、血管加压素等，以了解治疗是否有效，对继发性患者，应了解针对原发疾病治疗的效果。

【病历记录】

1. 门急诊病历 记录患者就诊的时间及就诊的主要症状特点。记录患者的每天进水量与出水量的多少，是否有喜冷饮的特点。体检记录患者慢脱水的体征，如疑为继发，应记录相关的体征。辅助检查记录尿比重、血糖及血、尿渗透压，以及经颅X线摄片或脑部CT、MRI等检查结果。

2. 住院病历 详细记录患者多饮、多尿的特点，记录本病的诊断依据、鉴别诊断要点、诊疗计划。

【注意事项】

1. 医患沟通 一旦获得诊断，医师要与家属谈话，并提出有关治疗的，让患者家属了解病情、预后及所用药物的不良反应。若需多次重复检查，则要说服患者进行配合；需做特殊检查的，则需向患者交代清楚，以保证试验的顺利完成。需要特殊检查或手术、放射治疗的，需有患者或其直系亲属签署知情同意书。

2. 经验指导

（1）尿崩症的诊断主要依靠临床表现、禁饮－加压素试验以通读其他一些辅助检查。尿崩症诊断明确后，仍需寻找病因，并区分中枢性、肾性还是烦渴综合征（精神性多饮），还要区分是完全性或部分性尿崩症以便判断病情严重程序，为下一步诊断提供依据。

（2）禁水试验注意事项包括应确认受试者的肾上腺功能是正常的，有未控制的糖尿病、高血钙、低血压、肾功能异常者，试验结果并不可靠；同时，试验必须在严格精心策划观察下进行，以免过度脱水而发生危险。

（3）精氨酸加压素替代疗法用于完全性中枢性尿崩症，

部分性中枢性尿崩症在使用口服药物疗效不佳者，亦可用精氨酸加压素替代治疗；一般而言，口服药物适用于部分性尿崩症患者的治疗，但孕妇及儿童患者不宜用口服药物治疗。

（4）对继发性尿崩症，应尽量治疗其原发病，不能根治者，也可按上述药物治疗。

第二节　腺垂体功能减退症

腺垂体功能减退是由于下丘脑或垂体的各种疾病及损伤所导致的垂体全部或绝大部分损坏后而引起的功能减退症（又称西蒙 – 席汉综合征）。

本病临床症状系由腺垂体激素分泌不足所引起，可以是单个激素减少如生长激素（GH）、催乳素（PRL）缺乏或多种激素如促性腺激素（Gn）、促甲状腺激素（TSH）、促肾上腺皮质激素（ACTH）同时缺乏。由于腺垂体分泌细胞是在下丘脑各种激素（因子）直接影响下，腺垂体功能减退可原发于垂体病变或继发于下丘脑病变，表现为甲状腺、肾上腺、性腺等功能减退和（或）鞍区占位性病变。

临床症状变化较大，可长期延误诊断，但补充所缺乏的激素治疗后症状可迅速缓解。

【病因和发病机制】

1. 肿瘤压迫　下丘脑垂体附近的肿瘤，儿童期最常见的颅咽管瘤（多在鞍上，成年后可在鞍上和鞍内），可压迫邻近神经血管组织，导致生长迟缓、视力减退、视野缺损、尿崩症等。成年期以垂体瘤最常见，腺瘤可分为功能性（PRL瘤、ACTH瘤、GH瘤）和无功能性（无生物学活性，但可有激素前体产生）。直径 >1cm 的称大腺瘤，直径 <1cm 的称微腺瘤，瘤细胞有分泌功能的引起相应内分泌功能亢进，大腺瘤压迫周围组织除出现定位症状外，也导致垂体功能减退。此外，

有脑膜瘤、脊索瘤、视神经胶质瘤、表皮样肿瘤、乳癌颅内转移等。

2. 下丘脑病变 如肿瘤、炎症、浸润性病变（如淋巴瘤、白血病）、肉芽肿（如结节病）等，可直接破坏下丘脑神经分泌细胞，使释放激素分泌减少，从而减少腺垂体分泌各种促靶腺激素、生长激素和催乳素等。

3. 垂体缺血性坏死 最常见于产后大出血。妊娠期腺垂体明显增生肥大，加上垂体门脉血管交叉重叠，缺血时不易建立侧支循环，若围生期由于前置胎盘、胎盘早剥、子宫收缩乏力等原因引起大出血、休克，使腺垂体血运障碍、血栓形成、腺垂体组织缺血坏死和纤维化，临床称为席汉（Sheehan）综合征。少数由于产褥感染或羊水栓塞引起垂体动脉栓塞或弥散性血管内凝血（DIC）而致腺垂体坏死；另外，糖尿病血管病变使垂体供血障碍也可导致垂体缺血性坏死；颞动脉炎、海绵窦血栓亦可引起垂体缺血。

4. 感染和炎症 各种病毒性、结核性、化脓性脑膜炎、脑膜脑炎、流行性出血热、梅毒、真菌、疟疾等均可引起下丘脑 – 垂体损伤而导致腺垂体功能减退。

5. 手术、创伤或放射性损伤 垂体瘤切除、术后放疗或鼻咽癌等颅底及颈部放疗等均可损伤垂体，严重头部损伤可引起颅底骨折、损毁垂体柄和垂体门静脉血液供应，从而引起垂体功能减退。

6. 糖皮质激素长期治疗 可抑制下丘脑 CRH – 垂体 ACTH，突然停用糖皮质激素后可出现医源性腺垂体功能减退，表现为肾上腺皮质功能减退。

7. 垂体卒中 可见于垂体瘤内突然出血、瘤体突然增大，压迫正常垂体组织和邻近神经组织，呈现急症危象。

【诊断依据】

（一）临床表现

一般估计垂体组织破坏达 50% 以上才出现症状；达 75%

时症状明显；达95%以上症状严重。促性腺激素、生长激素和催乳素缺乏为最早表现，促甲状腺激素缺乏次之，然后可伴有ACTH缺乏。本病起病隐匿，症状与病因有关，如垂体瘤除有腺垂体功能减退症状外，还有头痛、视力减退、视野缩小（颞侧偏盲），视乳头水肿等压迫症状以及肿瘤细胞的内分泌症状如闭经、溢乳、肢端肥大等；下丘脑肿瘤可有肥胖、嗜食、尿崩症等。症状也与受损的程度及垂体分泌细胞功能有关。

因原发疾病不同，临床表现多变，其严重程度取决于腺垂体各种促激素减退速度和相应靶腺萎缩的程度。本病的常见症状如下。

1. 性腺功能减退综合征 女性有产后大出血、休克、昏迷病史，产后无乳、乳腺不胀、月经不再来潮、性欲减退、不育、阴道分泌物减少，外阴、子宫和阴道萎缩，阴道炎、性交痛、毛发脱落（尤以阴毛、腋毛为甚）。成年男性性欲减退、阳痿、睾丸松软缩小、缺乏弹性，胡须减少，腋毛、阴毛脱落，无男性气质，肌力减弱，皮脂分泌减少，骨质疏松。

2. 甲状腺功能减退综合征 临床表现常较原发性甲状腺功能减退症轻，患者常诉畏寒，趋向肥胖，皮肤干燥而粗糙，较苍白、少光泽、少弹性、少汗等，出现典型的黏液性水肿者较少，可有食欲不振、便秘、精神抑郁、表情淡漠、记忆力减退、行动迟缓等。有时精神失常而有幻觉、妄想、木僵，甚至狂躁或发生精神分裂症等。心电图示心律缓慢、低电压、心肌损害、T波平坦、T波倒置等图形。

3. 肾上腺皮质功能减退综合征 早期或轻症患者的症状往往有非特异性的疲乏，体力虚弱，有时厌食或恶心、呕吐，以致体重大减。患者的机体免疫力、防御和监护功能较差，故易得感染等。严重病例，时有发作性低血糖综合征，对胰岛素非常敏感。皮肤因促肾上腺皮质激素分泌减少而呈色泽变浅，面容苍白及乳晕等处色素变淡，与原发性肾上腺皮质功能减退症中黑色素沉着迥然不同。

4. 生长激素分泌不足 在成人主要表现为胰岛素敏感性增强和低血糖，因生长激素有升高血糖作用，而在儿童期可引起侏儒症。

5. 垂体内或其附近肿瘤压迫综合征 症状按被压迫的组织功能损伤情况而定。最常见而严重者为头痛及视神经交叉受损引起偏盲甚至失明等。X 线片示蝶鞍扩大等病变。有时有颅压升高综合征。

6. 垂体功能减退性危象（简称垂体危象） 在全垂体功能减退症基础上，各种应激如感染、败血症、腹泻、呕吐、失水、饥饿、寒冷、急性心肌梗死、脑血管意外、手术、外伤、麻醉及使用镇静药、催眠药、降血糖药等均可诱发垂体危象。临床呈现：①高热型（40℃）；②低温型（30℃）；③低血糖型；④低血压、循环虚脱型；⑤水中毒型；⑥混合型。各种类型可伴有相应的症状，突出表现为消化系统、循环系统和神经、精神方面的症状，诸如高热循环衰竭、休克、恶心、呕吐、头痛、神志不清、谵妄、抽搐、昏迷等严重垂危状态。

（二）检查

1. 血常规检查 血常规检查可示不同程度的贫血。

2. 代谢紊乱

（1）糖代谢：空腹低血糖多见。糖耐量试验示低平曲线。

（2）脂代谢：血钠患者血胆固醇可高于正常，空腹游离脂肪酸低于正常。

（3）电解质：血钠、血氯偏低，血钾大多正常。

3. 水代谢 水负荷试验显示水利尿障碍，但可被可的松纠正。施行时应密切观察。第 1 日水试验结束后，如患者排尿少，应继续观察，如出现恶心、呕吐等症状，应立即给予口服可的松 50mg，以促进利尿，避免水中毒。应先测血钠，如血钠低，不宜做此试验。

4. 内分泌功能检查 腺垂体功能测定情况可通过对其所支配的靶腺功能状态来反映。

（1）垂体 – 性腺功能检查

①性激素测定：男性尿 17 – 酮类固醇排泄量明显降低，血睾酮水平降低或正常低值；女性血、尿雌激素也降低，无排卵及基础体温改变。

②阴道涂片细胞学检查：可显示黏膜萎缩，涂片上无上层角化细胞，多为中层以下的细胞，类似绝经期后妇女阴道涂片的表现，未见雌激素作用的周期性改变。

③尿促卵泡激素排泄量：尿促卵泡激素及血 FSH、LH 均低，且不能被 LHRH 所兴奋。

（2）垂体 – 甲状腺功能检查

①基础代谢率降低为本病主要的表现之一。除因甲状腺功能减退外，还和生长激素或其他垂体激素缺乏有关，故用甲状腺制剂治疗不能完全恢复正常。

②血清总 T_4、游离 T_4 均降低，而总 T_3、游离 T_3、可正常或降低。

③甲状腺吸^{131}I 率通常低于正常，而尿排^{131}I 率偏高。检查结果的异常程度与病情严重度有关。

④促甲状腺激素（TSH）兴奋试验：本病患者在接受肌内注射 TSH 5～10U 后，其甲状腺吸碘率可增高，但血清 T_4、T_3 的增高不显著，这是由于甲状腺内激素的储存甚少，TSH 试验无反应。

（3）垂体 – 肾上腺皮质功能检查

①尿 17 – 酮类固醇：大多明显降低，反映肾上腺皮质睾丸分泌功能不足。

②尿 17 – 羟皮质类固醇及尿皮质醇：往往降低。

③ACTH 兴奋试验：可能会出现延迟反应，即在第 1 日按

接受 ACTH 时无明显反应，而在以后数日继续给予 ACTH，则尿 17 - 酮类固醇及 17 - 羟皮质类固醇、尿皮质醇排泄量增多。

（4）垂体储备功能试验

①甲吡酮试验：正常人在使用甲吡酮后，尿 17 - 酮类固醇或尿 17 - 羟皮质类固醇明显增多，而本病患者的反应明显低于正常。

②放射免疫法：可测定血中腺垂体激素的浓度，如促甲状腺素、促卵泡成熟激素、促黄体生成激素（LH）、泌乳素（PRL）等，并可测定若干促垂体激素的释放激素，如促甲状腺激素释放激素（TRH）、促黄体生成激素释放激素（LHORH）等，以提示腺垂体的储备功能，从而可进一步鉴别腺垂体功能减退是由于垂体本身功能减退，还是由于下丘脑释放激素缺乏。

（三）诊断

本病诊断须根据病史、症状、体检，结合实验室资料和影像学发现进行全面的分析，排除其他影响因素和疾病后才能明确。

（四）鉴别诊断

本病应与下列疾病相鉴别。

1. 原发性单一靶腺功能减退 有相应靶腺功能减退的临床表现，血中靶腺激素水平降低，但垂体相应激素水平增高。

2. 多发性内分泌腺功能减退征（Schmidt 综合征） 多见于女性，原发性肾上腺皮质功能减退和原发性甲状腺功能减退，血皮质醇及甲状腺激素水平降低，但 ACTH 及 TSH 水平升高，常伴有糖尿病、甲状腺肿大。

3. 神经性厌食 年轻女性多见，厌食、消瘦、闭经，重者慢性营养不良、贫血，常伴低 T_3 综合征和 GnH 不足，GH、ACTH 分泌正常，血皮质醇水平常升高。

4. 非内分泌疾病 如肿瘤、肝病等消耗性疾病致严重营养不良、恶病质，影响下丘脑释放激素的分泌，内分泌呈不同程度的减退，一般阴毛、腋毛不脱落，仅在终末期才表现垂体功能减退，而单纯垂体减退症者恶病质少见。

5. 失母爱综合征　与心理、社会因素有关，生长障碍与营养不良、情绪紊乱有关，改变环境、得到关怀和改善营养后可显著恢复生长，有认为其垂体功能改变为暂时性，与中枢神经递质作用异常有关。

【治疗】

（一）激素替代治疗

1. 肾上腺皮质激素　如遇全垂体功能减退首先宜补充肾上腺皮质激素，因甲状腺激素的应用会加速皮质激素的代谢，而加重其不足。放射性核素研究示正常成年人可的松的每日分泌量是 $5.7mg/m^2$，而不是 $12 \sim 15mg/m^2$，考虑到肝脏的首过效应及生物利用度的差异，通常给醋酸可的松 25mg/d 或醋酸氢化可的松 20mg/d，根据激素的昼夜节律宜在早晨 8 时给药，如果需要量增加时早晨 8 时可给全日量的 2/3，下午 2 时给余下的 1/3。一般不需补充盐类皮质激素，因醛固酮并不依赖 ACTH。皮质激素能提高集合管分泌 ADH 的阈值，即有水利尿作用，如病变累及下丘脑、垂体柄，皮质激素的替代会激发或加重垂体性尿崩症。

2. 甲状腺激素　垂体性甲状腺功能减退症较原发性甲状腺功能减退症轻，所需替代剂量也低些，常用的制剂有甲状腺干制剂 40mg/片、左旋甲状腺素 50μg/片，成年人如无缺血性心脏病可以每日半片开始，逐渐增加至最适当剂量，并随访心电图，定期监测血清甲状腺激素浓度。一般需要量不超过每日 2～3 片。

3. 性激素

（1）男性患者肌内注射丙酸睾酮，每周 2 次，每次 50mg；或甲睾酮片，20～30mg/d，口服或含服。用药后性功能改善，由于雄激素具有促进蛋白质合成作用，患者的体力增强，营养状况好转。

（2）女性患者年龄较轻者，可做人工周期治疗，如每晚睡前服用己烯雌酚 0.5～1mg，连续 25 日，最后 5 日每日加用黄体酮肌内注射 10～20mg，连续 5 日；或口服安宫黄体酮 4～8 mg/d，连续 5 日；女性患者必要时也可用雄激素以改善性功能，增强体力，如肌内注射丙酸睾酮，每周 1 次，每次 12.5mg；或甲基睾丸素 5mg/d，口服或含用。

需生育者，女性可先用雌激素促进子宫生长，继而周期性雌激素和黄体酮 3～4 个月诱导月经，然后可用尿促性腺激素（hMG）75～150U/d，持续 2 周，刺激卵泡生长，并肌内注射绒毛膜促性腺激素（hCG）2000U，通常可在 36 小时左右即诱导排卵，亦可在黄体中期在注射 1 次，以利于受精卵的存活；男性可用 hCG 2000U，肌内注射，1 周 3 次，持续 4 个月，然后肌内注射 hMG 75U，1 周 3 次，以期精子形成。

4. 生长激素 近年来基因重组的生长激素，可用于治疗腺垂体功能减退患者的生长激素不足，使患者症状改善，代谢恢复正常。

（二）危象和昏迷的治疗

应根据病史和体格检查，判断昏迷的病因和类型，以加强治疗的针对性。

1. 补充葡萄糖 可先静脉注射 50% 葡萄糖 40～60ml，再用 10% 葡萄糖溶液静脉滴注。

2. 补充氢化可的松 将 100mg 氢化可的松加入 500ml 葡萄糖溶液中静脉滴注，第 1 个 24 小时用量为 200～300mg，有严重感染者可适当增加。如为低温型昏迷，无感染、严重刺激等急性并发症，则氢化可的松的用量不宜过大，否则有可能抑制甲状腺功能，加重昏迷程度。

3. 有呕吐、腹泻等失钠病史及血容量不足表现者 静脉滴注5%葡萄糖生理盐水，用量可根据体液损失量及血容量不足严重程度而定。

4. 并发感染、高热者 积极采用有效抗生素治疗。有感染性休克者，除补液、静脉滴注氢化可的松外，必要时还需应用升压药。

5. 水中毒 限制水分摄入。如患者可口服，立即给予可的松50～100mg或泼尼松10～20mg，不能口服者，可用氢化可的松25mg溶于25%葡萄糖溶液40ml缓慢静脉滴注，再将氢化可的松100mg溶于5%或10%葡萄糖溶液250ml内静脉滴注。

6. 其他 低温型患者，应给予保温，注意避免烫伤。另予甲状腺激素口服，不能口服者给予鼻饲，可用干甲状腺片，每6小时给予30～45mg，三碘甲腺原氨酸，作用更快，每6小时静脉注射25μg。低温型患者在应用甲状腺激素治疗的同时，宜用适量的氢化可的松50～100mg静脉滴注，以免发生严重的肾上腺皮质功能不足。

(三) 病因治疗

1. 垂体腺瘤 可视情况用放射治疗或手术治疗，下丘脑部位肿瘤应行手术治疗，其他炎症或肉芽肿性病变等可做相应治疗。

2. 出血、休克而引起的缺血性垂体坏死 关键在于预防，近年来妇幼卫生和围生期保健工作的加强已使产后垂体坏死诱发的Sheehan综合征明显减少。新生儿产伤、窒息也明显减少，多巴胺强化剂如溴隐亭、培高利特的应用不仅抑制了泌乳素（PRL）的分泌，同时也使瘤体缩小。

【病情观察】

（1）观察全部或部分性腺、甲状腺、肾上腺皮质功能减退的表现，实验室检查中注意垂体和靶腺激素浓度测定的水平、头颅影像学检查结果。尤其应注意观察治疗前后的变化，以进一步了解症状的改善与否，评估治疗疗效。

（2）诊断明确者，主要给予相应缺乏的靶激素补充疗法，观察药物应用后相应性腺、肾上腺和甲状腺轴病情好转的依据和表现，如激素水平、体征和症状的变化，并寻找一个准确的生理剂量；对部分腺垂体功能减退症患者，需对相应每一垂体轴的功能和水平做出相应的判断，从而给予相应激素的补充。

【病历记录】

1. 门急诊病历　记录患者就诊时间。详细记录患者全部或部分性腺、甲状腺、肾上腺皮质功能减退的表现，对女性患者应记录有无分娩及分娩后的大出血病史、出血量及产后泌乳及月经的情况，体检记录体毛、贫血、水肿的情况，血压是否正常，并注意重视野缺损、视乳头水肿的情况。实验室检查记录垂体和靶腺激素浓度测定的水平以及头颅 CT 或MRI 影像学检查结果。

2. 住院病历　详细记录患者病情发生发展过程、外院诊断治疗经过、药物应用及效果如何。对于 Sheehan 综合征患者，病历中应记录其产后出血史、输血史以及产后无乳汁分泌、闭经等特点。记录有关肾上腺、甲状腺和性腺有关激素水平检查的结果。记录患者入院治疗后的病情变化、治疗效果。

【注意事项】

1. 医患沟通　对于患者及其家属，临床医师除查房外，应把病情向其交代清楚，告知此病是一种长期的慢性病，需终身服药，不能间断。若有特殊情况，患者必须及时到医院复查，不能自作主张服用其他药物。治疗后患者即将出院时，应详细告知患者每一种药物的具体服药时间、剂量及药物副作用。女性应告知周期疗效、雌性激素和孕激素的详细作用，并告知复诊的时间。

2. 经验指导

（1）找到引起本病的原发疾病（如肿瘤、缺血坏死、感染）或手术、创伤等诱因，便可进行针对性的治疗，使患者恢复正常生理功能，故应通过仔细询问病史、了解发病经过，积极寻找病因。

（2）Sheehan 综合征患者，有产后大出血的病史，对女性发生本病应考虑到该综合征的可能。

（3）实验室检查，特别是腺垂体激素、靶腺激素水平的测定对确诊本病至关重要，临床上必须检测所有性腺、甲状腺、肾上腺等激素水平，以全面评估病情，并为激素替代治疗提供依据。

（4）主要是使用生理剂量的激素进行替代治疗，"缺什么补什么"，使患者维持正常的生理代谢和第二特征。原则是先替代糖皮质激素，后替代甲状腺激素，最后给予性激素。

（5）避免突然停药、严重感染、应激等情况发生，以防止腺垂体功能减退危象出现。若预计可能发生时，应积极治疗诱因，同时加大替代激素的基础剂量。

第三节 垂体瘤

垂体瘤（pituitary tumors）是一组从腺垂体和神经垂体及颅咽管上皮残余细胞发生的肿瘤，是常见的鞍区良性肿瘤，占颅内肿瘤的第 3 位。近年随着医学检查技术发展，垂体瘤的发病率明显增加，有学者估计其发病率为 0.02%，临床有明显症状者约占颅内肿瘤的 10%，尸检发现率为 22.5%～27%。垂体瘤可发生在任何年龄，以 31～40 岁者居多，21～30 岁和 41～50 岁者次之。催乳素瘤女性的发病率明显高于男性，女性高达 1/1050，男性也高达 1/2800，而其他各型垂体瘤无明显性别差异。垂体瘤患者可于起病后不同时期有轻重不等的临床表现。

【发病机制】

本病可能发生的发病机制有以下几点。

1. 垂体细胞自身内在缺陷 现在运用分子生物学技术已弄清大多数有功能的和无功能腺瘤是单克隆源性的,源于某一单个突变细胞的无限增殖。发生变异的原因为癌基因的激活和（或）抑制癌基因的失活。

（1）垂体瘤的染色体变异：在垂体瘤染色体数目的畸变上,以 X 染色体的获得性增加最为常见,其他较为常见的克隆性获得依次为 7、8、5;染色体的丢失依次为 11、9、13。上述染色体的异常主要表现为整条染色体的数目改变,这可能是垂体瘤遗传学的一个特征性变化。此外,染色体的丢失绝大多数发生在侵袭性垂体瘤中,这可能是抑癌基因的丢失导致肿瘤生物学行为的改变,进一步促进了肿瘤的发展。垂体瘤染色体结构改变较为少见,目前发现 19 号染色体结构非随机性改变与垂体瘤的形成密切相关,同时可能是促进垂体瘤发生侵袭性生长的重要因素。

（2）癌基因的激活：活性 Cs 蛋白 A 亚单位杂合性点突变是最早在垂体瘤中发现的起主要作用的活性突变。突变的原癌基因 *gsp* 主要发生在生长激素（GH）肿瘤中。gsp 蛋白在其他类型的垂体肿瘤中的突变发生率很少（<10%）。在 gsp 原癌基因和临床特征之间尚未证实有明确的联系,而其刺激 cAMP 浓度提高,从而促使生长增殖和生长激素分泌的直接机制还不清楚,但是可能涉及转录元件 cAMP 结合蛋白（CREB）的磷酸化形式。另外,在人类垂体瘤的所有亚型中都有垂体肿瘤化基因（PGGT）mRNA 数目增加,其在最大的肿瘤中的量可有 10 倍的增加。在大多数垂体瘤中对 PGGT 表达的研究显示,它是肿瘤生长的早期改变,并可通过旁分泌的形式诱导碱性成纤维细胞生长因子（bFGF）。另外,还有相

关的研究推测 PGGT 可以激活 $c-myc$ 等其他原癌基因。

（3）抑制癌基因的失活：研究表明等位基因缺失可造成抑制癌基因的功能丧失。关于人垂体肿瘤等位基因缺失的大量研究提示，等位基因缺失可能是一系列异常甲基化模式的结果，其常发生于垂体肿瘤发生的早期，并与肿瘤从非侵袭型向侵袭型和转移型的转变有关。在垂体瘤中可见在染色体 10q26（15%）、11q13（31%）和 13q12～14（25%）中的等位缺失，证实这些区域是垂体瘤中肿瘤抑制基因的部位。缺乏肿瘤抑制基因 $p27$ 的转基因鼠出现了多器官的肿瘤，其中包括垂体中叶起源的。p27 蛋白的免疫组化分析显示其最高浓度发现在非肿瘤的垂体中，在正常垂体向垂体腺瘤和癌的发展过程中 p27 的表达明显下降。多种腺垂体肿瘤的发病机制均涉及抑癌基因 $p16/CDKN2A$（相对分子量为16000）的失活，该基因的 C 碱基及 G 碱基的重复单位（CpG）岛发生频繁甲基化是导致失活的原因。

2. 旁分泌和自分泌功能紊乱 下丘脑的促垂体激素和垂体内的旁分泌或自分泌激素可能在垂体瘤的促进阶段起一定作用。生长激素释放激素有促进生长激素分泌和生长激素细胞有丝分裂的作用。分泌生长激素释放激素的异位肿瘤可引起垂体 GH 瘤。某些生长因子如甲状旁腺素相关蛋白、血小板衍化生长因子、转化生长因子、白介素、胰岛素样生长因子等在不同的垂体瘤中都有较高水平的表达，它们可能以旁分泌或自分泌的方式促进垂体瘤细胞的生长和分化。神经生长因子的缺乏对于催乳激素（PRL）瘤的发生和发展起一定的促进作用。

3. 下丘脑调节功能紊乱 下丘脑抑制因子的作用减弱对肿瘤的发生可能也有促进作用。肾上腺性库欣综合征患者在做肾上腺切除术后，皮质醇对下丘脑促肾上腺皮质激素释放激素分泌的负反馈抑制减弱，使该激素分泌增多，患者很快就发生 ACTH（促肾上腺皮质激素）腺瘤，这说明缺乏正常的靶腺激素负反馈机制及随后的下丘脑调节功能紊乱对 ACTH 腺瘤的发生可以起促发作用。慢性原发性甲状腺功能减退症患者也常发生垂体 TSH（促甲状腺激素）瘤，并可伴有高催乳素血症，故 TSH 瘤的发生是在促进阶段起作用而非在起始阶段起作用。

【诊断依据】

（一）分类

1. 按功能分类 分为有功能和无功能。近年来根据临床特点、血激素浓度将垂体瘤分类如下（表 1-1）。

表 1-1 垂体瘤功能分类及命名

肿瘤名称	比例	血激素改变	临床表现
有功能肿瘤			
PRL 瘤	50%~55%	血 PRL >200ng/ml	肢端肥大症/巨人症
GH 瘤	20%~23%	血 GH 浓度增高	闭经泌乳、阳痿
ACTH 瘤	5%~8%	血 ACTH 异常分泌	Cushing 病或 ACTH-B-Nelson 综合征
LPH 瘤	较少见	血 ACTH、β-LPH 增高	黑色素沉着症
TSH 瘤	较少见	血 TSH 不适当增高	垂体性甲亢
GnH 瘤	较少见	血 FSH/LH 和（或）A 亚单位增高	早期可无症状
混合瘤	较少见	GH+PRL 最常见	混合综合征
无功能肿瘤	20%~25%		早期无症状，晚期压迫症状

注：PRL 瘤（催乳素瘤），GH（生长激素瘤），ACTH（促肾上腺皮质激素瘤），LPH 瘤（促脂激素瘤），TSH 瘤（促甲状腺激素瘤），GnH 瘤（黄体生成激素-促卵泡激素瘤）。

过去认为嫌色细胞瘤不具有功能，缺乏常见的染色颗粒，现查明大部分具有功能，50%以上属于 PRL 瘤，还可能为 GH、ACTH、TSH、GnRH（促性腺激素释放激素）瘤。有人认为嫌色细胞是具有激素分泌功能的储存细胞或可能是由于细胞活性亢进，分泌性颗粒被迅速大量排出细胞外，但确有一小部分（占垂体瘤 20%～30%）限于目前技术水平还未能查出其具有分泌激素的功能。已有报道，经免疫组化和分子生物学检查这些所谓无功能的嫌色细胞瘤能产生糖蛋白激素（FSH、LH、TSH）的 A 和 B 亚单位。随着这方面的进一步研究，对无功能腺瘤的确切认识会逐步提高。

2. 按来源分类　分为原发性和继发性。

（1）原发性垂体瘤：是指腺垂体、神经垂体、颅咽管上皮残余细胞及垂体间质（血管、滤泡、结缔组织等）处发生的肿瘤，即通常所说的"垂体瘤"，占绝大多数。

（2）继发性垂体瘤：是指远处癌瘤转移至垂体或周围的鞍旁组织（如下丘脑、松果体、脑膜等）发生的肿瘤侵入鞍内，多来自乳腺癌、肺癌和胃肠道恶性肿瘤。

3. 按起源分类

（1）绝大多数是发生于腺垂体的垂体腺瘤，即狭义上的垂体瘤。

（2）部分发生于垂体前后叶间的颅咽管上皮残余细胞的"鞍内型"颅咽管瘤。

（3）少数来源于后叶，如漏斗或神经胶质细胞瘤（神经垂体瘤）和颗粒细胞或肌细胞瘤等。

4. 按病理分类　分为增生、腺瘤和腺癌。一般光镜病理证实垂体瘤大多为良性腺瘤，少数为增生或腺癌。

5. 按光镜分类　1892 年 Schoneman 根据 HE 染色将垂体腺瘤分为嫌色、嗜酸性、嗜碱性及混合性垂体腺瘤。其中最多见的是嫌色细胞腺瘤，占 75%～80%；其次是嗜酸粒细胞腺瘤，占 10% ~ 15%，临床上表现为肢端肥大症和巨人症；嗜碱粒细胞腺瘤是少见的，占 3.5% ~ 5.0%，临床表现为 Cushing 病；还有混合性（嗜酸及嗜碱的）垂体腺瘤。由于此分类法不能准确地反映其功能，故目前已逐步为功能分类所替代。

6. 按分泌激素分类 分为单纯性、混合性及多激素腺瘤。

（1）单纯性腺瘤：分泌某一种激素的细胞增殖，使某一激素增多，如生长激素、催乳素细胞腺瘤等来源于分泌相应激素的腺细胞。

（2）混合性腺瘤：腺瘤内有两种或两种以上的分泌不同激素的细胞，如混合性生长激素和催乳素细胞腺瘤，生长激素和泌乳素存在于不同的细胞内。

（3）多激素腺瘤：腺瘤细胞中含有两种或两种以上激素，甚至一个分泌颗粒内也可以有两种或两种以上的激素，占垂体腺瘤的 10% ~ 15%，其发生机制一般认为与瘤细胞的基因表达有关，临床可表现有肢端肥大、溢乳、Cushing 综合征，少数有甲状腺功能亢进症、性功能失调，但也有不少患者无内分泌失调的症状。

7. 按大小分类 分为微腺瘤和大腺瘤。临床上一般将直径 <10mm 者称为微腺瘤，约占 40%；直径 >10mm 称为大腺瘤，约占 60%。福岛考德根据 CT、蝶鞍断层和其他神经放射学检查及临床症状将垂体瘤分为两型 5 级。

（1）局限型

Ⅰ级（微腺瘤）：Ⅰa 级：肿瘤直径 ≤5mm，蝶鞍大小正常，鞍结节角正常 ≥110°，CT、MRI 很难查出。Ⅰb 级：肿瘤直径 ≤10mm，蝶鞍大小正常，鞍结节角减小，鞍底有局限性骨质变薄、下凹、双鞍底，病侧鞍底倾斜；CT 可以发现肿物；此型仅有内分泌障碍症状。

Ⅱ级：（鞍内型）肿瘤直径在 10mm，位于鞍内或轻微向鞍上生长，蝶鞍扩大，不对称，鞍结节角≤90°。鞍底局限性变化明显，病侧鞍底下沉成双鞍底；CT扫描显示肿瘤位于鞍内或扩展到鞍上池前部；临床可有内分泌症状，无视力、视野改变。

（2）侵蚀型

Ⅲ级：（局限侵蚀型）肿瘤直径在2cm，向鞍上生长，蝶鞍扩大较著，鞍底骨质有局限性侵蚀破坏；CT扫描可见肿瘤扩展至视交叉池，第三脑室轻度抬高；临床有或无明显视觉障碍。

Ⅳ级：（弥漫侵蚀型）肿瘤直径达4cm左右，向鞍上或蝶窦内生长，蝶鞍显著扩大，鞍壁骨质弥漫性破坏，呈幻影蝶鞍，第三脑室前下部明显抬高。

Ⅴ级：（巨大腺瘤）肿瘤直径达5cm，肿瘤除向鞍上或蝶窦生长外，并可向前、中、后颅窝及海绵窦生长，第三脑室室间孔阻塞，有脑积水。

8. 按生物学行为分类　分侵袭性与非侵袭性。

（1）侵袭性垂体瘤：指肿瘤生长超过垂体窝，并向颅底、海绵窦、副鼻窦、脑内浸润性生长，侵犯破坏周围硬脑膜及其组织。

（2）非侵袭性垂体瘤：呈膨胀性生长，主要表现为压迫和推移征象。

病理研究表明，约1/3腺瘤呈浸润性生长，以侵入包膜、鞍骨或蛛网膜下隙；而另2/3则呈膨胀性生长。肿瘤生长方式与组织类型无关，且不具有规律性。

9. 单发和伴发　垂体瘤大多数单独存在，但也可与胰岛细胞肿瘤、甲状旁腺腺瘤等伴发称为多发性内分泌腺瘤（Wenner综合征）。

（二）临床表现

1. 内分泌亢进征象　有分泌功能垂体瘤在早期即可出现。

（1）PRL 瘤：多见于 20～40 岁，女性患者显著多于男性，国外报道育龄妇女是男性的 14.5 倍。女性患者 PRL 微腺瘤占 2/3，大腺瘤占 1/3；绝经后妇女初诊时主要为大腺瘤。

①女性 PRL 腺瘤：主要以 PRL 增高雌激素减少所致闭经、泌乳、不孕为临床特征。月经失调和月经稀少是先于闭经的早期临床表现，PRL < 60ng/ml 即可出现。青春期前发生 PRL 瘤可引起发育延迟和月经初潮延迟，随后月经稀少最终闭经；青春期后发生 PRL 瘤表现为逐渐出现的继发性闭经，即早期为正常排卵性月经，随后发展为虽有排卵而黄体期缩短，进而出现无排卵月经，最后月经稀少，闭经。

a. 泌乳：PRL 瘤患者30%～80%泌乳，当血 PRL > 200 ng/ml 时多有泌乳，可为自发的多乳汁溢出，更多的是挤压乳房时小量的触发泌乳；双侧或单侧持续或间断泌乳。

b. 不孕：PRL 腺瘤目前已成为不孕症的最常见原因。已婚 PRL 瘤患者中 1/3 表现不孕。

c. 围绝经期症状：部分患者可因雌激素水平低，出现面部阵发性潮红、性情急躁、性欲减退或丧失、阴道干燥、性交困难。

②男性 PRL 瘤：并不少见。由于临床症状隐匿，早期诊断较为困难，往往发展至大腺瘤时才做出诊断。

a. 性功能减退：早期症状表现为性欲减退或丧失、阳痿、精子减少或无精。性欲减退的症状是缓慢和波动进行的，待患者意识到性功能减退而就诊时，CT 或 MRI 检查证实腺瘤已较大。

b. 男性乳房发育、泌乳：男性 PRL 瘤患者泌乳的不到 1/3，且多为少量自发性泌乳。

c. 男性不育：男性患者胡须少而且生长缓慢、阴毛减少、睾丸软小，应检查 PRL 水平。

（2）GH 腺瘤：由于 GH 分泌过多，早期数毫米微腺瘤即可致代谢紊乱，引起骨骼软组织和内脏过速生长等一系列变化。

①生长过度：儿童或青少年生长异常迅速，持续长高至骨骺闭合时身高达2m或以上者，尤其伴性腺发育不良，男性睾丸、阴茎幼稚；女性阴道、大阴唇发育差，乳房发育不良、应检查GH水平。

②肢端肥大：常是患者最早出现的临床表现，多见于30~50岁，患者自觉相貌有改变，手套、帽子、鞋子、戒指变小等。

（3）ACTH腺瘤：任何年龄均可发病，以20~40岁居多。

①肥胖：是最常见的临床表现，占85%~96%。典型患者呈以躯干为主的向心性肥胖，满月脸、水牛背、锁骨上窝脂肪垫增厚和腹壁脂肪肥厚；也有某些患者表现为全身肥胖。多数患者体重增加，少数患者体重不增加，但也总有向心性肥胖和特征性的脸部征象。

②皮肤紫纹：发生率约占50%，多见于年轻患者，常见于腹部、大腿内侧、臀部；紫纹越宽、颜色越深诊断意义越大。

③多毛：见于65%~75%的女性患者，但程度一般不重，表现为眉毛浓黑，面颊毫毛增多，阴毛增多呈男性分布。

④高血压：75%~85%的患者有高血压，50%以上患者舒张压>100mmHg。

⑤精神症状：见于85%的患者，可表现为情感障碍（抑郁症、欣快）、注意力和理解力减退和自主神经功能障碍（失眠、性欲减退）等。

（4）TSH腺瘤：罕见，不到垂体瘤的1%，临床表现为甲亢症状。

（5）GnH腺瘤：很罕见，早期可无症状，发展逐渐表现为阳痿、闭经、性欲减退或丧失、睾丸萎缩、精子数目减少等。

2. 压迫症状 肿瘤向鞍外扩展压迫邻近组织结构可引起压迫症状，这类症状最多见，往往为患者就医的主要原因。

（1）头痛：垂体瘤早期约 2/3 患者有头痛，主要位于眶后、前额和双颞部，程度轻，持续性隐痛或间歇性发作。引起头痛的主要原因是鞍隔与周围硬脑膜因肿瘤向上生长而受到牵拉所致。

（2）视力、视野障碍：垂体腺瘤向鞍外生长压迫视神经和视交叉，可出现不同程度的视力减退、双颞侧视野缺损和眼底病变，严重者可双目失明。眼底检查可见神经色泽变淡，视神经乳头原发性萎缩。

（3）其他：肿瘤向内外发展压迫或进入海绵窦可使第Ⅲ对、第Ⅳ对、第Ⅴ对脑神经受累，造成一侧眼球运动障碍和突眼等症；肿瘤累及 Meckel 囊影响第Ⅴ对脑神经可引起继发性三叉神经痛、面部麻木和感觉异常等；肿瘤破坏鞍底或蝶窦可有脑脊液鼻漏；肿瘤影响下丘脑可引起嗜睡、不规则发热、多食等，可有肥胖生殖无能症。

3. 腺垂体功能减退的表现 垂体瘤患者的垂体激素分泌减少的表现一般较轻，进展较慢，直至腺体有 3/4 被毁坏后，临床上才出现明显的腺垂体功能减退症状。但有时垂体激素分泌减少也可成为本病的突出表现，在儿童期尤为明显，表现为身材矮小和性发育不全。肿瘤还可影响到下丘脑及腺垂体、血管加压素的合成和排泄障碍引起尿崩症。在出现腺垂体功能减退症的垂体瘤患者中，性腺功能减退约见于 3/4 的患者，不出现严重的应激状态，肾上腺皮质功能通常可以维持正常，但由于垂体 ACTH 储备不足，在应激时可出现急性肾上腺皮质功能减退称为肾上腺危象。

4. 垂体卒中 垂体瘤易发生瘤的出血称之为垂体卒中，其发生率为 5%～10%。垂体卒中起病急剧，表现为额部或一侧眶后剧痛，可放射至面部，并迅速出现不同程度的视力减退，严重者可在数小时内双目失明，常伴眼球外肌麻痹，尤以动眼神经（第Ⅲ对脑神经）受累最为多见，也可累及滑车神经（第Ⅳ对脑神经）和面神经神经。有的患者出现急性垂体功能衰竭的表现。

5. 多发性内分泌病Ⅰ型　垂体瘤合并胰岛细胞瘤、甲状旁腺肿瘤和类癌瘤等称为多发性内分泌病Ⅰ型。

（三）检查

1. 内分泌腺体功能检查　内分泌腺体功能检查是诊断垂体瘤的重要依据。

（1）垂体激素基础值测定和动态试验：测定相应激素基础值是早期诊断的重要佐证，一般应检查6种腺垂体激素水平（包括 PRL、GH、ACTH、TSH、FSH、LH 等），当某一激素水平有变化时应检测其靶腺或靶器官、组织激素的水平。肿瘤细胞的激素分泌呈自主性，除血循环激素水平升高外，在早期就开始有昼夜分泌节律紊乱的特点。由于腺垂体激素分泌的影响因素多，呈脉冲式释放，需多次测定，测定结果只作为筛选指标，有时需结合动态试验综合评价垂体内分泌功能状态。有人曾提到血 PRL > 200ng/ml 有确诊 PRL 瘤的价值。

（2）腺垂体功能试验：功能性腺瘤应立足于本激素增高的基础上来鉴定增高的性质是否表达了瘤体的自主性。

2. 放射学检查　除了蝶鞍 X 线平片和薄层断层蝶鞍摄影外，CT 和 MRI 的应用对垂体瘤的早期诊断有很大帮助。

（1）蝶鞍 X 线平片：瘤体 < 5mm 的微腺瘤蝶鞍可正常，但部分微腺瘤，特别是接近垂体表面的局限性小节，可使局部骨质变薄，正位像鞍底左右不对称，局限性凹陷，侧位像鞍底呈双边轮廓。GH 腺瘤有的鞍底增厚，蝶鞍呈方凹型。本法简单、普及、价廉，不失为一项常规检查，也是决定进一步检查的基础，但结果正常不否定垂体瘤存在。

(2) 薄层断层蝶鞍摄影：采用间距 2mm 薄层断面，可发现鞍底有局部骨质吸收变薄、囊泡状膨出、鞍底倾斜、骨质破坏等微小改变，对早期诊断鞍内肿瘤帮助更大。蝶窦形态及其纵隔变异等情况亦比平片更清晰，但放射剂量偏大，对患者有一定危害。

(3) 蝶鞍区 CT 扫描：CT 可显示肿瘤密度、大小、形态和发展方向，是目前诊断垂体瘤的主要方法。采用高分辨率 CT 直接增强，薄层 1.5mm 断面，做蝶鞍区冠状位扫描和矢状位重建，可提高微腺瘤的发现率。但对小于 5mm 的微腺瘤 CT 增强其发现率仅 30%。

(4) MRI：垂体瘤的影像学检查宜首选 MRI，其可发现直径 >3mm 的垂体微腺瘤，而且可显示下丘脑结构，能更好地显示肿瘤及其与下丘脑组织的解剖关系，对于临床判断病变有肯定的价值。垂体微腺瘤典型表现为 T_1 低信号，T_2 高信号，还可见垂体上缘膨凸，以冠状面显示最佳，但少数也有短或等 T_1 与 T_2。MRI 增强薄层断层扫描对 <5mm 微腺瘤发现率为 50%~60%。但要了解蝶鞍区骨质改变不如 X 线和 CT。

(5) 气脑和脑血管造影：有助于了解垂体肿瘤向鞍外和鞍旁生长范围。

(6) 放射性核素显像技术：应用于鞍区疾病的放射性核素显像技术发展迅速，如 PET、铟–二乙烯三戊乙酸–奥曲肽扫描及碘–酪氨酸–奥曲肽扫描已开始用于临床垂体瘤的诊断。

（四）诊断

详细询问病史和仔细的体格检查，包括神经系统、眼底、视力、视野检查，各种垂体激素（GH、PRL、TSH 等）及其动态功能试验对诊断和鉴别诊断可提供一定的参考和疗效的判断，最终诊断决定于病理检查。

George 等提出了诊断 TSH 的垂体瘤的 4 项标准：

（1）尽管甲状腺素浓度增高，而血清 TSH 浓度仍高于正常。

（2）垂体瘤的存在。

（3）肿瘤内促甲状腺素的验证。

（4）切除垂体瘤，甲亢消失。

（五）鉴别诊断

1. 空泡蝶鞍综合征 由于蛛网膜下隙扩展深入鞍内，脑脊液也随之进入，可将垂体压扁，蝶鞍扩大。多数患者垂体功能正常或仅有轻度垂体功能受损，CT 检查有助于鉴别。

2. 鞍旁肿瘤 常见头疼及眼外神经受累，视野缺陷，鞍上肿瘤内分泌表现多出现在神经症状之后。

3. 鞍内动脉瘤 头痛、呕吐，常见眼外神经受累症状，发生突然，常呈周期性。

4. 原发甲状腺功能减退症 由于长期甲状腺功能低下，反馈性刺激 TSH 细胞增生，TSH 分泌增多，可伴随蝶鞍增大，PRL 亦可增加。测定血清 T_4、T_3，浓度降低而 TSH 水平升高可明确诊断，垂体其他激素水平多正常。

5. 原发性腺功能低下 由于长期性腺功能低下，反馈性刺激 LH 及 FSH 细胞增生，蝶鞍扩大。测定血清 LH 及 FSH 水平升高而靶腺激素水平降低有助于诊断。

6. 颅咽管瘤 大部分位于鞍上压迫垂体柄而有垂体功能低下。部分在鞍内使蝶鞍变大直接挤压垂体，常合并下丘脑功能紊乱及尿崩症。完全位于鞍内者，病因诊断经手术病理检查才能证实。

【治疗】

垂体瘤的治疗目标：①减轻或消除肿瘤占位病变的影响；②纠正肿瘤分泌过多激素；③尽可能保留垂体功能；④防止肿瘤对邻近结构的损毁；⑤激素的替代治疗；⑥防止肿瘤复发。应从肿瘤的解剖、病理生理和患者的全身情况来研究具体的治疗措施。

(一) 手术治疗

手术切除肿瘤是治疗垂体瘤的主要手段。除 PRL 瘤一般首先采用药物治疗外，所有的垂体瘤尤其是大腺瘤和功能性肿瘤均宜考虑手术治疗。

1. 经蝶窦显微外科手术 为目前最常用方法，适合于鞍内微腺瘤和向鞍上膨胀性生长及向海绵窦内发展的大腺瘤，如 GH 瘤、ACTH 瘤、功能性 TSH 瘤、GnH 瘤、无功能垂体瘤等，是 GH 瘤的首选治疗方法及无功能垂体瘤的重要治疗方法。

经蝶窦显微外科手术采用经鼻中隔、蝶窦入路，到达肿瘤下部，借助手术显微镜，可发现正常与肿瘤组织的差异，从而有可能对病理组织做选择性切除。该手术入路甚至可切除向鞍上延伸的大腺瘤，具有创伤小、不进颅、简易安全等优点。近年经蝶窦术式又有了进一步的改进，术中应用内镜经单侧鼻孔充分暴露内鼻腔及蝶窦进行垂体瘤选择性切除术，具有微创、并发症少、切瘤彻底性提高等优点。手术治愈率为 70% ~ 80%，复发率为 5% ~ 15%。手术并发症发生率较低（5% ~ 15%），主要有尿崩症、脑脊液鼻漏、脑膜炎、腺垂体功能减退等，病死率很低（<1%）。

2. 经颅手术 大腺瘤已向鞍上和鞍旁伸展考虑经颅手术。经颅手术最常用额下入路，为传统经典术式，经额到达肿瘤顶部，可满意显露并保护视交叉。优点为手术视野显露清楚，尤适合肿瘤明显向鞍上及鞍外生长者。缺点为手术并发症及复发率较高。因于腺瘤之初，大多起始于前叶底部，经额手术时，首先将残存的正常组织摘去，难以保护未受肿瘤侵犯的剩余垂体组织。手术时常损害或破坏整个垂体，术后易造成垂体功能减退，也易复发。在此基础上有人改良为经额颞开颅（即翼点开颅）。对向鞍上、鞍旁扩展的大或巨型肿瘤或呈哑铃状的肿瘤常需经额入路。

3. 经蝶窦激光显微手术治疗　经蝶窦入路，CO_2 激光聚焦照射组织，引起组织汽化，并释放热量封闭周围血管和淋巴管。

4. 垂体冷冻疗法　利用冰冻（多采用液氮，其温度介于 $-196℃ \sim -100℃$）造成垂体坏死，达到治疗目的，方法和植入放射性核素相似。

5. 肾上腺切除术　ACTH 瘤如经蝶窦手术未能摘除垂体微腺瘤或不能做垂体手术，可做一侧肾上腺全切，另一侧肾上腺大部分或全切除术，术后做垂体放疗预防发生 Nelson 综合征。

（二）放射治疗

放射治疗可作为儿童 ACTH 瘤及 GH 瘤有手术禁忌证者的首选治疗。γ 刀治疗可作为首选疗法用于拒绝或不适于经蝶窦手术者。常规放疗仅作为手术治疗后的一种辅助治疗措施，通常用于垂体瘤手术不能完全切除和手术切除不彻底者，其中 TSH 瘤和 GnH 瘤对其较为敏感。放疗一般起效慢，照射后至少 $1 \sim 2$ 年才能达满意效果，对需要迅速解除对邻近组织结构的压迫方面不满意。不良反应有：急性脑水肿、脑组织放射性坏死、肿瘤出血、局部皮肤、骨骼损害、脱发和垂体功能减退等。放疗有以下方式。

1. 外照射

（1）深部 X 线治疗：总剂量为 45Gy，疗程 $5 \sim 6$ 周，疗效在 $65\% \sim 70\%$。

（2）高能放射治疗：应用 ^{60} 钴和 ^{137} 铯，剂量同上。远期疗效较深部 X 线为佳，$70\% \sim 80\%$。

（3）重粒子放射治疗：目前应用回旋加速器开展的粒子治疗有 A 粒子束、质子束和快中子等。A 粒子束照射总剂量为 $35 \sim 80Gy$，分 4 次照射，5 日内完成。质子束照射总剂量为

$35 \sim 100Gy$，分 12 次照射，2 周左右完成。此法优点是照射剂量在射程过程中近于相同，而在达到末端时，照射剂量明显升高，可对垂体进行大剂量照射，垂体后组织则不受影响，疗效高，可达 $80\% \sim 90\%$，显效更快。

2. 内照射 将 ^{90}钇、^{198}金、^{192}铱埋藏于蝶鞍当中进行放疗治疗，可使垂体接受的剂量大为增加，而对垂体周围组织结构的破坏减少，但剂量不易掌握。目前仅少数几个中心可以进行，埋藏后 $3 \sim 6$ 个月可使激素水平下降 75%，15 年后有 39% 发生垂体功能减退，可发生脑脊液鼻漏和局部放射性坏死所致脑膜炎，因此并不比其他治疗有更多的优点。

3. 放射外科 应用立体外科三维定位方法，把高能射线准确地汇聚在颅内靶灶上，可在较短时间和有限范围内辐射线达相当大剂量，一次性或分次毁损靶灶组织，而对靶灶周围正常组织几乎不产生影响。它具有无创伤、无外科死亡、无感染和低并发症等优点。缺点是放射治疗生物学效应需数月至数年方能显现，病灶一般不宜大于3.0cm，过大病灶用有效剂量完全覆盖时，并发症增加。目前常用放射外科方法是 C 刀手术治疗，应用 C 刀可使60% ~ 85% 患者治愈。X 刀与 C 刀相似，但其用直线加速器作放射源，由于加速器照射较散漫，不如 C 刀准确，成功率60% ~ 70%。

（三）药物治疗

在众多治疗垂体瘤的药物中疗效得到明确肯定的是一类以溴隐亭为代表的多巴胺 D_2 受体激动药，药物治疗已成为 PRL 瘤的首选治疗。此外用奥曲肽或溴隐亭治疗生长激素瘤也取得一定的临床疗效。

1. 多巴胺 D_2 受体激动药 其是多数 PRL 瘤首选治疗方法，术前应用便于手术切除，而术后长期应用可预防肿瘤复发和高 PRL 血症。也可作为 GH 瘤和 GnH 瘤手术和放疗后的辅助治疗，对于 GH 瘤新型多巴胺 D_2 受体激动药比溴隐亭更有效，90% 患者 GH 受抑制，50% 患者 GH 可正常。

（1）溴隐亭：是一种半人工合成的麦角生物碱的衍生物，能有效抑制 PRL 的分泌，并能部分抑制 GH 的释放。临床观察发现不同患者对溴隐亭治疗的反应程度不一，疗效与腺瘤细胞表面多巴胺受体数目和受体亲和力有关。多巴胺受体数目越多，溴隐亭治疗的效果越好。其可使 80% ~90% 微腺瘤患者、50% ~60% 大腺瘤患者 PRL 正常，闭经 - 溢乳妇女月经和生育能力恢复正常，而垂体其他功能不受影响。长期应用溴隐亭可使 PRL 瘤细胞萎缩、核溶解、坏死，肿瘤缩小；即便大腺瘤也有 60% 缩小，大多数患者肿瘤缩小程度可达50% 以上，甚至查不出。而且缩小的速度很快，一般在开始治疗后数日到数周；大腺瘤向鞍上扩展或视交叉受压的患者也可使视力恢复正常。对未采取治疗的 PRL 瘤患者追踪 3 ~ 5年，PRL 自发下降占 10% ~20%，有所升高的小于 10%，而大多数（90% ~95%）微腺瘤不发展成为大腺瘤。5% ~ 10%的患者对溴隐亭不敏感，这不仅与肿瘤细胞表面多巴胺 D_2 受体表达减少有关，可能也涉及受体转录后的拼接缺陷。

溴隐亭治疗 PRL 瘤剂量可从 1.25mg，每日 2 次开始，进食时或睡前服用，剂量渐增，直至临床奏效，一般维持量为2.5 ~5.0mg/d。口服 2.5mg 溴隐亭 6 ~ 8 小时血清 PRL 下降 >50% 者，预示用小剂量 3.75 ~ 7.50mg/d 效果好。阴道放置溴隐亭片可取得和口服相似的疗效。单次阴道给药药效可持续24 小时之久，且胃肠道反应较小。溴隐亭 - LAR 是一种长效的注射用溴隐亭制剂，5 小时内血中溴隐亭达到峰值，12 ~ 24小时内血清 PRL 水平降至基础值的 10% ~20%，并能维持 2 ~6 周。但停药后易复发，需长期服药为其缺点。大多数患者对溴隐亭的耐受性好，常见的不良反应是恶心和直立性低血压，偶尔伴有呕吐。直立性低血压多在治疗开始时出现。少见的不良反应有指（趾）端血管痉挛、鼻腔充血、头痛、疲倦、腹痛、便秘等。

溴隐亭与手术治疗联合应用可使 GH 瘤患者 GH 下降，临床症状好转，但 GH 瘤对溴隐亭反应远不及 PRL 瘤敏感，因此剂量需要量较大。常需 15～40mg/d，长期应用经济负担较重，但可使 20% 患者 GH 降至正常，10% 肿瘤缩小。因溴隐亭不是对所有患者都有效，故正式使用前最好先行溴隐亭敏感试验，空腹口服溴隐亭 2.5mg，于 30、60、120、180、240 分钟取血测 GH，GH 下降大于 50% 者疗效较好。TRH 刺激试验后，血 GH 上升 2 倍以上者疗效好。

（2）新型多巴胺激动剂：可使 PRL 降至正常，肿瘤缩小，疗效优于手术。

①培高利特：亦称溢乳亭、甲磺酸丙素角林，作用比溴隐亭长，可维持 24 小时以上，50mg 相当 2.5mg 溴隐亭，不良反应与溴隐亭相似。培高利特 – LAR 为培高利特长效注射剂，每月注射 1 次，剂量 50～150mg。

②美舒麦（Mesulergin）：作用可持续 12 小时，0.5mg 相当于 2.5mg 溴隐亭。

③诺呆宁（Quinagolide，$CV_{205-502}$）：为八氢苄喹啉结构的长效多巴胺激动剂，药效是溴隐亭的 35 倍。胃肠道不良反应较少。选择性作用于多巴胺 D_2 受体而对 D_1 受体作用较弱，对溴隐亭抵抗或不耐受的患者效果较好。0.025mg 睡前顿服，渐增大剂量达 0.075mg 时，90% 患者可获良效，最大量 0.6mg/d。对 GH 瘤患者也有效。同类药还有 $CQP_{201-403}$。

④卡麦角林：为长效多巴胺激动剂，半衰期 65 小时，一次给药疗效可持续 7 日，每次 0.25mg，最大剂量 3mg。比溴隐亭疗效高，耐受性好。

⑤洛克星多（Roxindol）：为非溴隐亭类多巴胺激动剂，不良反应较少。

2. 生长抑素激动剂 奥曲肽及 Sandostatin – LAR、兰瑞肽等较多巴胺激动剂对 GH 瘤治疗更为有效，对 TSH 瘤治疗也有效，可降低血 TSH 并缩小肿瘤。

奥曲肽是生长抑素的衍生物，能较特异地抑制 GH 的合成和分泌，其抑制 GH 分泌的活性比生长抑素强 20 倍。该药皮下注射后血浆半衰期为 120 分钟，使血 GH 浓度明显下降，可治疗 GH 瘤，60%～70% 患者 GH 被抑制到正常水平，85%～95% 患者 GH 被抑制至 50% 以下，并可使 50%～60% 患者肿瘤缩小，效果较溴隐亭好，也可和溴隐亭类合用，以增加疗效。其还可使无功能腺瘤患者视力改善，并可使 TSH 瘤患者 TSH 和甲状腺激素下降，并使肿瘤缩小。该药不良反应较小，可出现注射部位疼痛、腹部痉挛性疼痛、胆石症和暂时性脂肪泻。由于此药需每日 3 次皮下注射，患者难以长期坚持，现已制成长效奥曲肽，每月注射 1 次即可。

3. 其他

（1）药物治疗　在 ACTH 瘤一般作为辅助治疗，很少单独应用。在手术前准备及放疗尚未显效时，药物治疗在控制皮质醇增多方面起主要作用。药物有氨鲁米特、美替拉酮、双氯苯二氯乙烷、赛庚啶、丙戊酸钠和酮康唑等，可联合用药以减轻用药剂量和不良反应，减轻耐药性。氨鲁米特剂量 0.5～2.0g/d，抑制类固醇生物合成第一步，使皮质醇、醛固酮与雄激素都减少。甲吡酮阻断皮质醇合成最后一步，剂量为 0.5～1.0g/d，分 2～4 次口服，可引起高血压与低钾性碱中毒。酮康唑剂量 600～1200mg/d，分 3～4 次口服。赛庚啶 24～36mg，分 3～4 次口服。利他赛宁（Ritanserin）为长效 5-羟色胺拮抗药物，10～15mg/d。也有应用糖皮质激素受体拮抗剂 RU486。

（2）GnH 拮抗剂：对 GnH 瘤有一定效果，但对缩小肿瘤无作用。

（3）对因周围靶腺功能减退引起的反应性垂体瘤应用靶

腺激素替代治疗。

(四) 基因治疗

关于垂体瘤基因表达调控的理论依据很多，当前的重要工作是运用这些理论知识来创建一种新的治疗手段。整合的腺病毒在体外可高效地将病毒转移基因转移给垂体细胞；并从原则上讲可以利用 PRL 基因的严格转录调控机制来控制目的基因的表达，这样转移基因的表达也可在 PRL 细胞中得到合理高效的控制。这样就可以用一个"自杀"基因按细胞类型特异的方式去除 PRL 细胞，而不影响其他类型细胞。类似的方法也可用 GH 启动子来定位 GH 细胞，使用可调控的启动子元件例如四环素诱导的载体来调控转移基因仅在需要时被激活，进一步限制转移基因的表达。以后，还可能有大量的其他的基因治疗方法可供选择。例如，在那些 *tsg* 突变而来的肿瘤中，垂体瘤细胞转化基因的高效定位能被用来代替 *tsg*，相对原癌基因产生更主要的负性抗血管生成作用，或在选择的细胞类型中改变 DNA 甲基化的状态。

【病情观察】

注意观察治疗前后的变化，以进一步了解症状的改善与否、评估治疗疗效。

【病历记录】

1. 门急诊病历 记录患者的临床主要症状、体征，实验室检查记录垂体和靶腺激素浓度测定的水平及头颅 CT 或 MRI 影像学检查结果。

2. 住院病历 详细记录患者病情发生发展过程、外院诊断治疗经过、药物应用及效果如何。记录患者入院治疗后的病情变化、治疗效果。

【注意事项】

1. 医患沟通 对于患者及其家属，临床医师除查房外，仍需特别抽时间把病情向其交代清楚。若有特殊情况，患者必须及时到医院复查，不能自作主张服用其他药物。治疗后患者即将出院时，应详细告知患者每一种药物的具体服药时间、剂量及药物不良反应。女性应告知周期疗效、雌性激素和孕激素的详细作用，并告知复诊的时间。

2. 经验指导

（1）详细的病史询问、体格检查是诊断垂体瘤的重要线索。影像学的检查如 CT、MRI 在诊断垂体瘤中起到了关键的作用，尤其是 MRI 不仅可发现直径 3mm 的微腺瘤，而且可显示下丘脑结构。各种垂体激素的测定以及功能试验对诊断和鉴别诊断具有重要的价值。最终的确诊取决于病理检查。

（2）垂体腺瘤复发率一般为 7%～35%，单纯手术后为 40%，一般复发发生在术后 4 年左右。为减少复发率，术后需定期随访，观察临床症状，做内分泌检查和放射学检查。

第四节　巨人症和肢端肥大症

体内生长激素持久性过多分泌引起软组织、骨骼及内脏的增生肥大以及内分泌代谢紊乱，发生于青春期前，骺部未闭合者为巨人症（gigantism）；发生于青春期后，骺部已融合者为肢端肥大症（acromegaly）。巨人症患者有时在骨骺闭合后继续受生长激素过度刺激可发展为肢端肥大性巨人症。本病并不罕见，占垂体瘤中第二位。男女之比为 1.5∶1。发病年龄在肢端肥大症中以 31～40 岁组最多，21～30 岁、41～50 岁组次之。

正常成人血浆生长激素（GH）基础值为 0.14～0.23nmol/L（一般在 0.09nmol/L 以下），本症患者血浆 GH 值明显高于正常高限（可达 10～100 倍以上），一般在 0.47～4.7nmol/L。过多的生长激素使蛋白合成增加，体内合成代谢旺盛，造成软组织、骨骼、内脏的增生肥大；长期大量的生长激素有拮抗胰岛素作用，故有致糖尿病倾向和糖耐量减低作用，约有 21.6% 发生糖尿病；脂肪分解增多致血浆游离脂肪酸增加，生酮作用增强；此外，此症中泌乳素升高，促性腺激素晚期衰退。

【病因和发病机制】

巨人症患者垂体大多为生长激素细胞增生，少数为腺瘤；肢端肥大症患者垂体内大多为生长激素腺瘤，少数为增生或腺癌。近年发现，在一些 GH 腺瘤细胞中，介导跨膜信息传递兴奋性三磷酸鸟苷（CTP）结合蛋白 a 亚单位发生（GSa）突变，使 GH 的合成和分泌增加，导致 GH 细胞的增生，久之形成肿瘤，发生 GSa 突变的基因被称为生长刺激蛋白（gsp）癌基因。又有人提出肢端肥大症可能系下丘脑生长激素释放抑制激素不足或生长激素释放激素过多，使垂体生长激素细胞受到持久的刺激，形成肿瘤。垂体常增大，引起蝶鞍扩大变形，鞍壁及前后床突受压迫与侵蚀；毗邻组织亦受压迫，尤其是垂体本身、视神经交叉及第三脑室底部下丘脑更为显著。腺瘤直径一般为 2cm 左右，大者可达 4～5cm，甚而引起颅内压增高。晚期肿瘤内有出血及囊样变化，使腺体功能由亢进转为减退。内分泌系统中，肾上腺、甲状腺、甲状旁腺都有增生和腺瘤，生殖腺早期增生，继以萎缩，晚期病例肾上腺和甲状腺亦萎缩，胸腺呈持久性肥大。内脏方面，心、肝、肺、胰、肾、脾皆巨大，肠增长，淋巴组织增生。

骨骼系统病变常颇明显，有下列特征：巨人症的长骨增长和增大，肢端肥大症的长骨骨骺部加宽，外生骨疣。颅骨方面的变化除两侧鼻窦皆增大外，巨人症患者仅见全面增大；肢端肥大症患者头颅增大，骨板增厚，以板障为著，颧骨厚大，枕骨粗隆增粗突出，下颌骨向前下伸长，指（趾）端增粗而肥大。脊柱骨有多量软骨增生，骨膜骨化，骨质常明显疏松，引起脊柱骨楔状畸形，腰椎前凸与胸椎后凸而发生佝偻。

【诊断依据】

（一）分类

根据临床表现及病理学特征可将垂体 GH 腺瘤分为两类：

（1）瘤体小、生长慢、细胞分化好、细胞内颗粒多、临床过程隐匿，而对生长激素的反应好，gsp 癌基因检测阳性率高。

（2）瘤体大、进展快、分化差、仅有散在颗粒及较易复发，CH 水平较高。

（二）临床表现

1. 巨人症　常始于幼年，生长较同龄儿童高大，持续长高直到性腺发育完全，骨骺闭合，身高可达 2 米或以上。若缺乏促性腺激素，性腺不发育，骨骺不闭合生长激素可持续加速长高。软组织增生可表现为面部粗糙、手脚肥厚增大。心、肺、内脏增大。若垂体发展，迫使其他激素分泌减少，可导致腺垂体功能减退、精神不振、全身无力、毛发脱落、性欲减退、生殖器萎缩。若原有糖尿病可自然缓解。多数可因心血管疾病而死亡。

血浆生长激素、IGF-1 增高；过多生长激素可拮抗胰岛素作用，在葡萄糖负荷后可呈糖耐量减低或糖尿病曲线；升高的生长激素水平不为糖负荷所抑制。

2. 肢端肥大症　肢端肥大症发生率每年 100 万人中约有 3 人，男女相当，多见于 31～50 岁。绝大多数是由垂体瘤所引起。起病一般缓慢，使诊断延误 15～20 年，临床表现决定于垂体瘤本身大小、发展速度、生长激素分泌情况及对正常垂体组织压迫的影响。肢端肥大症既有生长激素分泌过多，又可有促性腺激素、促甲状腺激素、促肾上腺皮质激素分泌不足，使功能亢进与功能减退相混杂。患者可有软弱、乏力、缺乏活力。

垂体瘤可引起头痛、视物模糊、视野缺损、眼外肌麻痹、复视；大多数可因生长激素分泌过多而引起骨、软骨、关节和软组织生长过度而出现一系列症状，如皮肤粗厚、皮脂腺分泌亢进（油质感），汗腺分泌亢进而有多汗，头面部表现尤为突出，唇肥厚，鼻唇沟皮褶隆起，头颅皮肤明显增厚折叠呈脑回状，额部皮肤皱褶肥厚，鼻增宽，舌大。头围增大，下颌增大前突，齿距增宽，咬合困难，可有颞颌关节炎，眉弓和颧骨过长，鼻窦增大，声带变粗厚，发音低沉。手脚粗大、肥厚、手指变粗，不能做精细动作，所备鞋、手套常小，成年后仍需增大尺码。可有皮肤色素沉着、黑棘皮病和多毛。骨关节病和关节痛发生率较高，累及肩、髋、膝关节、腰骶椎，关节活动障碍，关节僵硬，脊柱后突并有桶状胸，换气功能障碍，可促使肺部疾病的发生。

患者可伴有催乳素分泌过多，而表现为月经紊乱、溢乳、不育，男性则有性欲减退和阳痿。腕部软组织增生可压迫正中神经，引起腕管综合征。腰椎肥大可压迫神经根而有剧烈疼痛。内脏亦可增大，尤其心脏、肾增大明显，甲状腺也可增大。足跟垫可增厚，肌软弱无力，甚至表现肌痛。

肢端肥大症患者预后较差，病残和病死率较高，显然与并发症增多有关，平均寿命减少 10 年。患者可有生长激素分泌过多而表现胰岛素抵抗，糖耐量减低（29%~45%）乃至糖尿病（10%~20%），胰岛素分泌增多引起高胰岛素血症，可伴有高三酰甘油血症，脂蛋白脂酶和肝三酰甘油酶活性降低。肺部疾病发生率增高，肺功能异常，肺活量降低，可有上呼吸道和小气道狭窄，从而增加呼吸道感染、喘鸣和呼吸困难，可有呼吸睡眠暂停综合征与舌大后脱垂。吸气性咽下部塌陷有关，故而增加患者病死率。

心血管疾病主要表现为心肌肥厚、间质纤维化、心脏扩大、左心室功能减退、心力衰竭、高血压、冠心病和动脉粥样硬化。高血压与钠潴留、细胞外容量增加、肾素 - 血管紧

张素 – 醛固酮系统活性降低、交感神经系统兴奋性增加有关。心血管病变与 GH 升高和漫长病程有关系。

肢端肥大症患者可有 1，25 – （OH）$_2$ – D$_3$ 水平增高，而有肠道钙吸收增加和高尿钙、尿结石增加。若有高钙血症应考虑伴有甲状旁腺功能亢进症（多内分泌腺瘤病）。高磷血症与肾小管磷再吸收增加有关。此外，骨转换增加，有助于骨质疏松的发生。结肠息肉发生率高且结肠、直肠癌发生率增高，与皮垂（skin tags）增多有关。

（三）实验室检查

1. 血清生长激素 基础值及昼夜节律变化正常人低于 0.24nmol/L，本病患者往往有明显升高。患者睡眠时峰值往往消失，通宵出现不规则的分布高峰，24 小时 GH 水平总值较正常人高10 ~ 15 倍，基础 GH 水平增加达 16 ~ 20 倍。

2. 血胰岛素样生长因子 – 1（IGF – 1） 增高，其水平可反映肿瘤分泌活动。在升高不显著者，IGF – 1 测定有助诊断。

3. 口服葡萄糖耐量试验 葡萄糖负荷（100g）后 GH 不能降低到正常值（0 ~ 5μg/L），可反而升高。

4. TRH 试验 肢端肥大症患者基础 GH 升高，静脉注射 TRH 后 GH 净增值 > 0.28nmol/L，且升高 50% 以上者为阳性反应。

5. 其他 口服左旋多巴或溴隐亭后患者血浆 GH 水平降低，正常人反而升高。

（四）特殊检查

1. 蝶鞍 MRI 或 CT 增强扫描 可确定肿瘤大小。

2. X 线检查 可显示头颅、下颌骨、四肢骨、指骨等变化。

3. 其他检查 为确定肢端肥大症患者是否还有腺垂体其他功能改变，需要做整个垂体功能的检测如 PRL、FSH/LH、

TSH、ACTH 及其相应靶腺功能测定。

（五）诊断要点

1. 典型面貌、身高 肢端肥大全身征象。

2. X 线发现 包括颅骨、肢端改变及 CT、MRI 等发现。

3. 内分泌代谢紊乱 如血清生长激素、IGF – 1 等升高，可诊断为巨人症和肢端肥大症。

（六）诊断标准

1. 巨人症诊断标准

（1）主要症状：①身材异常高大，过度的生长发育，成人身高男性超过 185cm，女性超过 175cm，可疑本病；②肢端肥大，青春发育期时常不一定明显。

（2）血浆生长激素浓度测定及激发试验：同肢端肥大症。

（3）次要症状：同肢端肥大症。

（4）除外诊断：脑性巨人症。

确定诊断：具备 1、2 项。

怀疑诊断：具备 1 及 3 项中的两项以上。

2. 肢端肥大症诊断标准

（1）主要症状：①手足厚大；②软组织增厚；③下颌增大、突出；④眉弓隆起；⑤舌巨大；⑥指（趾）末节骨髓 X 线平片呈卷心菜花样肥大性畸形；⑦足跟垫肥厚。

（2）血浆生长激素

①空腹时及葡萄糖耐量试验后在 10ng/ml 以上。

②在 10ng/ml 以下时，则必须具备下列两项以上：a. 不受 50~100g 葡萄糖耐量试验抑制；b. 夜间睡眠中分泌增加现象的消失；c. 对 TRH 或 LRH 试验反应亢进；d. 对胰岛素低血糖激发试验反应增高；e. 对左旋多巴试验不产生增高反应。

（3）次要症状：①头痛及视野缺损；②蝶鞍扩大及破坏；③男性阳痿，女性月经异常；④脊柱、关节畸形；⑤多汗，皮脂腺分泌增加；⑥血甲状腺激素测定正常，而基础代谢率增高；⑦成人血磷增高；⑧并发糖尿病。

确定诊断：具备 1 及 2 项（早期病例 1 项中各项不明显，需注意）。

怀疑诊断：具备 1 及 3 项中的两项以上。

（七）鉴别诊断

本病为缓慢进展，累及心血管、代谢和骨骼、关节、肌肉的疾病，早期诊断有一定困难，需与下列疾病相鉴别。

1. 巨人症

（1）体质性巨人：常呈家族性，与遗传有一定的关系，无 GH 异常分泌，性腺发育正常，骨龄不延迟，蝶鞍无扩大。

（2）性腺功能减退性巨人症：性腺激素不足，在青春期前发生者，骨骺愈合延迟，身材高瘦，四肢相对较长，下部量大于上部量，指间距大于身高。性腺发育不全，第二性征缺如。最常见病因为颅咽管瘤，同时伴有下丘脑功能紊乱的其他表现如尿崩症等。也可因垂体或性腺本身疾病引起如 Klinefelter 综合征。

（3）马方综合征（Marfan's syndrome）：瘦高，四肢手指细长，关节过伸，常伴先天性主动脉等。指间距大于身高，上部量大于下部量。血 GH 水平正常。

（4）高胱氨酸尿症（homocystinuria）：似马方综合征，还伴智力障碍，易有癫痫。有高胱氨酸尿症者，血中同胱氨酸增加，蛋氨酸增加，而胱氨酸低。血中 GH 水平正常。

（5）脑性巨人症：婴儿期生长迅速，童年后期生长速度降至正常，但身材仍较高。前额突出，上腭高拱，下颏尖突，不伴 GH 增高。

2. 肢端肥大症

（1）厚皮性骨膜病：面及指端软组织增厚，关节增大，内脏不大，下颌不突，垂体及血 GH 水平正常。

（2）大骨节病：属地方性畸形性骨关节病，为慢性对称性多个关节的增粗变形，X 线表现为指骨骨端、干骺端、骨骺、腕骨的硬化、断裂、增生和变形。

【治疗】

治疗的目的是：①去除或破坏肿瘤或抑制其生长，消除压迫症状；②恢复正常的 GH 作用，包括 GH 和 IGF - 1 基础值下降至正常，对中枢神经系统介导信号（如左旋多巴）的反应适宜，恢复对 GRH 和 GnRH 的正常反应；③尽可能减轻肢端肥大症的症状、体征及代谢改变；④预防肿瘤复发；⑤消除并发症。治疗分为基本治疗和对症治疗，主要采取下列三种疗法。

（一）手术治疗

应作为首选，经蝶鞍显微外科操作下，可直接看到肿瘤组织，并避开视交叉和视神经，将肿瘤完全切除；蝶鞍内微腺瘤 <10mm 最适宜手术切除，而大腺瘤 >10mm，尤其向鞍上发展或向海绵窦者手术治愈率低。术后基础血浆 GH 应 <5μg/L，葡萄糖负荷后血浆 GH 应 <2μg/L 可作为治愈标准。手术并发症有尿崩症、脑脊液鼻漏、脑膜炎、鼻窦炎、腺垂体功能减退等。

（二）放射治疗

作为术后仍有残余鞍肿瘤的辅助治疗，防止肿瘤细胞生长，减少激素合成和分泌。放疗的缺点是不能迅速使肿瘤缩小，改善视力，并减少 GH 分泌。放疗包括常规高电压照射，总量 45 ~ 50Gy，每周 5 次，共 4 ~ 5 周，疗效一般需要 2 ~ 10 年才能显示。放疗经 5 ~ 10 年可导致腺垂体功能减退，尤其是原先已行垂体手术者。A 粒子照射需要有回旋加速器，剂量 90Gy，可使小腺瘤和大腺瘤分别经 3 年和 5 年才使血浆 GH <5μg/L，腺垂体功能减退症见于约 1/3 患者。质子束放疗可提供 120Gy，1/3 患者可在 2 年内 GH <5μg/L，但在平均 2 ~ 8

年后可发生腺垂体功能减退症。伽玛刀为立体放疗，适用于垂体小病变，可防止视交叉、视神经和海绵窦结构的损伤，但其疗效尚待证实。

（三）药物治疗

1. 多巴胺能激动剂

（1）溴隐亭：溴隐亭能抑制本症患者分泌生长激素及泌乳素，但抑制生长激素需较大剂量，为了避免反应，必须从极小剂量（1.25mg）开始，于睡前进餐时与食物同服，初每日1次，数日后能适应者可隔3~7日增加1.25~2.5mg，渐渐达需要量，有时每日需60~70mg，一般在15mg以上，分2~3次口服。约2周后开始见症状减轻，压迫征减少；2~3个月后呈明显疗效甚至肿瘤缩小，GH、PRL明显下降者约2/3。此药系多巴胺加强剂，对生长激素分泌仅起抑制作用，必须持续治疗数年（有报道7年以上者）。常见反应为恶心、呕吐、便秘、头晕、低血压、雷诺现象、红斑、四肢痛等。此药可用于小腺瘤或大腺瘤已有鞍外压迫症者，不论术前术后或放射治疗前后均可见效。

（2）卡麦角林（Cabergolin）：本品是一种长效多巴胺受体激动剂，与溴隐亭相比，本品的半衰期更长（63~69小时），与多巴胺受体结合的特异性更强，不良反应较少，每周给药1次，剂量每周不超过3.5mg的情况下，有效率可达67%，但停药后易复发，如无效或复发者须手术或放射治疗。

2. 生长抑素类似物

（1）奥曲肽（Octreotide，又称 Sandostatin，$SMS_{201~995}$，简称 SMS）：它是生长抑素（Sandostatin，SS14）的八肽类似物。SMS 比 SS14 抑制 GH 效力及特异性明显增高，作用时间显著延长。广泛的临床应用证实 SMS 治疗肢端肥大症疗效显著。在手术切除垂体腺瘤前，先做一个疗程奥曲肽治疗，待肿瘤有所缩小后再行手术疗效更佳。对手术后及放疗后病情仍活动者也带来希望。剂量开始 $50\mu g$，皮下注射，每 12 小时 1 次，而后增至 $100\mu g$，每日 2~3 次。可使症状缓解。不良反应有血糖升高、注射部位疼痛和胃肠道症状，如恶心、腹胀、腹痛、腹泻等。

（2）兰瑞肽（Lanreotide）：是一种长效性生长抑素类似物，能抑制正常人和肢端肥大症患者的 GH 分泌，是一种缓慢释放的药物，可避免重复肌内注射或持续给药的不便。每 2 周肌内注射兰瑞肽 30mg，疗效佳。不良反应为注射部位轻疼痛，一时性软便，偶见胆结石。对于术及放疗后未愈者，兰瑞肽是较好的药物。

3. 生长激素受体拮抗剂 培维索孟（Pegvisomant）是经基因工程修饰的人 GH 类似物，对肢端肥大症疗效肯定，大剂量（每日 20mg）药物治疗可使 80% 患者的 IGF - 1 水平降至正常，且培维索孟起效迅速，持续作用可达 1 个月。另外，培维索孟能有效改善肢端肥大症患者的代谢异常，如糖尿病。经培维索孟长期治疗的肢端肥大症患者，其血糖浓度多能被有效控制。本品不良反应均为轻至中度，且为短暂性，最常见的不良反应为：注射局部红斑和酸痛、出汗、头痛和乏力等，有患者用药后出现肝功能受损。关于生长激素受体拮抗剂的研究和应用目前尚处于起步阶段，其疗效尚待进一步证实。

4. 其他药物 赛庚啶为 5 - 羟色胺受体拮抗剂，可降低 GH 水平，长期疗效未明。雌二醇作用于周围靶组织上对 GH 其拮抗作用，能使症状减轻，但血浆 GH 不受影响。其他药物如甲地孕酮、氯丙嗪、α - 肾上腺素能药物（如酚妥拉明）阻滞剂、左旋多巴等使 GH 暂降，但长期疗效不佳。

【病情观察】

（1）观察治疗前后患者身高、体重、容貌与四肢末端变化的情况，临床上头痛、恶心、呕吐及视力的变化和男女性功能的改变等，以了解患者症状控制与否。注意监测患者血糖、生长激素水平的变化，以了解治疗效果。

（2）诊断不明确的垂体瘤患者，需加强动态随访，不仅要观察体征变化，而且要在 3 ~ 6 个月复查垂体激素和垂体影像学的变化，以利于早期治疗。诊断明确的垂体瘤患者，若为微腺瘤，可用药物治疗和放射治疗；若为大腺瘤，应行手术治疗。治疗后均应动态观察四肢及面貌的变化、相应垂体激素和垂体瘤大小的变化，有无术后复发或术后并发症，以便及时处理，对不能手术或放射治疗以及复发的患者，可用药物治疗，以抑制生长激素的分泌，观察治疗疗效，注意药物治疗本身的不良反应，以便调整治疗用药，治疗有效的，血生长激素明显下降，IGF - 1 降至正常。

【病历记录】

1. 门急诊病历　记录患者的就诊时间及就诊的主要症状特点。详细记录患者生长发育的速度及容貌、四肢变化的特征。体检记录有无容貌的特征性改变，如末端骨的突出及手脚的特征性变化。辅助检查中记录血糖、生长激素等相关激素测定结果以及垂体影像学检查的结果。

2. 住院病历　入院时诊断仍不明确的，应详细记录与体质性巨人症、类肢端肥大症等的鉴别要点。所有患者应记录患者治疗前后的症状变化，尤其是血生长激素的变化，以反映治疗疗效；如行手术治疗或放射治疗，患者或其直系亲属应签署知情同意书。

【注意事项】

1. 医患沟通　在患者经过一系列检查得出垂体瘤的诊断后，应和患者及家属沟通，告知本病的诊断依据、介绍可能采取的治疗方案，尤其是有关本病可能的预后，如肢端肥大症预后较差，病残和死亡率较高和放射或手术后的复发、药物治疗的副作用等，以使患者及家属能理解、配合治疗。如需手术治疗，患者或其直系家属签署知情同意书。

2. 经验指导

（1）在临床怀疑巨人症与肢端肥大症后，应先行生化检查以确诊，再行影像学检查予肿瘤定位。

（2）血清 IGF-1 水平 24 小时变化很小，且不受取血时间、进食、睾酮和地塞米松等的影响，目前是筛选肢端肥大症的最好方法。

（3）外科手术切除生长激素瘤是肢端肥大症的首选治疗，目前大多数可经蝶鞍行显微手术，垂体瘤的手术效果与神经外科医师的经验和手术技艺密切相关。垂体瘤的大小和术前生长激素水平是影响手术效果的因素。

（4）药物治疗尚不能代替手术及放射治疗，奥曲肽（Octrectide）是否可作为术前治疗，目前没有定论，但主张对因身体健康状况不适合手术、放射治疗效果未出现前可应用。

第五节 神经性厌食症

神经性厌食（AN）指个体通过节食等手段，有意造成并维持体重明显低于正常标准为特征的一种进食障碍，属于精神科领域中"与心理因素相关的生理障碍"一类。其主要特征是以强烈害怕体重增加和发胖为特点的对体重和体型的极度关注，盲目追求苗条，体重显著减轻，常有营养不良、代谢和内分泌紊乱，如女性出现闭经。严重患者可因极度营养不良而出现恶病质状态、机体衰竭从而危及生命，5%～15%的患者最后死于心脏并发症、多器官功能衰竭、继发感染、自杀等。

AN 的发病年龄及性别特征国内外相仿。主要见于 13～20 岁之间的年轻女性，其发病的两个高峰为 13～14 岁和 17～18 或 20 岁，30 岁后发病者少见，围绝经期女性偶可罹患；

AN 患者中男性仅有 5% ~ 10% , 男女比例为 1 : 10。在欧美, 女性 AN 的终生患病率为 0.5% ~ 3.7% ; AN 的年发病率为 3.70‰ ~ 4.06‰。AN 在高社会阶层中比低社会阶层中更普遍, 发达国家高于发展中国家, 城市高于农村。

【诊断依据】

(一) 临床表现

1. 心理和行为障碍　主要包括追求病理性苗条和多种认知歪曲症状。AN 患者并非真正厌食, 而是为了达到所谓的 "苗条" 而忍饥挨饿, 其食欲一直存在。患者为控制体重、保持苗条的体形而开始节食或减肥。常见的方法有限制进食, 为限制每日热量, 通常吃得很少; 还有进食后抠吐或呕吐, 进行过度体育锻炼、滥用泻药、减肥药等。

AN 患者存在对自身体像认知歪曲, 过度关注自己的体型和体重, 尽管与多数人一样, 甚至非常消瘦, 仍坚持认为自己非常肥胖。AN 患者对自身胃肠刺激、躯体感受的认知也表现出异常, 否认饥饿, 否认疲劳感; 对自身的情绪状态如愤怒和压抑亦缺乏正确的认识。否认病情是该症的另一个显著特征, 患者拒绝求医和治疗, 常常由家属发现其消瘦、进食甚少、腹部不适、长期便秘、闭经等问题而带其到医院就诊。此外, AN 可伴有抑郁心境、情绪不稳定、社交退缩、易激惹、失眠、性兴趣减退或缺乏、强迫症状。还可表现为过分关注在公共场合进食, 常有无能感, 过度限制自己主动的情感表达。10% ~ 20% 的 AN 患者承认有窃食行为; 30% ~ 50% 的患者有发作性贪食。

2. 生理障碍　AN 患者长期处于饥饿状态, 能量摄入不足而产生营养不良, 导致机体出现各种功能障碍, 其营养不良导致的躯体并发症累及到全身各个系统。症状的严重程度与营养状况密切相关。常见症状有: 畏寒、便秘、胃胀、恶心、呕吐、嗳气等胃肠道症状, 疲乏无力、眩晕、晕厥、心慌、心悸、气短、胸痛、头昏眼花，停经（未口服避孕药）、性欲减低、不孕，睡眠质量下降、早醒。

（二）诊断要点

（1）明显的体重减轻比正常平均体重减轻 15% 以上，或者 Quetelet 体质量指数为 17.5 或更低，或在青春前期不能达到所期望的躯体增长标准，并有发育延迟或停止。

（2）自己故意造成体重减轻，至少有下列 1 项：①回避"导致发胖的食物"；②自我诱发呕吐；③自我引发排便；④过度运动；⑤服用厌食剂或利尿剂等。

（3）常可有病理性怕胖：异乎寻常地害怕发胖，患者给自己制订一个过低的体重界限，这个界值远远低于其病前医生认为是适度的或健康的体重。

（4）常可有下丘脑–垂体–性腺轴的广泛内分泌紊乱。女性表现为闭经（停经至少已 3 个连续月经周期，但妇女如用激素替代治疗可出现持续阴道出血，最常见的是用避孕药），男性表现为性兴趣丧失或性功能低下。

（5）症状至少已 3 个月。

（6）可有间歇发作的暴饮暴食。

（7）排除躯体疾病所致的体重减轻（如脑瘤、肠道疾病例如 Crohn 病或吸收不良综合征等）。

正常体重期望值可用身高厘米数减 105，得正常平均体重公斤数；或用 Quetelet 体质量指数 = 体重千克数/身高米数的平方进行评估。

（三）鉴别诊断

1. 躯体疾病 很多躯体疾病特别是慢性消耗性疾病，如大脑的肿瘤或癌症，可导致明显的体重减轻，应通过相关检查予以排除引起体重减轻的躯体疾病。AN 患者普遍存在内分泌紊乱，应通过相关检查排除原发内分泌疾病。

2. 抑郁症 抑郁症患者往往有食欲减退的特点，而 AN

患者食欲正常并且会有饥饿感，只有在严重阶段 AN 患者才有食欲减退；在抑郁症，患者没有 AN 患者强烈的肥胖恐惧或体像障碍；AN 中常见活动过度，是计划好的仪式性行为，对食谱和食物卡路里含量的先占观念，而抑郁症患者中并没有这些表现。

3. 躯体化障碍　AN 患者的体重涨落、呕吐和奇特的食物处理也可见于躯体化障碍的患者。通常，躯体化障碍患者的体重减轻不会像 AN 患者那么严重，也不会像 AN 患者常见的那样表达对超重的病态恐惧，闭经 3 个月以上在躯体化障碍患者中不常见。

4. 精神分裂症　在精神分裂症患者，有关食物的妄想很少涉及卡路里含量，患者常见的表现是确信食物被投毒了；患者也很少有对肥胖恐惧的先占观念，并且没有 AN 患者常见的活动过度。

5. 神经性贪食　神经性贪食是以反复发作性暴食，并伴随防止体重增加的补偿性行为及对自身体重和体形过分关注为主要特征的一种进食障碍，患者体重正常或轻微超重，很少体重下降 15%。虽然 AN 患者也可有间歇发作的暴饮暴食，但有体重明显减轻，比正常平均体重减轻 15% 以上，并导致闭经等内分泌紊乱。

【治疗】

对 AN 患者良好的治疗需要多学科专业人员之间密切合作，包括营养学家、内科医生、儿科医生、精神科医生、心理治疗师、社工等，也需要与患者和家庭之间的紧密合作。采用不同治疗方式相结合综合性治疗，并采用个体化治疗方案。针对患者对体形和体重的过度评价、他们的饮食习惯和一般的心理社会功能进行治疗，包括心理教育、支持治疗、营养治疗、药物治疗、心理治疗（包括认知行为治疗、精神动力性心理治疗、家庭治疗）、自我关怀小组和支持性小组。

1. 支持治疗 目的是挽救生命，维持生命体征的稳定。主要包括纠正水、电解质代谢紊乱和酸碱平衡失常，给予足够维持生命的能量，消除水肿，解除对生命的威胁。

2. 营养治疗 目的是恢复正常的体重。营养治疗特别是饮食的摄入应从小量开始，随着生理功能的适应和恢复，有计划、有步骤地增加。初始阶段给予易消化、无刺激性的食物，根据不同的病情也可选用流质、半流质或软食等。保证足够能量、蛋白质、维生素和无机盐的摄入，促使机体功能恢复，体重逐渐增加，恢复其正常的体重水平。

3. 药物治疗 在 AN 疾病的不同阶段对药物的要求不同，急性治疗期主要强调快速而有效的体重增加，而维持治疗期的作用是防止疾病复发。目前的药物治疗手段主要通过缓解强迫（如氟西汀）、改善抑郁心境（各种抗抑郁药）、减轻某些躯体症状如胃排空延迟（西沙必利和甲氧氯普胺）及治疗对自身体重和体形的超价观念或近妄想性信念（选用抗精神病药物）达到进食和增重的目的。近年来发现选择性 5 - HT 再摄取抑制剂（SSRI），如氟西汀，可预防 AN 复发。

4. 心理治疗 支持性心理治疗对 18 岁以上起病的慢性成年 AN 患者疗效较好，具体内容包括：与患者建立良好的关系，取得患者的信任和配合；对 AN 患者进行耐心细致的解释、心理教育和营养咨询，使患者了解其疾病的性质，认识到科学、合理的饮食对身体发育和健康的重要性；鼓励其主动、积极参与治疗；培养患者的自信心和自立感，使其在治疗计划中负起个人责任，矫正患者饮食行为，最终战胜疾病。

（1）精神动力性心理治疗：适合于有心理学头脑、能够体察自己的情感、能够通过领悟使症状得到缓解、能建立工作联盟的 AN 患者。对 AN 患者的精神动力性理解是精神动力性心理治疗的核心，是对患者进行各种心理治疗的基础，AN

患者的厌食行为其实是患者无法解决的潜意识冲突的外在表现形式。

（2）家庭治疗：适于起病较早、病期较短的青少年 AN 患者。家庭治疗的观点认为 AN 的症状并非仅仅是个体的症状，而可能是整个家庭的病理问题在其个体身上的反映，家庭治疗的工作在于，引发家庭的健康力量，将患者的进食障碍问题转化为家庭关系问题，改变家庭模式，最终改善进食障碍症状。

（3）认知行为治疗（CBT）：适合年龄较大的一些患者。有报道认为 CBT 治疗 AN 有效，且对恢复期患者有防复发作用。CBT 的治疗目标不仅仅是增加体重、规律地饮食、重建动力和恢复月经，更多的是要检验其厌食症状发展的特殊生活饮食，这样可以给出治疗的建议。

（4）团体治疗：可在医院的门诊和病房开展，可以让 AN 患者和其他类型的摄食障碍患者、肥胖者甚至其他问题的青少年一起参加，可以设定一些特定的专题让青少年一起讨论。

4. 采用强制性治疗 仅用于极少数病例，当患者的精神病性或躯体状况对生命造成威胁，而患者又拒绝住院治疗，必须首先考虑。

【病情观察】

1. 观察内容 观察患者进食的情况与时间、发病诱因的存在与否、体重的下降情况；体检观察患者皮下脂肪、血压、脉搏等情况，实验室检查了解性激素水平及脑部影像学特点，以利于明确诊断，并评估治疗疗效。

2. 动态诊疗 确诊本病的患者，若无低蛋白血症、严重脱水、电解质紊乱的轻症患者，可予门诊治疗，而有上述表现的重症患者，则应住院治疗，无论门诊或住院治疗，均应鼓励其积极地主动进食，并辅以上述药物治疗，同时动态观察治疗后的情况变化，随时调整针对性的治疗内容。治疗后患者营养状况逐渐改善、贫血得以纠正、性腺素水平逐渐恢复至正常者，可认为治疗有效。

【病历记录】

1. 门急诊病历 记录患者进食的情况与时间，现病史主要是记录发病诱因的存在与否、体重的下降情况。体检记录皮下脂肪、血压、脉搏、贫血等变化情况，亦应记录有无性腺功能减退的表现如闭经等。辅助检查记录性激素水平及脑部影像检查的结果。

2. 住院病历 详细记录有无本病发生的诱发因素以及患者的临床特点。重点记录患者治疗后的病情变化，注意记录与患者家属的谈话内容。

【注意事项】

1. 医患沟通 该病患者的恢复很大程度上需要患者本人的配合，医生需要让患者及家属认清本病的本质，纠正患者的心理变态情况，必要时可请心理医生共同治疗，使患者认识到这是一种疾病，需要早期治疗，不能错过时机，否则预后较差。

2. 经验指导

（1）该病一般均有相关起病的诱因，病史上要注意追问诱因的存在；诊断时应注意排除相关的恶性肿瘤或其他消耗性疾病，同时，应在排除垂体的占位性病变后，方可做出本病的诊断。

（2）本病治疗的关键是在于去除诱因，并给予心理治疗，鼓励患者树立战胜疾病的勇气和信心。治疗主要是逐步运用饮食调整，结合支持及对症处理，多数患者会得到较好的结果。

（3）门诊、日间医院和住院都能使患者体重恢复，凡符合入院指征的患者需住入综合性医院或精神科病房，住院治疗后应继续门诊治疗。

第六节 生长激素缺乏症

生长激素缺乏症（growth hormone deficiency）是指自儿童期起病的腺垂体生长激素（GH）部分或完全缺乏而导致生长发育障碍性疾病。可为单一的生长激素缺乏，也可同时伴腺垂体其他激素特别是促性腺激素缺乏。其患病率约为1/10000，男性较女性儿童更易患病。

生长激素释放激素（GHRH）–GH–生长介素–1轴上任一环节异常均可出现生长激素缺乏症的临床表现。其病因可分为三类，即原发性垂体疾患、下丘脑疾患以及外周组织对GH不敏感。

【诊断依据】

（一）临床表现

1. 生长速度缓慢 出生时身长、体重往往正常，数月后开始出现生长发育迟缓，2~3岁后身高明显低于同龄儿童，但生长并不完全停止，只是生长速度十分缓慢，正常儿童平均每年约长高5cm，本症患者平均每年增高<3cm。

2. 性器官不发育及第二性征缺乏 患者至青春期，性器官不发育。男性无胡须，外生殖器小，与幼儿相似，睾丸小而软，多伴有隐睾症，无阴毛及腋毛。女性表现为原发性闭经，乳房不发育，外生殖器及子宫呈幼女型、无阴毛。单一生长激素不足者，可仅有性发育迟缓现象。

3. 智力与年龄相称 智力发育一般正常，学习成绩与同年龄者无差别，但年长患者常因矮小而抑郁寡欢，有自卑感。

4. 体态 尚匀称，头较大而圆，皮下脂肪较丰满，说话音调较高尖，皮肤细腻，成年后多仍保持童年体型和外貌，身高一般不超过130cm。

此外，根据病因不同，尚可伴有原发病的各种症状，如蝶鞍区肿瘤所致者可出现视力、视野障碍等。

（二）辅助检查

1. 实验室检查

（1）血生长激素测定：血生长激素基础值低下。

（2）其他内分泌激素测定：如行胰岛素低血糖刺激试验，生长激素（GH）峰值小于 $5 \sim 10 \mu g/L$。胰岛素样生长因子 – 1（IGF – 1）水平下降至 <0.2U/ml（正常值：$0.7 \sim 1.3U/ml$）。多合并其他腺垂体激素分泌不足，促卵泡素（FSH）下降，促黄体生成激素（LH）下降。

2. 特殊检查

（1）X 线摄片：可示骨化中心生长发育延迟，骺部不愈合，骨龄延迟。

（2）蝶鞍 CT 或 MRI：可以明确生长激素缺失的原因。

（三）诊断标准

1. 确定存在生长障碍 ①身高低于我国同年龄、同性别正常儿童相应身高标准的两个标准差；②骨龄较实际年龄延迟 2 年以上；③身高生长速度小于每年 4cm。

2. 确定有无生长激素不足 引起生长障碍的病因很多，通过详细询问病史及查体后如能排除其他原因所致生长障碍，疑为生长激素缺乏性侏儒，应做生长激素的测定，包括睡眠值、运动试验及各种激发试验，如胰岛素低血糖刺激试验、左旋多巴刺激试验、精氨酸刺激试验及可乐定刺激试验等，也可测定生长介素如 IGF – 1。如两种以上的激发试验生长激素峰值均 <10μg/L，IGF – 1 <0.2U/ml，可诊断为生长激素缺乏症。

（四）鉴别诊断

1. 体质性青春延退 出生时身长正常，青春期前生长缓慢，较同龄儿童矮，青春期发育较晚，最后身高能达到正常水平。常有父亲或母亲青春期发育延迟的家族史。

2. 全身疾病所致侏儒症 儿童期各种慢性感染如结核、钩虫病及各脏器的慢性疾病均可导致发育障碍，但这类情况都有其原发病的临床特征。

3. 呆小症 除身材矮小外，体形不均匀，上部量较长，四肢较短，智力低下，反应迟钝，血甲状腺激素水平低下。

4. Turner 综合征 本病为先天性性分化异常，有性染色体异常。除矮小外，有颈、蹼、肘外翻等畸形，性发育迟缓。

5. Laron 侏儒 此类生长障碍是肝脏缺乏生长激素受体或受体后缺陷，使生长激素不能发挥作用所致。检测血生长激素上升，IGF - 1 下降，而生长激素缺乏症为血生长激素及 IGF - 1 均下降。

【治疗】

(一) 一般治疗

治疗主要采用生长激素的补充疗法，对伴有其他腺体（性腺、甲状腺、肾上腺）功能减退者应给相应的激素治疗。如为继发性，应尽快治疗原发病。积极治疗原发疾病，如肿瘤、感染、创伤（围生期损伤）等。

(二) 药物治疗

(1) 生长激素可用重组人生长激素（r - hGH），常用剂量为每日 0.1U/kg，每日晚上睡前皮下注射；亦可用生长激素补充疗法。如生长激素释放激素（GHRH），推荐剂量为 1 ～ 3μg/kg，每晚睡前皮下注射 1 次。

(2) 有腺垂体多种激素缺乏者，给予相应激素补充，如用左旋 T_4（优甲乐）25μg，每日 1 次，口服。

(3) 上述患儿至青春期时，可用绒毛膜促性腺激素，对性腺及第二性征发育有刺激作用；可用绒毛膜促性腺激素 500U，每日 2 次，肌内注射，4 ～ 6 周为 1 疗程。

【病情观察】

1. 观察内容 主要观察在诊断、治疗前的诊断、治疗后身高和体重的变化，每3个月到半年检查一次身高、体重及性发育的情况。实验室监测主要观察血生长激素浓度及垂体兴奋试验时生长激素的浓度变化，以了解治疗效应、评估治疗疗效。

2. 动态诊疗 诊断本病，则应进一步明确是否为继发性或为原发性。并根据患者的临床症状、体征，给予相应的激素补充治疗，治疗后需动态观察身高、体重及性发育的变化，以了解药物的疗效，决定今后的治疗时机与治疗剂量。

【病历记录】

1. 门急诊病历 记录患者的就诊时间及就诊的主要症状，记录患儿身高及性发育的情况。体检记录患儿身高、体重、智力情况。实验室记录血生长激素浓度及垂体兴奋试验时生长激素浓度的变化。

2. 住院病历 对需住院治疗的患儿，应详细记录患者的起病、发展、外院治疗经过及药物运用情况，病程记录中应详细记录治疗后变化，记录有关辅助检查的结果。

【注意事项】

1. 医患沟通 该类患者大多在门诊就诊，所以医师碰到这类患者时，要详细全面了解并记录患者的生长速度（过去与现在的身高情况），并行相关的辅助检查，以帮助确立诊断。医师应向患者及家属如实告知本病的诊断、治疗方法，告知坚持服用激素替代治疗的重要性，以提高治疗的依从性。

2. 经验指导

（1）本病临床上可见有典型的改变，如儿童随着年龄增长逐渐显现出生长发育速度延缓（但并不停止），每年平均身高增加小于3cm，伴有男女患儿性器官不发育的情况，但患儿的智力一般正常；体征上患儿个头矮胖，但体态发育均匀，成年后仍保持童年状况，身高小于130cm，男性外生殖器小，无胡须、腋毛、阴毛。女性乳房不发育，外生殖器呈幼女样表现。依上述表现，一般即可考虑本病诊断。

（2）生长激素水平低下对本病的诊断有重要价值。如需确诊本病，则此检查必须进行。

（3）治疗最重要的是早期应用重组人生长激素，越早治疗疗效越好；到青春期可运用绒毛膜促进性腺激素促进性腺的发育；对于继发于肿瘤者，治疗则应以去除原发病灶为主。

（4）应通过问问病史，搜寻有无家族史、脑部感染、围生期脑损伤、放射治疗等引起垂体－下丘脑功能障碍的原因，必要时应做蝶鞍 CT 或 MRI 检查以明确有无下丘脑垂体肿瘤及先天发育异常。

第七节　溢乳－闭经综合征

溢乳－闭经综合征（galactorrhea - amenorrhea syndrome）是指在临床上有溢乳与闭经的症状，溢乳、闭经两者常有密切关系，但两者不完全平行，这是因为溢乳与月经除与血清泌乳素（prolactin，PRL）有关外，还受体内其他内分泌激素的影响及神经精神因素的影响。

【诊断依据】

（一）临床表现

1. 症状

（1）大多数患者起病缓慢，无意中发现自发性溢乳或挤压乳房后溢乳，少数伴乳房胀痛。

（2）部分患者可先表现为月经量减少或闭经，以后发现溢乳。

（3）有些妇女以产后持续溢乳和闭经为主诉。

（4）除闭经外，女性常有不孕、性功能减退、体重增加、多毛、皮脂溢出增多等。

（5）男性溢乳者较少见，大多数在挤压乳部后才发现。

多数男性高 PRL 血症患者仅表现为阳痿、性欲减退。

2. 体征

（1）不少患者并非自发性溢乳，仅在挤压乳腺时才出现少量白色或浅黄色乳汁。大多数为双侧性，偶为单侧或两侧不等量分泌。

（2）垂体大腺瘤可引起视野与眼底改变。

（二）辅助检查

1. 血清 PRL 基础值及昼夜波动 女性平均值为 (8.0 ± 4.96) ng/ml，男性为 (4.7 ± 2.28) ng/ml，基础值正常上限不超过 25ng/ml。PRL 分泌的生理规律为白昼低而深夜最高。PRL 分泌瘤患者基础值明显升高，但缺乏昼夜生理波动。

2. PRL 水平的动态试验 有刺激与抑制试验。常用的刺激试验药物有 TRH、氯丙嗪、甲氧氯普胺等；抑制试验药物有左旋多巴（$L-Dopa$）、溴隐亭等，用药前后定时测定血清 PRL 水平。正常反应为刺激后 PRL 最高值较基础值增高 1 倍以上，抑制后 PRL 最低值在基础值 50% 以下。PRL 分泌瘤患者对刺激或抑制试验均缺乏反应，而功能性病例，则多呈正常反应。但动态试验需多次抽血，特异性不太高，因此多数患者并不需要做此类试验。

3. 性激素测定 大多数病例血清促性腺激素及性激素基础水平正常或略低。

4. 影像学检查 对有溢乳、闭经和（或）血清 PRL 水平明显升高者，应检查有无垂体瘤。大部分 PRL 分泌瘤为微腺瘤，需做 CT 或 MRI 检查。

（三）诊断标准

（1）有溢乳、闭经，血 PRL 升高，则诊断为溢乳－闭经综合征与高泌乳素血症。

（2）有溢乳、闭经而血泌乳素正常的，诊断为溢乳－闭经综合征。

（3）有溢乳但无闭经，血泌乳素正常的，则应诊断为溢乳征。

（四）鉴别诊断

1. 垂体或下丘脑区肿瘤　颅咽管瘤、鞍结节脑膜瘤、异位松果体瘤、第三脑室肿瘤、动脉瘤等的浸润性病变可致血泌乳素升高，但与肿瘤大小、肿瘤压迫引起的严重症状不相符，CT 或 MRI 检查可发现这些肿瘤，多数不难鉴别。

2. 特发性高泌乳素血症　患者血清泌乳素轻度升高，可有月经稀少或闭经、溢乳，有间断头痛，无垂体的压迫症状，CT 或 MRI 检查无肿瘤发现，多数不演变为泌乳素瘤，但需定期随访观察。

3. 乳腺癌　分泌的乳汁与初乳相似，为白色或稀或稠，多为双侧性，但乳腺癌患者大多分泌血性、脓性或其他性质的分泌物，单侧多见。

4. 妇科疾病　如有闭经，可行妇产科检查、盆腔影像学检查，一般可作出鉴别。

5. 异位 PRL 分泌瘤　肺癌或肾上腺瘤等疾病可分泌PRL，一般根据其有相应的临床表现及影像学检查，如肺癌患者有咳嗽、咯血等，X 线胸片或 CT 可证实等予以鉴别。

【治疗】

（一）一般治疗

非肿瘤患者如考虑为药物引起，应立即停药观察；对甲状腺功能减退引起者，则给予甲状腺制剂替代，对功能性溢乳者重点在于随访观察。

（二）药物治疗

患者如溢乳量多，伴有闭经和（或）血泌乳素水平升高，可用药物治疗。溴隐亭为非激素的半合成的麦角生物碱衍生物，一般以小剂量开始，1. 25mg，每日 1 次，睡前口服，每3～4 日递增 1. 25～2. 5mg，常用的剂量为溴隐亭每日 2. 5mg，最大剂量不超过每日 10mg，不良反应可有恶心、呕吐、头晕、直立性低血压等，缺点为停药易复发。亦可用左旋多巴 0.5g，每日 3 次，口服，但疗效不如溴隐亭，作用时间较短。

（三）手术治疗

多采用经蝶窦选择性垂体瘤切除术，适用于垂体瘤分泌泌乳素的患者。

（四）放射治疗

主要采用直线加速器治疗，亦有采用 γ 刀或 X 刀治疗的报道，有疗程短、肿瘤定位准确、对下丘脑及颅脑影响小的优点，但疗效是否优于常规放射治疗尚不清楚。

【病情观察】

1. 观察内容　主要观察患者治疗前后溢乳的量，颜色及性状，月经是否恢复；实验室定期监测血泌乳素水平，以了解治疗后病情控制与否，评估治疗疗效。给予药物治疗，须观察治疗药物本身的不良反应，以便调整治疗剂量。

2. 动态诊疗　诊断本病的，应根据患者的具体情况给予药物治疗或手术治疗、放射治疗，注意观察治疗前后泌乳素水平变化以及治疗前后泌乳量和月经的变化，以评估治疗疗效。如治疗后复发，应再次给予药物治疗；若血泌乳素升高，但垂体 MRI 检查未发现微腺瘤或发现的微腺瘤大小不宜手术时，则需密切随访肿瘤的变化，以便及时采取适当的手段治疗。

【病历记录】

1. 门急诊病历　记录患者溢乳的量、颜色及性状、是否合并闭经，是否与产后有关。有无服用药物史，如有，应仔细记录服用药物的剂量、时间等，有无性功能改变等。体检记录乳房有无包块，并记录妇科的检查结果。辅助检查记录血 PRL 水平、脑 CT 或 MRI、X 线胸片等检查的结果。

2. 住院病历　详尽记录患者的临床症状特点、发病过程，体检中应重点记录患者有无性腺、甲状腺、肾上腺皮质功能减退的体征。记录血泌乳素、脑 CT 或 MRI 等检查结果，病程记录患者治疗后的病情变化、治疗效果。对需行手术、放射治疗的，应请患者或其直系亲属签署知情同意书。

【注意事项】

1. 医患沟通 由于本病的原因比较复杂，而且患者的各种临床表现也不尽相同，所以与患者和家属沟通就显得尤为重要，应讲明患者临床上往往需要随访血泌乳素水平以及做垂体 MRI 检查以明确诊断，使患者及家属能理解。一旦获得诊断后，有关溴隐亭的使用方法、手术或放射治疗的理由与适应证，均应向家属交代清楚并把预后告诉患者及家属，建议患者根据目前情况，采取恰当的治疗方案，并请患者或直系亲属签署知情同意书。

2. 经验指导

（1）诊断高泌乳素血症时，仔细的病史询问非常重要，尤其是患者发病前有无服药史。如能明确由药物引起本病的，则停用相关药物后，患者症状即可缓解。

（2）对临床表现不典型的病例，需行相关的实验室检查，血清泌乳素超过 100μg/L 时，提示可能存在垂体泌乳素分泌瘤，如血清泌乳素超过 250μg/L，则可确诊本病。高泌乳素血症的患者，应经常检测甲状腺激素水平，因甲状腺功能减退症可引起溢乳。

（3）很多隐蔽的垂体腺瘤，颅骨侧位 X 线片正常，其直径往往小于 1cm，可从蝶鞍 MRI 得到证实。

（4）临床上应根据患者不同的病情采取不同的治疗措施；如停用相关药物、纠正甲状腺功能减退症、观察与随访血泌乳素的变化都很重要。对于血催乳素升高但无肿瘤定位者，可采取监测血泌乳素随访加溴隐亭的治疗，效果较好；对已诊断为血泌乳素分泌瘤者，首选经蝶窦腺摘除术，既适用于微腺瘤，也适用于大腺瘤；放射治疗适用于肿瘤较小、无蝶鞍外扩展者，或者为患者手术后的补充治疗。

（5）不少学者主张对微腺瘤患者可予长期口服溴隐亭治疗，部分大的肿瘤患者术前亦可口服溴隐亭，以使肿瘤缩小而利于手术治疗。

第二章

甲状腺及甲状旁腺疾病 ◀●●●

第一节 单纯性甲状腺肿

单纯性甲状腺肿（simple goiter）是由于甲状腺非炎性原因阻碍甲状腺激素的合成而引起的非肿瘤性代偿性甲状腺增生肿大，一般无明显功能异常。本病分为地方性和散发性两种，前者多由缺碘所致，多见于内陆、高原和山区，我国西南、西北、华北等地区均有分布；后者多由甲状腺激素合成障碍或致甲状腺肿物质所致，散发于全国各地。由于开展了全国范围地方性甲状腺肿的普查和防治，本病发病率有显著下降。

【病因和发病机制】

单纯性甲状腺肿有时有明确的甲状腺激素合成减少的原因可查，如：碘摄入不足、摄入致甲状腺肿物质或激素生物合成过程中有缺陷，但多数单纯性甲状腺肿的原因不清。尽管发病的原因不同，但致甲状腺肿的发病机制是共同的：当一种或数种因素影响或损害甲状腺合成分泌能力时，导致垂体 TSH 分泌增多，致使甲状腺组织增生、腺体肿大。然而，单纯性甲状腺肿患者的血清 TSH 多正常，估计有其他发病机制参与。

1. 缺碘 碘的摄入不足是地方性甲状腺肿的主要原因。碘是合成甲状腺激素的主要原料，成人每日需碘量 200～500μg。尿碘是监测碘营养水平的公认指标，尿碘中位数（MUI）100～200μg/L 是最适当的碘营养状态。

一般用学龄儿童的尿碘值反映地区的碘营养状态：MUI＜100～80μg/L 为轻度碘缺乏；MUI＜80～50μg/L 为中度碘缺乏；MUI＜50μg/L 为重度碘缺乏。由于地方性甲状腺肿流行区的土壤、饮水、蔬菜、粮食中含碘量不足，引起碘摄入不足，长期的缺碘也是致病的因素之一，如儿童生长期、青春期、妇女妊娠、哺乳期或感染、创伤、寒冷等情况下，人体对甲状腺激素和碘的需要量增加，碘的相对或绝对缺乏可以诱发或加重甲状腺肿。

2. 致甲状腺肿物质 某些物质可以阻碍甲状腺激素合成而引起甲状腺肿。

（1）药物：抗甲状腺激素合成的药物，如他巴唑、硫脲类、保泰松、硫氰酸盐、磺胺类等，可以引起甲状腺肿。

（2）摄入碘或服用含碘药物过多：可阻碍甲状腺内碘的有机化，引起甲状腺肿。

（3）某些食物：如木薯含氨基苷可以分解成硫氰酸盐，卷心菜、甘蓝、芹菜中含有硫氰酸盐或有机氯酸盐，都可抑制甲状腺摄碘。

3. 先天性甲状腺激素合成障碍 这些障碍包括甲状腺内的碘转运障碍、碘化酪氨酸偶联障碍，常伴甲状腺球蛋白形成，甲状腺球蛋白水解障碍。由于先天性的某些酶的缺陷，如缺乏过氧化物酶、脱碘酶或水解酶等，使甲状腺激素的合成受阻或甲状腺激素从甲状腺球蛋白分离与释放入血发生障碍，从而引起代偿性甲状腺肿大。部分患者发生甲状腺功能减退症（呆小病），先天性甲状腺功能减退伴神经性耳聋称为 Pendred 综合征。

【诊断依据】

（一）临床表现

1. 甲状腺肿可分为三度

（1）Ⅰ度：外观没有肿大，但是能触及。

（2）Ⅱ度：既能看到又能触及，但是肿大未超过胸锁乳突肌。

（3）Ⅲ度：肿大超过胸锁乳突肌外缘。

2. 甲状腺肿又可分为：

（1）地方性甲状腺肿：多发生在离海较远，地势较高的缺碘山区。任何年龄均可发病，早期甲状腺呈弥漫性肿大，表面光滑，质地柔软，无压痛，与周围组织无粘连。随病程进展可形成结节，为多发性，大小不等，软硬不一，称结节性甲状腺肿。如腺体增大显著可出现压迫症状，出现咳嗽、气促、吞咽困难或声音嘶哑等，胸骨后甲状腺肿可使头部、颈部和上腔静脉回流受阻。

（2）散发性甲状腺肿：发生在非缺碘地区，也可发生在高碘的沿海地区。女性多见，常在青春期、妊娠期、哺乳期及绝经期发病或使病情加重。临床表现与地方性甲状腺肿相类似，但巨大甲状腺肿少见。

（二）检查

（1）地方性甲状腺肿患者在补碘前，其尿碘一般低于 $100\mu g/L$。尿碘偏低，甲状腺吸碘率增高，呈"碘饥饿"曲线。

（2）血 TSH 多正常，严重者可有不同程度的增高，血 T_3、T_4 浓度多属正常范围。严重患者 T_4 低于正常，T_3 稍高，患者无临床甲减症状。

（3）含碘丰富的地区，T_3：T_4 约为15:1，而缺碘地区 T_3：T_4 比值为（29～34）：1。经治疗后，比值则下降。

（4）甲状腺结合球蛋白的结合能力增加。

（三）诊断

1. 散发性甲状腺肿的诊断

（1）血清 T_4 和 T_3 水平正常，部分患者 T_4 值轻度下降，但 T_3/T_4 比值常增高。弥漫性甲状腺肿患者血清 TSH 和 TRH 兴奋试验正常，甲状腺素抑制试验阳性。病程较长的单纯性多结节性甲状腺肿患者，其功能自主性的倾向可再现为基础 TSH 水平降低或 TRH 兴奋试验时 TSH 反应减弱或缺乏，部分患者甲状腺素抑制试验可不受抑制。

（2）大多数患者的血清甲状腺球蛋白浓度增加，抗甲状腺球蛋白抗体和抗微粒体抗体阴性。

（3）放射性碘摄取率：一般正常，但部分患者由于轻度碘缺乏或甲状腺激素生物合成缺陷，甲状腺摄碘增加。

（4）甲状腺放射性核素显像：可见甲状腺弥漫性肿大，分布均匀，如为结节性甲状腺肿，放射性分布不均。结节性囊性变者多示冷结节，功能自主性结节示热结节。

2. 地方性甲状腺肿的诊断

（1）居住在地方性甲状腺肿病区。

（2）甲状腺肿大超过本人拇指末节，或有小于拇指末节的结节。

（3）排除甲亢、甲状腺癌等其他甲状腺疾病。甲状腺吸碘率呈饥饿曲线，可作为参考指标。

（四）鉴别诊断

1. 慢性淋巴细胞性甲状腺炎 弥散性肿大的单纯性甲状腺肿类似于桥本甲状腺炎的甲状腺。有时单纯性甲状腺肿难以与桥本甲状腺炎区别，后者甲状腺常更坚硬，更不规则，且血清存在高滴度的抗甲状腺抗体。特别是儿童患者，当抗甲状腺球蛋白抗体和抗微粒体抗体阳性者，应考虑桥本甲状腺炎。

2. 甲状腺功能亢进症 有高代谢临床表现，如怕热多汗、多食善饥、多言好动、焦躁易怒、失眠不安、注意力不集中等，血清甲状腺激素水平升高，促甲状腺素受体抗体（TRAb）、甲状腺刺激抗体（TSAb）可呈阳性，T_3 抑制试验不能被抑制。

3. 甲状腺囊肿　因结节性甲状腺肿的结节坏死液化形成，也有些是甲状腺腺瘤出血坏死形成的，扫描时为"冷结节"，B 型超声波检查为囊性结节。

4. 甲状腺癌　单纯性甲状腺肿出现结节时，特别是当结节内出血，迅速增大，甲状腺扫描显示冷结节时，应与甲状腺癌鉴别，必要时可做甲状腺针刺活检，尤其粗针穿刺诊断意义大，甲状腺癌质地较硬，与周围组织可有粘连，B 超结节为实性，扫描多为凉结节。

【治疗】

1. 一般治疗　青春期甲状腺肿，可自行消退，成人每日需碘量为 $1 \sim 3 \mu g/kg$，故应多食海产品或含碘丰富的食物。

2. 替代治疗　甲状腺片可以补充内源性甲状腺激素之不足，抑制 TSH 的分泌，缓解甲状腺的增生与肥大，$60 \sim 180mg/d$，疗程为 $3 \sim 6$ 个月，以维持基础代谢率在正常范围，甲状腺摄^{131}I 率 24 小时约 10%，而以甲状腺缩小为准，调整剂量。

3. 补充碘剂　①地方性者，碘化钾 $10 \sim 15mg$ 或复方碘溶液（卢戈碘）$2 \sim 3$ 滴/d，服 1 个月后间隔 10d 再服；碘糖丸，$2 \sim 6$ 丸/d；②结节性患者补碘量宜小，以防止诱发甲亢。多发结节者及中老年患者不主张补碘。

4. 其他　因药物或食物引起的应立即停用。

5. 手术治疗　①腺体过大；②有压迫症状，内科治疗无效；③腺体内有结节，疑有癌肿、甲亢者均应手术治疗，术后宜长期服用甲状腺片，以防止甲状腺肿大和术后甲减。

【病情观察】

（1）观察治疗前后患者症状的变化，甲状腺肿是否缩小，原有压迫症状是否改善；注意上述的辅助检查，以了解患者甲状腺功能的变化。

（2）诊断本病的，如为生理性肿大，则可不予药物，鼓励患者进食含碘丰富的食物即可，缺碘性甲状腺肿流行地区可给予碘化食盐，注意患者症状的变化。如需用药物治疗，可从小剂量开始，逐渐增加剂量，同时根据患者症状，尤其是甲状腺的大小评估治疗疗效，决定继续治疗或停药观察；对有手术指征的可行手术治疗。治疗后甲状腺肿明显缩小或消失，局部症状明显缓解，甲状腺功能正常，可认为治愈。

【病历记录】

1. 门急诊病历 记录患者就诊的时间，记录有无甲亢的高代谢综合征，如心悸、怕热、多汗、消瘦等症状。体检记录触诊颈部肿块的特点，如甲状腺质地如何、肿大程度，有无触痛及有无周围淋巴结肿大。辅助检查记录血清甲状腺功能测定、甲状腺^{131}I摄取率、颈部（甲状腺）B超等检查的结果。

2. 住院病历 记录患者入院前的诊治经过、所用治疗及疗效如何。记录入院后行相关检查的结果。记录患者入院治疗后的病情变化、治疗疗效。

【注意事项】

1. 医患沟通 告知患者单纯性甲状腺肿的特点及饮食疗法、药物治疗的注意事项，并嘱患者定期复查、随访。如疑及结节癌变，则需告知患者及家属进一步检查的必要性。

2. 经验指导

（1）本病的临床表现主要为甲状腺肿大，若质地较硬，一般可认为缺碘较重或时间较长。

（2）单纯性甲状腺肿大的诊断一般依据甲状腺功能测定和甲状腺B超的检查结果，如有结节，则应该建议甲状腺ECT检查以排除甲状腺瘤。

（3）单纯性甲状腺肿的治疗，一般建议患者食用含碘食物，动态随访。

（4）本病患者甲状腺功能无明显异常，临床上不主张常规使用甲状腺制剂治疗，对于骨质疏松和有心脏疾病患尤应慎重，碘剂应慎用于多结节性甲状腺肿，以免诱发甲状腺功能亢进症。

第二节　亚急性甲状腺炎

亚急性甲状腺炎（subacute thyroiditis）又称 Quervain 甲状腺炎、肉芽肿性甲状腺炎、巨细胞性甲状腺炎。临床上较常见，多见于 20～50 岁的女性，男女之比为 1:(3～4)。

【病因】

一般认为与病毒感染有关，证据有：①发病前通常有上呼吸道感染史，发病常随季节变动，发病率在夏季最高，与肠道病毒的感染发病高峰存在相关性；②患者血中存在病毒抗体，如柯萨奇病毒抗体、腮腺炎病毒抗体及流感病毒抗体等（抗体的效价滴度和病期一致）。

近年来发现 10%～20% 的患者在亚急性期血循环中存在直接针对 TSH 受体抗体及甲状腺过氧化物酶抗体（TPOAb）和甲状腺球蛋白抗体（TGAb），这些为多克隆抗体，可能继发于病毒感染致甲状腺破坏所产生。但是，亚急性甲状腺炎的病因是病毒的确切证据至今尚未找到。

【诊断依据】

（一）临床表现

起病急剧，多在病毒感染后 1～3 周发病，起病形式及严重性不一。

（1）发病前数日或数周有上呼吸道感染症状和体征：如畏寒、发热、乏力和食欲不振、肌肉疼痛、咽痛等。

（2）特征性表现：甲状腺部位疼痛或压痛，常放射到耳、咽、下颌角、颏、枕、胸背部，伸颈、吞咽时会引起疼痛，极少数可以无疼痛；可出现一过性心悸、神经过敏等甲状腺毒症症状。炎症可先累及一侧后扩大或转移到另一侧，疼痛可较剧烈，少数仅有触痛。

（3）体格检查：可发现甲状腺肿大：轻至中度，质地较硬，常出现结节，有明显压痛，可位于一侧，经过一段时间可消失，以后又在另一侧出现。大多数持续数周，可自行缓解，但可复发。

（4）甲状腺功能：早期约一半患者出现一过性甲亢表现，历时 2~6 周。约 25% 患者后期有一过性甲状腺功能减退，症状较轻，发生永久性甲状腺功能减退者很少见。

（二）实验室检查

早期血沉明显增高，甲状腺摄^{131}I率明显降低，C–反应蛋白浓度明显增高，白细胞计数正常或升高。血清甲状腺激素 T_3、T_4 增高，T_4 与 T_3 比值 <20，反映了甲状腺内存激素比例。TSH 降低，而甲状腺摄碘率下降至 5%~10%，所谓"分离现象"。这是由于甲状腺滤泡细胞破坏，原贮存的 T_3、T_4 漏入血循环，使得血中 T_3、T_4 水平增高，反馈抑制垂体分泌 TSH，故甲状腺摄^{131}I功能降低。以后，甲状腺腺泡内激素量减少，血清 T_3、T_4 降低，TSH 增高，随疾病的好转，甲状腺摄^{131}I率与血清 T_3、T_4 等均可恢复正常。这一特征诊断本病具有重要意义。

抗甲状腺过氧化物酶抗体、抗甲状腺球蛋白抗体通常阴性或轻度升高。超声波在其早期时，常能显现出与压痛部位一致的低回声病灶。细针穿刺的细胞涂片可见巨核细胞和其他炎症细胞。

（三）鉴别诊断

1. 急性化脓性甲状腺炎 高热，甲状腺红、肿、热、痛、脓肿形成，甲状腺功能正常。

2. 伴发甲状腺疼痛者需与甲状腺腺瘤合并出血鉴别　后者腺体突然增大，疼痛可迅速减轻，甲状腺摄^{131}I率不降低，血沉不增快，无发热，甲状腺功能正常，甲状腺扫描为"冷结节"。

3. 桥本甲状腺炎　甲状腺常呈弥漫性肿大，少数患者有甲状腺疼痛，不剧烈，不发热，TGAb、TPOAb明显增高，血沉增高不如亚急性甲状腺炎明显。细针穿刺活检可发现大量淋巴细胞。

【治疗】

本病系自限性，治疗以缓解症状为主。轻症使用阿司匹林等非甾体类药物足以控制症状。阿司匹林0.5~1g，每日2次口服，疗程一般2周左右。重症可使用糖皮质激素，如泼尼松20~40mg/d，分次口服，以缓解症状，但激素并不能缩短其病程，因此症状一好转，即可减量维持（10~20mg/d，4~6周），直至24小时摄碘率恢复正常。过早停药症状可以复发，但重复用药仍可有效。甲状腺激素替代治疗在甲状腺功能减退使用可消除甲状腺肿大和减轻甲状腺包膜的张力，剂量可根据血T_3、T_4、TSH调整。

【病情观察】

（1）观察治疗后患者颈部疼痛、发热等症状是否好转，以评估治疗效果；对合并有甲状腺功能亢进症者，应注意观察患者高代谢的症状是否好转。监测患者血甲状腺功能变化，以了解患者的甲状腺功能状态，决定是否给予必要的治疗，并了解治疗效果。

（2）诊断为本病者，可根据患者的具体症状、体征，结合甲状腺功能测定，给予上述治疗，需止痛的，可用非糖皮质激素类消炎药物或糖皮质激素治疗，症状控制后糖皮质激素应逐渐减量。如为甲状腺功能亢进症，不用抗甲状腺药物，用普萘洛尔治疗；如为甲状腺功能减退症，则应予以甲状腺素片治疗。一般每2~4周随访，评估治疗效果，并根据患者的症状变化、甲状腺功能测定结果调整治疗用药。患者临床症状消失、甲状腺功能和血沉恢复正常为痊愈。

【病历记录】

1. 门急诊病历 记录患者发病前有无病毒感染史，有无呼吸道感染的前驱症状。记录患者甲状腺疼痛的特点、有无伴随症状、有无高代谢综合征表现。记录患者血常规、血沉、甲状腺功能测定等相关的检查结果。

2. 住院病历 详细记录患者入院前门急诊或外院的诊治经过、所用药物及效果如何。重点记录患者治疗过程中实验室检查结果，尤其是血甲状腺功能的变化测定结果。

【注意事项】

1. 医患沟通 告知患者及亲属有关亚急性甲状腺炎的特点、药物治疗疗程，告知随访的重要性，以使患者及家属能理解配合。治疗过程中，应注意与患者及家属及时沟通，以使患者及家属能了解病情变化。

2. 经验指导

（1）本病一般以呼吸道感染首先出现，随后出现甲状腺肿大、疼痛、触之坚硬，无血管杂音及突眼征。如血沉增快，伴有血清甲状腺激素升高而摄碘率降低的分离现象，则可确诊本病。

（2）临床上诊断本病时，必须注意与疼痛性桥本甲状腺炎、甲状腺腺瘤出血、甲状腺癌等疾病鉴别。

（3）糖皮质激素对本病有迅速的疗效，患者易自行减药或停药，为此可造成病情反复。糖皮质激素的治疗疗程为4~8周，开始时宜相对足量，病情缓解后应及时减量。

（4）本病的甲亢多为一过性，不需用抗甲状腺药物，更不能用放射性核素治疗或手术治疗，否则，可造成永久性甲状腺功能减退症。

第三节 甲状腺功能亢进症

甲状腺功能亢进症（hypenthyroidism）简称甲亢，指甲状腺呈现高功能状态的一组疾病，其共同特征为甲状腺激素分泌增加而导致的高代谢和基础代谢增加和交感神经系统的兴奋增加，病因不同者各有不同的临床表现。

【病因和发病机制】

本病的病因和发病机制至今尚未明确，但根据近二三十年的研究证实，本病主要是在遗传基础上由精神刺激等应激因素而诱发自身免疫反应所致。多数人认为，可能是由于患者 T_9 细胞的免疫监护系统和调节功能有遗传性缺陷，当出现精神刺激、感染等应激状态时，体内免疫稳定性被破坏，引起产生甲状腺刺激性免疫球蛋白（TSI）的 B 细胞增生，分泌大量自身抗体 TSL 而致病。发病后，T_3、T_4 增高，作用于淋巴细胞影响免疫机制，使病情继续恶化。精神因素等应激状态诱发本病，推测可能因为应激反应影响 T 细胞的监护功能，使部分遗传缺陷者恶化而发病。

【诊断依据】

（一）分类

1. 甲状腺甲亢

（1）免疫性甲状腺病：毒性弥漫性甲状腺肿（toxic diffuse goiter）即 Graves 病，主要有自身免疫机制所致，甲状腺为双侧弥漫性的肿大，可有突眼症，又称弥漫性甲状腺肿伴功能亢进症、突眼性甲状腺肿。

（2）功能自主性：自主性高功能甲状腺结节或腺瘤。本病与多克隆细胞株 GSa 突变有关，结节可多个或单个，甲亢起病缓慢，无突眼甲状腺扫描呈热结节，且不为外源性甲状腺激素抑制。结节外甲状腺组织摄碘功能因垂体分泌 TSH 功能受甲状腺激素所抑制而减低，甚至消失，多个高功能结节应和多结节性甲状腺肿伴甲亢相区别。

（3）多结节性甲状腺肿伴甲亢：又称毒性多结节性甲状腺肿（plunmmer）病，病因不明，常为甲状腺结节性肿大，患者多年后出现甲亢症状，甲状腺扫描特点为摄碘功能呈不均匀分布，外源性 TSH 和甲状腺激素并不改变摄碘功能。

（4）碘原性甲状腺功能亢进症（简称碘甲亢）：与长期大量摄碘或含碘药物有关。患者的甲状腺碘代谢常有缺陷，可伴有结节，无突眼。

（5）新生物形成：甲状腺滤泡样或乳头样癌可因肿瘤产生过多甲状腺激素而引起甲亢。

2. 垂体性甲亢　由于垂体肿瘤分泌过多 TSH，常同时有肢端肥大症，颇罕见，部分患者可因下丘脑产生 TRH 过多引起血清泌乳激素增多。

3. 异位 TSH 综合征　绒毛癌、葡萄胎、支气管癌和直肠癌等恶性肿瘤均可分泌 TSH 样物质而引起甲亢。严格说来此病也是一种异位性甲状腺激素分泌过多症。

4. 卵巢甲状腺肿　卵巢畸胎瘤中含有甲状腺组织，可引起甲亢。

5. 医源性甲亢　由于摄入过多的甲状腺激素所引起。

6. 暂时性甲亢　由于亚急性甲状腺炎、慢性淋巴细胞性甲状腺炎及放射性碘或手术损伤等。由于甲状腺滤泡的破坏，甲状腺激素溢出进入血循环，可引起一过性甲亢。

（二）临床表现

1. 高代谢综合征　患者怕热、多汗，常有低热，发生危象时可出现高热，患者常有心动过速、心悸、食欲亢进等表现。

2. 神经系统　易激动，精神过敏，舌和手掌向前伸出时有细震颤、失眠紧张、思想不集中、焦虑烦躁、多猜疑等，有时出现幻觉甚至躁狂症。

3. 甲状腺肿大　轻、中度弥漫性肿大，质软，无压痛，其肿大程度与病情轻重无关，于两侧上下极常可听到收缩期吹风样杂音，重时可扪及震颤。

4. 突眼

（1）非浸润性突眼：因交感神经兴奋性增高所致，多为双侧，表现为：①睑裂增宽，少瞬目（Stellwsg 征）；②上睑挛缩，下视时上睑不能随眼球运动迅速下落（Von Graefe 征）；③上视时前额皮肤不皱起（Joffroy 征）；④眼球辐辏反射差（Mobius 征）。

（2）浸润性突眼：又称"内分泌性突眼""眼肌麻痹性突眼症"或"恶性突眼"，较少见，病情较严重，也可见于甲状腺功能亢进症状不明显或无高代谢症的患者中，主要由于眼外肌和球后组织体积增加、淋巴细胞浸润和水肿所致。

5. 心血管系统　可出现心动过速，静息或睡眠时心率仍快为本病的特征之一。心律失常以期前收缩最常见，常为房性，房颤也较常见。心尖区第一心音亢进，常可闻及收缩期吹风样杂音。

6. 消化系统　多食、易饥、消瘦、大便次数增多、无黏液及脓血。甲状腺激素对肝脏也有直接毒性作用，可致肝大和氨基转移酶升高。

7. 血液系统　可有粒细胞减少、血小板低，偶有血小板减少性紫癜，贫血常见。

8. 生殖系统　女性月经稀少或闭经，男性可有乳房发育、阳痿。

9. 运动系统　肌肉软弱无力。慢性甲亢性肌病多见于老年人，四肢近端肌肉最常受累。周期性瘫痪多见于年轻男性，发作时血钾低，有时伴低血镁。饱餐、糖负荷及精神因素可诱发发作。重症肌无力常与 Graves 病同时发生，二者均为自身免疫病。

10. 皮肤及肢端 小部分患者有典型对称性黏液性水肿，此与见于甲状腺功能减退症者类似，均与皮肤的自身免疫性损害有关。多见于小腿胫前下段，有时可见于足背和膝部、面部、上肢、胸部甚至头部。初起呈暗紫红色皮损、皮肤粗厚，以后呈片状或结节状叠起，最后呈树皮状，可伴继发感染和色素沉着。少数患者尚可见到指端软组织肿胀，呈杵状，掌指骨骨膜下新骨形成以及指或趾甲的邻近游离边缘部分和甲床分离现象，称为指端粗厚。

11. 特殊表现

（1）淡漠型甲亢：多见于老年患者，甲状腺激素增多综合征及眼征、甲状腺肿大均不明显，而主要表现为淡漠、乏力、消瘦、嗜睡、反应迟钝。

（2）甲状性心脏病：在已明确甲亢病诊断的基础上，具有下列一项或以上异常，且未证实有其他心脏病即考虑诊断。①心脏增大；②显著的心律失常，心房纤颤最常见，频发房性、室性期前收缩或房室传导阻滞；③心力衰竭，左心和（或）右心衰竭均可发生，右心衰竭较常见，为高排出量性心衰。经抗甲亢治疗，甲状腺功能亢进症缓解时心脏异常好转或完全恢复则可确诊。

（3）T_3型甲亢：临床表现为与普通甲亢无异，但症状较轻，其特征为TT_3、FT_3升高，促甲状腺激素（TSH）降低，但T、FT_4正常。

（4）亚临床甲亢：其特征为血T_3、T_4水平正常，TSH降低，无或仅有轻度甲亢表现。

（三）实验室检查

目前认为FT_3、FT_4、超敏TSH是诊治Graves病的首选检查项目，其次为T_3、T_4。近年来甲状腺自身免疫性抗体也使用较多，而TRH兴奋试验、摄[131]I率检查、基础代谢率测定已很少应用。

1. 代谢检测 基础代谢率（BMR）正常范围：-10%~+15%。约95%甲亢患者高于正常，现已很少使用。

2. 甲状腺摄碘功能检查

（1）甲状腺摄^{131}I率检查：Graves病摄碘率增高。且高峰提前，但现在很少用于此病的诊断，而主要用于鉴别不同病因的甲亢，还用于^{131}I治疗前对甲状腺摄碘能力的估计。

（2）甲状腺放射性核素显像：本项检查对鉴别自主性高功能性甲状腺腺瘤有特殊意义，但对Graves病诊断意义不大。

（3）血清甲状腺激素测定：①血清T_3、T_4对甲亢的临床意义包括甲亢的初步诊断，监测甲亢复发，判断甲亢的严重程度、疗效及对疾病的长期随访；②T_3和T_4易受甲状腺激素结合球蛋白（TBG）的影响。TBG可因雌激素、妊娠、病毒性肝炎等因素的影响而升高，因雄激素、严重肝病、泼尼松等影响而下降，临床参考时要慎重考虑；③血清游离三碘甲状腺原氨酸（FT_3）、游离四碘甲状腺原氨酸（FT_4）测定。FT_3、FT_4比T_3、T_4能更直接反映甲状腺的功能状态，且较少受TBG浓度的影响，是诊断甲亢的首选检验之一。

目前上述四项指标在Graves病中最为常用，它们对甲亢的诊断、治疗、随访均有重大意义。

（4）下丘脑-垂体-甲状腺轴动态试验：①超敏TSH测定，超敏TSH是目前甲亢初步诊断的首选试验，对评估疗效和判断甲亢复发也有重大意义，绝大多数初发或未良好控制的Graves病患者超敏TSH低于正常值；②TRH兴奋试验，近年已较少采用，目前主要用于对内分泌性突眼的诊断，有时也用于诊断表现不典型性的甲亢患者；③T_3抑制试验，意义与TRH兴奋试验相同，极少使用。

（5）甲状腺自身免疫性抗体测定：甲状腺自身抗体分为两类，即兴奋性抗体和非兴奋性抗体。临床常测定的兴奋性抗体是 TRAb，非兴奋性抗体包括 TGAb、TMAb、TPOAb。测定 TRAb 的临床意义如下：①诊断 Graves 病，因在初发的 Graves 患者中 TRAb 的阳性率高达 80%；②疗效随访，因为 TRAb 是 Graves 病停药的重要特征；③预测新生儿甲亢；④预后判断，因为经抗甲状腺药物治疗后 TRAb 不易转阴的患者，复发的机会较大。

非兴奋性抗体如 TGAb、TMAb、TPOAb 在本病中均可阳性，但滴度远不如桥本甲状腺炎高。

（四）影像学检查

B 超主要用于了解甲状腺肿大的程度和性质，眼球后 B 超有助于甲亢眼病的诊断和鉴别诊断。

（五）诊断

1. 功能诊断 典型病例经详细询问病史，依靠临床表现即可诊断。不典型病例，尤其是小儿、老年或伴有其他疾病的轻型甲亢（或亚临床型甲亢）病例里易被误诊或漏诊，可参考甲状腺功能检查和其他必要的特殊检查。

2. 病因诊断 在确诊甲亢的基础上，应先排除其他病因所致的甲亢，再结合患者有眼征、弥漫性甲状腺肿、血 TSAb 阳性等，可诊断为此病。有结节者需与自主性高功能甲状腺结节、多结节性甲状腺肿伴甲亢、毒性腺瘤、甲状腺癌相鉴别。

（六）鉴别诊断

1. 单纯性甲状腺肿 除甲状腺肿大外，无甲亢的症状和体征，血清 T_3、T_4 水平正常，TSH 常或偏高，^{131}I 摄取率升高。

2. 无痛性甲状腺炎 临床经过与亚急性甲状腺炎相似，但无甲状腺疼痛，甲状腺穿刺为局灶淋巴细胞浸润。

3. 桥本甲状腺炎 本病早期也可伴有短时间血中 T_3、T_4 升高。甲状腺较硬不均匀，TGAb、TPOAb 阳性，滴度高且不易阴转，有时与 Graves 病同时存在，也可互相转变。必要时可行细针吸取细胞学检查以明确诊断。

4. 自主性高功能甲状腺结节　曾称毒性腺瘤，常发生在40 岁以上的患者。血清 T_3 明显升高，甲状腺 ^{131}I 扫描为单个吸碘亢进的热结节，周围的甲状腺组织受抑制。

5. 毒性多结节性甲状腺肿或结节性甲状腺肿伴甲亢　在多年结节性甲状腺肿的基础上发生，无突眼，老年多见，易出现心脏的异常。

6. 碘甲亢　有长期大量摄取碘病史如服用胺碘酮。原有甲状腺结节又有碘缺乏者，摄碘过量易诱发本病。

7. 滤泡性甲状腺癌　包括转移癌灶也能分泌甲状腺激素，使血中甲状腺激素水平升高。

8. 其他　如垂体 TSH 瘤、异源性 TSH 综合征等因血中TSH 水平增高引起继发性甲状腺功能亢进症，但均少见。

（七）特殊症状及并发症的诊断

1. 甲亢性心脏病　绝大多数的甲亢患者有心动过速、心音亢进、脉压增宽等较轻的临床表现，但部分患者由于甲亢长期未得到适当治疗，以致伴发心律失常（以期前收缩和房颤最常见）、心力衰竭等严重的心血管并发症，称为甲亢性心脏病。诊断标准如下。

（1）根据症状、体征和实验室检查已确诊甲亢，心血管症状发生于甲亢之后。

（2）有下列一项或一项以上心脏异常：明显心律失常（阵发性或持续性房性纤颤、频发房性期前收缩或束支传导阻滞等）、心脏增大、心力衰竭、患甲亢后发生急性心肌梗死或心绞痛。

（3）甲亢痊愈或基本缓解后，上述心脏异常消失或缓解。

2. 内分泌性突眼　内分泌性突眼症是指患者有典型的突眼症状和体征，且 TR 兴奋试验呈低平曲线。内分泌性突眼是一种统称，其中 98% 以上的患者与甲亢有关，称甲亢性突眼症。

（1）甲亢性突眼症的分类

①第一类称为非浸润性突眼症，又称单纯性突眼或良性突眼，女性多见，预后较好，一般只有眼征（凝视征、上睑挛缩征），无浸润症状，可有眼球突出，但不大于 20mm。

②第二类称为浸润性突眼症，又称水肿性突眼或恶性突眼，此病虽仅占甲亢性突眼的 5%，但病情重，预后差，男性多于女性，最常见的表现为眼部浸润症状，如多泪、眼胀、异物感等，尤以晨起时明显，突眼大于 20mm，眼外肌、角膜、视神经均可受累。甲亢性突眼症可出现多种眼征，如凝视征、瞬目减少征、上睑挛缩征、眼睑震颤征、额皱减少征、辐辏无能征。

（2）诊断依据：双侧突眼伴典型甲亢者一般不难诊断，但当仅有中侧突眼或突眼不伴甲亢时诊断应慎重，须排除眶内肿瘤、眶内出血等。当排除各种原因后，如果 TRH 兴奋试验呈低平曲线，特别是 TRAb 呈阳性者才支持甲亢性突眼症的诊断。明确诊断内分泌性突眼症后需进一步鉴别其属何种类型、哪一级别。

3. 甲亢合并低钾性周期性麻痹　此病好发于黄种人，男性显著多于女性。诱因往往为劳累、精神紧张、寒冷、高糖类（碳水化合物）摄入。目前认为甲亢合并低钾性周期性麻痹的发病机制是钾从细胞外过多地转移到细胞内，造成细胞内外钾离子梯度异常，使肌细胞不能复极化而瘫痪。

4. 甲状腺危象　甲状腺危象是在甲亢未得到治疗或虽经治疗但病情仍未控制的条件下，因某种应激使病情加重，达到危及生命的状态。男女均可发病，较为罕见。诱因往往为感染、放射性 ^{131}I 治疗后、甲状腺手术、各种应激等。

（1）临床表现

①典型甲状腺危象：原有甲亢症状加重，并出现以下表

现：高热、体温在39℃以上；心率快，达160次/分以上。心搏强而有力，部分患者可有心律失常；呕吐、腹泻、大汗、脱水、电解质紊乱；精神-神经障碍、谵妄、昏睡和昏迷。

②不典型甲亢或原有全身衰竭、恶病质的患者发生危象时可只有某一系统表现：①心血管系统，心房纤颤等严重心律失常或心力衰竭；②消化系统，呕吐、腹泻、黄疸；③精神神经系统，淡漠、木僵、嗜睡、昏迷、体温过低、皮肤干燥无汗。

③先兆危象：体温为38~39℃；心率为120~159次/分，也伴有心律失常；食欲不振、恶心、大便次数多、多汗；焦虑、烦躁不安、危急预感。

（2）实验室检查：血清T_3、T_4、rT_3升高，FT_3和FT_4增高更明显些，但与无危象的甲状腺功能亢进症间没有明确的界线。

5. 甲亢合并妊娠 甲亢合并妊娠的诊断依据如下：

（1）典型的临床表现：除有高代谢综合征，孕妇还可出现突眼症、甲状腺明显肿大，甚至伴血管杂音、体重下降、肌无力等症状。

（2）血清T_3、T_4偏高，超敏TSH低于正常。

6. 亚临床甲状腺功能亢进症 亚临床甲状腺功能亢进症的实验室诊断十分关键，应确保检验的准确性和可重复性。美国达成的共识认为，TSH的检验敏感性至少应达0.02mU/L。临床上诊断SH应符合以下条件。

（1）血清TSH水平低于正常参考值下限，FT_3、FT_4在正常参考值范围内。

（2）排除可引起血清TSH暂时降低的其他原因：如甲亢治疗过程，正常妊娠，正常甲状腺功能病态综合征，下丘脑、垂体功能障碍以及应用呋塞米、多巴胺、糖皮质激素等药物。

（3）内源性SH可查到明确的甲状腺病因；外源性SH与

服用过量的左旋甲状腺素（LT_4）有关。怀疑 SH 应做详细的甲状腺体检及影像学检查，测定甲状腺球蛋白抗体（TGA）、甲状腺微粒体抗体（MCA）、甲状腺过氧化物酶抗体（TPO-Ab）、TRAb，必要时进行细针抽吸活组织检查（FNAB）常可作出病因诊断。此外，依 TSH 水平还可分类诊断 TSH 显著降低的 SH 和 TSH 轻度降低的 SH。有认为其界定分别是 TSH < 0.1mU/L 和 TSH 0.1 ~ 0.45mU/L。亚临床甲亢中，一部分也有临床表现，如轻微神经 – 精神症状，甚至出现房颤，多见于 TSH 显著降低的 SH，有的学者认为应称之"轻微甲亢"；而完全无临床表现，仅有低 TSH，除外垂体病变及其他原因者，才诊断为 SH。

7. 碘致甲状腺功能亢进症的诊断标准

（1）有服碘史。

（2）临床和实验室证实甲亢。

（3）不伴有突眼。

（4）TSH 受体抗体（TRAb）和其他甲状腺的抗体阴性。

（5）甲状腺^{131}I 摄取率低下。

（6）多数患者存在甲状腺肿或自主功能结节。

8. 甲状腺功能亢进性关节病

（1）临床表现

①具有典型的甲亢临床表现：起病一般缓慢，女性多见，有典型的高代谢综合征，神经兴奋性增强，症状波及周身各系统，如食多消瘦、乏力、怕热多汗、烦躁易激动、心悸、气短及甲状腺肿大、眼球突出症等。

②运动系统表现：具有临床表现出现晚、早期症状不显著、特征性差的特点，易被忽视及至症状明显、引起足够重视时，病情已较严重。a. 骨质疏松可致出现骨髓疼痛，首先累及小的骨髓、扁平骨，其次为椎骨和长骨。病理性骨折见于严重骨质疏松者，以椎骨和长骨常见。b. 肩胛骨和骨盆靠

近躯体的肌群萎缩，软弱无力，行动困难。c. 甲状腺杵状指，为一综合征，包括杵状指、突眼等，好发于甲状腺功能亢进症手术和放射性^{131}I治疗之后，起病隐匿。

（2）实验室检查

①诊断甲亢常用的检查：a. 基础代谢率，高出预测值15%以上；b. 甲状腺^{131}I摄取率，增强及高峰提前；c. 血清总T_3增高；d. 血清总T_4增高；e. 血清游离T_3增高；f. 血清游离T_4增高；g. T_3抑制试验，不被抑制或<50%；h. 促甲状腺激素释放激素兴奋试验阳性。

②帮助诊断本病的实验室检查：a. 血钙一般高于正常值，偶可降低；b. 尿钙增高；c. 血清碱性磷酸酶（AKP）增高；d. 血清骨钙素（BGP）增高。本项检查敏感性高，特异性强，可作为诊断甲亢性骨病的可靠指标。

③X线：骨皮质变薄，骨小梁变小且细，椎体双凹变形，椎体和长骨病理性骨折的相应表现。年龄较大者，除骨质疏松外，也可同时见到骨质增生表现，为骨的退行性变化。

（3）诊断标准

①好发于20～50岁，女性多于男性。

②有高血钙低血磷综合征。

③明显的骨痛，伴压痛；关节肿痛，伴关节积液，活动受限，骨髓畸形，身材变短，病理性骨折等。

④典型的X线表现：骨膜下皮质吸收，脱钙，囊肿样改变，骨折和（或）畸形。

⑤血钙增高，血甲状旁腺素增高，血清碱性磷酸酶增高，尿钙、磷增加，皮质醇抑制试验呈阳性。

9. 隐蔽型甲亢诊断标准

（1）多见于60岁以上的老年人。

（2）不出现多动、震颤、怕热等典型的甲亢症状。

（3）表情忧郁、眼睑水肿易误诊为甲低；多因心力衰竭、心律失常始引起注意。

（4）甲状腺功能检查确诊：血 T_4、T_3 摄取率、T_3 增高，^{131}I 甲状腺摄取率正常或增高，应考虑使用抗甲状腺制剂或 ^{131}I 治疗。

10. 淡漠型甲亢诊断标准 本型多见于中年、老年患者，其临床表现，尤其是精神状态，与一般甲亢不同，有以下特点：

（1）神经、精神状态：淡漠、抑郁、迟钝、嗜睡，震颤少见。

（2）皮肤、面容：皮肤干冷、起皱，可有色素沉着，面容早衰而憔悴，消瘦。

（3）眼征：一般无突眼，但眼神发呆，可有眼睑下垂。

（4）甲状腺：往往轻度肿大，常有结节。

（5）肌肉：肌肉消瘦，有严重的近端性肌病，累及肩部、髋部肌肉。

（6）心脏：脉率轻度或中度加快，甚少超过 110 次/分。心脏往往扩大，心力衰竭较常见，心搏往往并不特别有力，暂时性或持久性心房颤动者，可有室性期前收缩。

（7）演进：病情多严重，易发生危象，患者可迅速进入半木僵状态或昏迷，体温不甚高，心率可不太快，不像一般甲状腺危象那样激动，可有谵妄。

（8）实验室检查：显示甲状腺功能亢进症，甲状腺吸 ^{131}I 往往轻度增高，血清蛋白结合碘或 T_4 升高，基础代谢率也增高。

总的说来，甲状腺功能变化不如典型甲亢患者那样显著，但肯定有不正常，诊断的关键在于临床上识别此种类型。

11. 三碘甲状腺原氨酸型甲状腺功能亢进症诊断标准

（1）具有甲状腺功能亢进症的症状和体征。

（2）血清 T_4 在正常范围。

（3）血清游离型 T_4 在正常范围。

（4）摄 ^{131}I 率正常或增高，不能为外源性 T_3 所抑制。

（5）血清 T_3 增高。

12. 慢性甲状腺功能亢进性肌病（CTM）诊断标准 CTM 是甲亢的神经、肌肉合并症之一，Bathurst 于 1985 年首先提出了这一概念。

（1）临床确诊为甲亢，伴或不伴有慢性肌力减退和肌萎缩。

（2）肌电图提示以运动单位时限缩短为突出特征的肌病型改变。

（3）肌肉组织病变提示以肌源性损害为主。

（4）除外其他原因引起的神经–肌肉病变。

符合上述（1）、（3）、（4）或（1）、（2）、（4）项则可诊断为 CTM，其中（1）、（4）项为基本条件，但如不具备两或三项目前无法确定 CTM，尤其是在无肌力减退和肌萎缩者。

13. 甲状腺肌病

（1）四肢近躯干端肌肉无力或萎缩，有时可见粗大的肌纤维震颤。

（2）甲状腺功能亢进症状。

（3）少数患者出现延髓麻痹症状（吞咽、咀嚼、言语困难）。

（4）肌电图检查 低电压，双相或多相电位。

（5）治疗甲状腺功能亢进症后症状有明显改善。

14. 甲亢伴重症肌无力诊断标准 本病的诊断依据如下：

（1）有甲亢的主要临床表现，如怕热多汗、多食善饥、体重减轻、头晕手颤、心慌急躁，大部分患者有不同程度的甲状腺肿大和突眼。

（2）有典型的重症肌无力临床表现，疲劳后加重、休息后减轻等特点。

（3）新斯的明或腾喜龙（依酚氯铵）试验阳性。

（4）摄[131]I 率、T_3、T_4 值高于正常。

（5）乙酰胆碱受体抗体（AchR－Ab）滴度增高。

（6）肌电图主要出现渐减波现象，即开始电位正常，以后波幅与频率渐减低。

（7）按甲亢和重症肌无力治疗均有明显效果。

15. 甲亢伴周期性瘫痪诊断标准　本病的诊断依据如下：

（1）有甲亢的临床表现。

（2）急性起病的四肢弛缓性瘫痪，瘫痪的特点是近端重、远端轻、下肢重、上肢轻。

（3）摄^{131}I率、T_3、T_4值高于正常。

（4）血清钾低，心电图有低钾改变。

（5）补钾治疗瘫痪迅速恢复。

16. 甲状腺功能亢进性心脏病

（1）**诊断依据**　甲亢性心脏病的诊断可依据以下几点：

①实验室确诊甲亢。

②具有下列心脏异常之一，如有明显的心律失常、心脏增大、心力衰竭或心绞痛，且排除其他器质性心脏病者。

③甲亢治愈后，心脏改变明显好转或恢复正常。

（2）甲亢性心脏病计量诊断：临床应用方法：将患者的各种症状及体征（阳性或阴性）等相应的诊断指数逐一记录下来，然后相加，其代数和＞0者，可以诊断甲亢；其代数和≤0者，可以排除甲亢。甲亢性心脏病（简称甲亢心）的计量鉴别诊断表的应用，可将患者出现各项症状及体征（包括阳性及阴性的）的诊断指数，按3种心脏病各自相加，以各病诊断指数和的大小，作为鉴别的根据，其和大者就可诊断为此病。例如甲亢心指数较大者诊为甲亢心，冠心病指数较大者诊为冠心病等。

（3）甲亢性心脏病诊断标准（美国纽约心脏病协会）：美国纽约心脏病协会建议将有房性心律失常、心脏增大或心衰，并有甲亢的临床体征及生化证据，经特殊治疗后上述所见消失的患者诊断为甲亢性心脏病。

【治疗】

目前尚不能对 Graves 病（GD）进行病因治疗。三种疗法被普遍采用，即抗甲状腺药物（ATD）、放射性碘和手术治疗。AID 的作用机制是抑制甲状腺合成甲状腺激素，放射性碘和手术治疗则是通过破坏甲状腺组织减少甲状腺激素产生来达到治疗目的。

（一）甲状腺药物（ATD）

ATD 治疗是甲亢的基础治疗，但是单纯 ATD 治疗的治愈率仅有 40% 左右，复发率高达 50% ~ 60%。ATD 也用于手术和放射碘治疗前的准备阶段。常用的 ATD 分为硫脲类和咪唑类两类，硫脲类包括丙硫氧嘧啶（Propylthiouracil，PTU）和甲硫氧嘧啶等；咪唑类包括甲巯咪唑（Methimazole）和卡比马唑（Carbinmazole）等，比较常用的是 PTU 和 MMI。PTU 的血浆半衰期为60分钟，具有在外周组织抑制 T_4 转换为 T_3 的独特作用，所以发挥作用较 MMI 迅速，控制甲亢症状快，但是必须保证6~8 小时给药1 次；MMI 血浆半衰期为 4~6 小时，在甲状腺内停留时间长，可以每日单次使用。

1. 适应证 病情轻、中度患者；甲状腺轻、中度肿大；年龄 <20 岁；孕妇、高龄或由于其他严重疾病不适宜于手术者；手术前或放射碘治疗前的准备；手术后复发且不适合放射碘治疗者。

2. 剂量与疗程 总疗程至少为 2 年，大致可分为 3 个阶段。

（1）初治阶段：需根据病情而定。症状严重或甲状腺肿大明显者，剂量应偏大，症状较轻、TGAb、TMAb 和 TPOAb 滴度极高，突眼明显及合并妊娠者剂量应偏小。一般而言，甲巯咪唑 20 ~ 40mg/d（PTU 200 ~ 400mg/d），分 3~4 次服用。

初治阶段一般为 1~3 个月，症状常于 2~3 周开始缓解。如果服药 3 个月症状仍无改善应考虑加大剂量，并检查有无干扰因素。

多数患者经 1~3 个月治疗后多食、多汗、烦躁等症状明显改善，体重渐增，但能否进入减量阶段仍需根据具体情况而定，下列条件可供参考：上述症状明显改善、甲状腺开始缩小、颈部及心前区杂音减弱；T_3、T_4 均降至临界范围；在停用 β 受体阻滞剂的情况下心率稳定在 80 次/分左右。

（2）减量阶段：符合上述条件进入减量阶段后，可将药物剂量减少 1/3，减量后观察 2~4 周，若病情稳定则再递减 1/3。减量不能过急，当症状出现反跳时应适当增回剂量并稳定 2~4 周。

经 1~3 个月的减量后，若病情保持稳定，便可进入维持量阶段，下列条件可供参考：甲亢症状和体征基本恢复正常，并稳定至少 2 周；T_3、T_4 在正常范围；超敏 TSH 上升至正常范围；在停用 β 受体阻滞剂的情况下，日常生活时心率能稳定在 85 次/分以下。

（3）维持阶段：维持剂量的大小需根据具体情况而定，每个患者可探索一个适合自己的剂量。患者可按照减量阶段的方法递减用药剂量，当减至某一剂量不能再减时（否则就出现症状反跳），即为该患者的维持剂量。实践证明多数患者的维持剂量，甲巯咪唑为 2.5~10mg/d（PTU 25~100mg/d）。维持阶段至少 1 年。

（4）停药：一般用药 2 年后才考虑停药，停药时必须符合下列条件：各种症状、体征消失，病情稳定至少达 1 年；至少连续两次 TRAb 检测为阴性，两次间隔期 3~6 个月；平时所需要的维持剂量甲巯咪唑不超过 10mg/d（PTU 不超过 100mg/d）。

整个用药过程中应每隔 2~3 个月复查甲状腺激素水平，

除可用于判断疗效，还可防治药物性甲减。经上述系统性治疗后，多数患者能康复，但对于伴有各种并发症及病情较重的患者必须根据具体病情综合治疗。

3. 不良反应 ①粒细胞减少：ATD 可以引起白细胞减少，发生率约为 10%，严重者可发生粒细胞缺乏症。主要发生在开始治疗后的 2~3 个月内，外周血白细胞低于 $3 \times 10^9/L$ 或中性粒细胞低于 $1.5 \times 10^9/L$ 时应当停药。但需要注意区分白细胞减少是甲亢本身所致还是 ATD 所致。治疗前和治疗后每周检查白细胞是必需的，应当先使用促白细胞增生药物。②皮疹：发生率为 2%~3%。可先使用抗组胺药，皮疹严重时应及时停药，以免发生剥脱性皮炎。③胆汁淤积性黄疸、血管神经性水肿、中毒性肝炎、急性关节痛等不良反应较为罕见，如发生则需立即停药。

4. 其他辅助药物的治疗

（1）肾上腺 β 受体阻滞剂：β 受体阻滞剂是目前甲亢治疗中应用最广泛的辅助药物，其中普萘洛尔（心得安）和美托洛尔最常用，其不仅能有效的控制心血管症状，还能阻止外周血中 T_4 向 T_3 转化。普萘洛尔的用法是 20~90mg/d，分次口服，剂量应根据患者的心率调整。普萘洛尔不仅用于甲亢患者的长期辅助治疗，还广泛应用于治疗甲状腺危象、甲状腺术前准备、术中应激等。

（2）甲状腺素片：关于使用硫脲类药物的同时是否应用甲状腺素片仍有争议，目前认为在下列情况中应合并使用：突眼明显，甲状腺明显肿大。用法为服用硫脲类 2~3 周后开始用药，起初为左旋甲状腺素（LT_4）片 25~50μg/d 或干甲状腺素片 20~40mg/d，以后随抗甲状腺药物的减量而相应减量。

（3）地塞米松：此药能在短期内迅速降低血中甲状腺素浓度，还能显著抑制外周血中 T_4 向 T_3 转化，因此近年来认为是一种重要的辅助性药物。国内目前应用较少，用法是 2 ~ 8mg/d，分次口服，症状减轻后即减量。

（4）碳酸锂：此药能轻度抑制甲状腺素的释放，且有刺激骨髓生成白细胞的作用，用量为 0.5 ~ 1.0g/d，分 3 ~ 4 次给药。但此药疗效较弱而不良反应较大。

（5）碘剂：禁止长期单独使用碘剂或与抗甲状腺药物联合治疗甲亢，目前碘剂仅在甲状腺术前准备、治疗甲状腺危象时使用。

5. 复发　抗甲状腺药物最大的缺点是疗程结束后甲亢易复发，用药疗程达 3 年的患者复发率仍在 50% 以上，停药后复发的平均间隔期为 1 年，疗程越长，甲亢的复发率越小。甲亢复发常有诱因，如妊娠、过量服用含碘食物等。与复发有关的因素常有：①疗程中 TRAB 不易转阴或常有波动者复发率极高；②甲亢治疗期间，病情不易控制，维持治疗阶段，用药剂量较大者；③伴有 HLA – B_5 或 DRW 阳性者易复发。因此对于有上述情况的患者应适当的延长疗程。

甲亢复发后如再用抗甲状腺药物治疗，病情仍可控制，但停药后常又复发，除非能终身服药，否则最好改用手术或放射性[131]I 治疗。

（二）放射性[131]I 治疗

1. 原理　摄入[131]I 后在甲状腺中高度浓集，释放出射线破坏甲状腺组织。由于射程很短，对周围组织无损害。

2. 适应证　①年龄在 20 岁以上；②长期药物治疗无效或停药后复发；③药物过敏或引起白细胞减低；④合并心脏病等严重疾患不宜手术者以及手术后复发的病例。

3. 禁忌证　①妊娠哺乳期妇女；②严重肝肾病变；③活动性肺结核；④白细胞持续低于 3×10^9/L；⑤甲状腺有实性冷结节或疑有恶性病变时。年龄在 20 ~ 25 岁以下及严重浸润性突眼者慎用。

4. 治疗方法和剂量 根据甲状腺大小和摄^{131}I率计算剂量，通常一次口服，剂量大时可以分次口服，重复治疗一般在6个月之后。服^{131}I以前2～4周避免应用含碘剂及溴剂药物，服^{131}I 2小时后可进食。重症患者最好先应用抗甲状腺药物治疗，以免服^{131}I后甲状腺细胞破坏释放大量激素发生危象，于^{131}I治疗前2～3日停用抗甲状腺药，服^{131}I 1～2周后可再继续服用抗甲状腺药物一段时间。

5. 疗效 服药后3～4周生效，3个月左右大多恢复正常，个别改善慢者需6个月。治疗后7～10日由于放射性甲状腺炎引起激素大量释放，可有暂时性症状加重。

6. 并发症

(1) 早期反应：治疗后2周内发生，头痛、皮疹、暂时性甲状腺功能亢进加重，白细胞减少。极少数重症者发生危象。

(2) 晚期反应：甲状腺功能减退症是最常见的晚期并发症，^{131}I治疗后甲减的发病率与用药剂量成正比，国内报道第1年发生率为4.5%～5.4%，以后每年递增1%～2%；绝大多数患者治疗后突眼症状减轻，少数可加重；未发现^{131}I致病作用。

(三) 手术治疗

甲状腺患者的手术治疗主要是甲状腺次全切除术。

1. 指征 甲状腺明显肿大引起压迫症状；结节性甲状腺肿伴甲亢；有恶变可能者；抗甲状腺药物控制不佳或过敏者；长期服药，随访有困难者；异位甲状腺肿。

2. 禁忌证 病情轻，甲状腺肿大不明显者；手术后复发；老年患者，兼有心、肝、肾疾病、严重突眼者。

3. 术前准备 宜先用抗甲状腺药物控制甲亢症状，一般用药4～8周至甲亢症状控制，心率正常，T_3、T_4恢复正常。手术前2周，加用复方碘溶液，每天3次，每次5～10滴，以减少甲状腺充血、肿胀，便于手术。也可用肾上腺 β - 受体阻滞剂普萘洛尔做术前准备。

4. 手术疗效及并发症 手术治疗后，大多数患者可获得痊愈，复发率很低。手术后可能并发出血、甲状腺危象、急性呼吸衰竭、喉返神经损伤、暂时性低血糖、永久性甲状旁腺功能减退。

(四) 特殊症状、并发症的治疗

1. 甲亢性心脏病治疗方法 ①控制甲亢症状；②心血管症状的处理与普通心脏病相似，但在以下方面略有不同：甲亢未控制时，房颤不易转为窦性心律，甲亢控制后，多数房颤可望消失；甲亢伴心力衰竭的患者所需洋地黄药物的剂量比普通心脏病患者大，因此用药时应谨防中毒，普萘洛尔用于甲亢性心脏病应谨慎，心力衰竭患者禁用。

2. 内分泌性突眼治疗方法 非浸润性突眼症常只需局部处理，而浸润性突眼症需采取综合治疗。

（1）局部治疗：局部保护性措施如外出时配戴墨镜，睡眠时抬高头部，用抗生素及糖皮质激素类滴眼液反复局部点滴等；眼部冷敷可减轻水肿、充血；球后或结膜下注射醋酸甲泼尼龙或地塞米松可减轻球后组织水肿，使局部症状改善。

（2）综合治疗

①调整甲状腺功能对甲亢应稳步控制，过快或过分地控制甲亢均可加重突眼；抗甲状腺药物、放射性碘、外科手术均有加重突眼的可能。抗甲状腺药物治疗过程中不可随意停药，以免突眼加重。

②甲状腺激素甲亢治疗过程中适量应用甲状腺激素对预防和控制突眼有一定作用。

③糖皮质激素和免疫抑制剂：此治疗方案较适用于早期、急性眼病，对慢性症状如眼外肌病变和眼球突出等效果较差。

a. 糖皮质激素：有抗炎、抑制免疫作用，对良性突眼不必使用，严重恶性突眼中常有效；剂量要大，口服泼尼松，40～80mg/d，分次服用，特别严重，可用到120mg/d；有人认为泼尼松龙更好，剂量可达1～1.5mg/kg，要及时减量，一般疗程需要3～6个月甚至更长，长期应用时应采用隔日疗法，疗程中需严密观察激素的不良反应，并对症治疗；亦有人报道，静脉注射大剂量甲泼尼龙治疗严重的甲亢突眼有一定疗效；对激素有反指征的严重甲亢患者其他药物疗效不佳时，可考虑使用奥曲肽。

b. 免疫抑制剂：糖皮质激素与免疫抑制剂合用往往能提高疗效，但此方案对慢性症状的效果也欠佳。常用的制剂有环磷酰胺、CB 1348、环孢素，使用期间需预防各种不良反应。环磷酰胺200mg/d，静脉注射，联合泼尼松交替使用，疗程一般为3～4周，见效后泼尼松递减至撤除，环磷酰胺改口服50～100mg/d，维持一段时间。泼尼松与环孢素合用时后者的初始剂量为7.5～10mg/（kg·d），以后减至2～6mg/（kg·d），若10周仍无效则停药。

④放射治疗：主要有球后放疗和垂体放疗两种。球后放疗通常只在大剂量糖皮质激素合并免疫抑制剂无效的情况下试用。此方案对病程较短、急性眼部病变、软组织病变严重者效果较好。

⑤外科手术：常用方案有眼眶后壁及顶部移植术、筛窦后壁和上额窦顶部切除术。

3. 甲亢合并低钾性周期性麻痹 补钾发作时应根据血钾及临床表现的严重程度补钾，较轻者可口服补钾，静脉补钾时不宜伴用高渗糖水。应用普萘洛尔既可预防发作，又有一定治疗作用。

4. 甲状腺危象治疗方法 疑有先兆危象即应早期积极处理。使用药物抑制甲状腺激素的合成，减少甲状腺激素的释放并拮抗甲状腺激素的作用。

（1）一般治疗

①输液：以保证水、电解质和酸碱平衡。有心力衰竭时应用强心剂，注意补液速度及补钠量。

②积极治疗诱发因素：感染时应用足量有效抗生素。

③退热：阿司匹林能与 TBG（甲状腺结合球蛋白）结合，反使游离甲状腺激素增加，一般不用。严重高热、躁动、惊厥者可行人工冬眠，地西泮 5～10mg 肌内注射或水合氯醛保留灌肠。

（2）肾上腺糖皮质激素：有抗高热、抗毒素反应、抗休克等作用。静脉滴注氢化可的松 200～400mg/d 或地塞米松 10～30mg/d。病情好转后逐渐减量而停用。

（3）迅速减少甲状腺激素释放和合成

①大剂量抗甲状腺药物丙基硫氧嘧啶（PTU）为首选药物，口服或胃管内注入 200～300mg，每 6 小时一次。甲硫氧嘧啶的剂量与之相同，甲巯咪唑或卡比马唑的剂量则 20～30mg，每 6 小时一次。服药后 1 小时开始作用。

②无机碘溶液于抗甲状腺药物治疗后 1～2 小时，静脉或口服大量碘溶液，以阻断激素分泌。可在 10% 葡萄糖溶液 500ml 中加碘化钠溶液 0.25g 静脉滴注，每 8～12 小时 1 次。也可口服复方碘溶液每日 30 滴左右，并逐渐在 2 周内停用。

5. 甲亢合并妊娠治疗方法 首选药物治疗，在不得已的情况下也可手术治疗，但禁用^{131}I 治疗。

（1）药物治疗

①抗甲状腺药物首选 PTU，因为此药的胎盘通透性比甲巯咪唑（他巴唑）相对较小。一般每日的总量不大于 200mg。在病情控制方面，对孕妇不必如一般甲亢患者那样将心率控制到正常，FF$_3$ 和 FF$_4$ 在临界范围即可。对于妊娠后期仍服用 PTU 的孕妇不宜哺乳。

②甲状腺激素：甲亢合并妊娠中是否需加用甲状腺素目

前意见尚不一致。

③普萘洛尔：对小剂量 PTU 不能控制症状的孕妇，可适当加用普萘洛尔，一般每日不大于 30mg，但在分娩前慎用。

（2）手术治疗：为了避免流产和早产，孕期的前 12 周和孕期末 12 周均不主张手术。如果必须手术，应在妊娠 13～28 周进行，如需做术前碘剂准备则不应超过 10 日，术后可适当加用甲状腺素制剂。

【病情观察】

（1）治疗时应注意观察病的症状是否缓解，体征是否改善；监测患者的血象、肝功能、甲状腺功能等测定，以评估治疗疗效，并指导临床调整用药。

（2）根据患者的具体情况，行甲状腺功能测定和甲状腺自身抗体测定阳性，可做出本病诊断。诊断明确者，应根据患者的具体情况，给予药物治疗、手术治疗或放射治疗。治疗过程中应观察患者高代谢综合征是否缓解，并动态随访血象和肝功能，可 1～20 周随访白细胞，2～4 周复查肝功能，1～2 个月复测甲状腺功能；如白细胞 $< 4.0 \times 10^9/L$ 或有肝功能损害，应及时停药并对症处理；如症状缓解，甲状腺功能检测已明显好转，则应及时调整抗甲状腺药物的剂量，以免造成甲状腺功能减退。临床症状与体征消失，甲状腺激素和 TSH 均恢复正常，甲状腺自身抗体转为阴性，随访 2 年以上无复发为治愈。

【病历记录】

1. 门诊病历　记录患者的就诊时间及就诊的主要症状特点。记录患者有无心悸、怕热、消瘦等。记录患者有无家庭史，最初发还是复发，如为复发，应记录以往的治疗情况。体检记录甲状腺是否肿大，质地如何，有无触痛，可否闻及血管杂音，是否触及震颤。有无突眼，是否伴有畏光流泪、复视等。辅助检查记录甲状腺功能、TSH 测定、核素扫描、

CT 等检查的结果。

2. 住院病历 详尽记录患者入院前患者的发病过程、门急诊或外院的诊疗经过、用药情况、治疗效果。记录有关患者行相关辅助检查的结果。病程记录中应记录治疗后的病情变化，尤其是患者症状是否控制。如行手术治疗或行放射治疗，患者或其直系亲属须签署知情同意书。

【注意事项】

1. 医患沟通 医生应告知患者及家属有关甲亢的特点、诊断方法、药物治疗的疗程，以及饮食方面的注意事项，告知患者如有明确的发热、恶心、呕吐、皮疹等，应及时来院就诊。本病的治疗应在上级医师的指导下，确定治疗方案，有关治疗效果及治疗中出现的并发症、不良反应。

2. 经验指导

（1）弥漫性毒性甲状腺肿（Graves 病）是一种器官特异性自身免疫病，在诊断时应考虑是否合并其他自身免疫病，如重症肌无力、类风湿关节炎、恶性贫血、1 型糖尿病及慢性特发性肾上腺皮质功能减退症等。

（2）甲亢性心脏病的发病率往往随着年龄的增加而增加，多见于男性结节性甲状腺肿伴甲亢者，临床表现为心脏增大、严重心律失常或心力衰竭。诊断本病时应排除冠心病等器质性心脏病，并在甲亢控制后，心律失常、心脏增大和心绞痛等均得以恢复者才能诊断。

（3）不典型病例，尤其是老年、儿童或伴有其他疾病的甲亢容易被误诊或漏诊。在临床上，遇有病程较长、不明原因的体重下降、低热、腹泻、手抖、心动过速、心房颤动、肌无力、月经紊乱、闭经等，均应考虑有本病的可能；对临床上疗效不满意的糖尿病、结核病、心力衰竭、冠心病、慢性肝病等，也要排除合并甲亢的可能性。不典型甲亢的确诊有赖于甲状腺功能测定和相关的特殊检查。

（4）本病的治疗包括药物治疗、放射性碘治疗及手术治疗等，各有其优缺点。临床治疗应根据患者年龄、性别、病情轻重、病程长短、甲状腺病理、有无其他并发症或伴发症以及患者的意愿、医疗条件和医师的经验等多种因素慎重选用恰当的方案。

（5）抗甲状腺药物的不良反应主要为过敏反应，以皮疹、发热、关节症状及粒细胞缺乏症最常见，还包括贫血、血小板减少、剥脱性皮炎、中毒性肝炎、肌炎等，这些不良反应与药物剂量、疗程及患者年龄、病情无直接关系，一般多在用药后 4~8 周出现，一旦停药可自行消失。

（6）本病治疗后复发系指甲亢完全缓解，停药半年后又有反复，主要发生于停药后的第 1 年，3 年后则明显减少。用抗甲状腺药物控制症状，恢复血 TSH、TH 水平所需的时间一般为 1~2 个月。但 Graves 病的治愈更有赖于恢复下丘脑、垂体、甲状腺轴和自身免疫的正常功能。如经治疗后患者临床症状全部消失，甲状腺肿变小，血管杂音消失，所需的药物维持量小，抗甲状腺自身抗体转为阴性，血 T_3、T_4、TSH 长期稳定在正常范围内，均提示停药后复发的可能性较小；如某种抗甲状腺药物有不良反应，原则上不换用其他抗甲状腺药物，而应考虑其他疗法。

第四节　甲状腺功能减退症

甲状腺功能减退症（hypothyroidism）简称甲减，是指组织的甲状腺激素作用不足或缺如的一种病理状态，即是指甲状腺激素的合成、分泌或生物效应不足所致的一组内分泌疾病。女性甲减较男性多见，且随年龄增加，其患病率上升。新生儿甲减发生率为1/4000 青春期甲减发病率减低，随着年龄，其患病率上升，在年龄 >65 岁的人群中，显性甲减的患病率为 2% ~ 5%。甲减为较常见的内分泌疾病，且常首先求治于非专科医师。

【病因和发病机制】

病因多种，其中原发性甲状腺疾病最多见，其次为垂体性，其他均少见。

1. 甲状腺性甲减（原发性甲减） 由于甲状腺本身疾病引起的甲状腺激素的缺乏，占 90% 以上。其原因有：

（1）炎症：可由免疫反应或病毒感染所致。许多病例病因不明，故又称"特发性甲减"，可能与甲状腺自身免疫疾病有关，如桥本甲状腺炎隐袭发病者较多。

（2）放疗：如放射性碘治疗。

（3）甲状腺的手术切除。

（4）缺碘或高碘：地方性甲状腺肿可发生甲减，但在少数高碘地区也可发生甲状腺肿和甲减。

（5）药物：如抗甲状腺药过量、碘化物摄入过量等。

（6）食物：如含有 SCN^-、ClO_4^-、NO_3^- 的盐类和含有硫氢基前体的食物可致甲状腺肿和甲减。

（7）甲状腺内广泛癌转移。

（8）遗传因素。

2. 下丘脑性甲减、垂体性甲减（继发性甲减） 由于垂体或下丘脑的病变引起促甲状腺激素（TSH）不足所致的继发性甲减。垂体性甲减常因肿瘤、手术、放疗或产后缺血坏死等所致，常有复合性垂体激素的分泌减少，个别可表现为单一性 TSH 的分泌不足。

3. 甲状腺激素抵抗综合征 很少见，是指周围组织靶细胞对甲状腺激素的生物效应减低而引起的临床病例和生理的变化。患者垂体与甲状腺的分泌功能基本正常，血 T_4、T_3 正常或偏高，但临床表现却呈甲减综合征。可能是由于 TH 受体基因突变，TH 受体减少或受体后缺陷所致。

【病理】

1. 呆小病　散发性者除激素合成障碍类甲状腺呈增生肥大外，多数在甲状腺部位或舌根仅有少许滤泡组织，甚至完全缺如。地方性甲状腺肿呈萎缩或肿大，腺体内呈局限性上皮增生及退行性变。腺垂体常较大，部分病例示蝶鞍扩大，切片中 TSH 细胞肥大；此外，可有大脑发育不全、脑萎缩、骨成熟障碍等。

2. 黏液性水肿　原发性者甲状腺呈现显著萎缩，腺泡大部分被纤维组织所替代，兼有淋巴细胞浸润，残余腺泡上皮细胞矮小，泡内胶质含量较少。放射线治疗后甲状腺的改变与原发性者相似。慢性甲状腺炎者大多有淋巴细胞、浆细胞浸润且增大，后期可纤维化而萎缩，服硫脲类药物者腺体增生肥大，胶质减少而充血。继发于垂体功能减退者垂体有囊性变或纤维化，甲状腺腺体缩小，腺泡上皮扁平，腔内充满胶质。

甲状腺外组织的病例变化包括皮肤角化，真皮层有黏液性水肿，细胞间液中积聚多量透明质酸、黏多糖、硫酸软骨素和水分，引起非凹陷性水肿。内脏细胞间液中有相似情况，称内脏黏液性水肿。浆膜腔内有黏液性积液。全身肌肉不论骨骼肌、平滑肌或心肌都可有肌细胞肿大、苍白，肌浆纤维断裂且有空泡变性和退行性病灶，心脏常扩大，间质水肿伴心包积液。肾脏可有基底膜增厚从而出现蛋白尿。

【诊断依据】

（一）临床表现

1. 呆小症　又称克汀病，包括地方性克汀病和散发性克汀病，本节主要述及后者。

散发性呆小病临床症状的严重程度与出现甲状腺激素不足的实践密切相关，所以在各种病因的呆小病中均不相同。

（1）婴儿期可有声嘶、吮吸和进食困难、嗜睡、皮肤干燥、胎毛持续存在。

（2）新生儿可有黄疸延长，上眼睑水肿、唇厚、舌粗大、心动过缓、体温低、身材矮小、鼻梁低平、眼距增宽、囟门关闭延迟。地方性克汀病甲状腺可肿大。

（3）智力发育延缓的表现有：胎儿期胎动少，出生后呆滞、嗜睡、异常安静、吮吸差、食欲下降，坐、站、走均落后于同龄儿，语言晚，有时可伴有聋哑。

2. 幼年型甲状腺功能减退症 简称幼年甲减，是指在儿童期发生的甲减。可能是成人甲减的发病因素使其在儿童期即发病。

幼年甲减的临床表现随发病年龄早晚而各类似于呆小病和成人甲减，伴有不同程度的生长延缓和青春期延后，严重者也可发生黏液性水肿昏迷。发病早者有明显的神经系统发育障碍，发病晚者则仅为智力偏低，预后较呆小症佳。

3. 成年型甲状腺功能减退症

（1）能量代谢：基础代谢率减低、食欲减退、便秘、不耐寒、体温下降、体重增加，蛋白质合成与分解均减少，骨骼及软组织生长缓慢。

（2）面容及皮肤：表情呆板淡漠、脸面水肿、上睑下垂、睑裂变小、鼻唇增厚、毛发稀少、睫毛、眉毛脱落、面色苍黄、舌大，部分有突眼。全身皮肤粗冷干厚，并有非凹陷性水肿，以眼周、手背、足背和锁骨上窝最为多见。头发及体毛干而脆，缺乏光泽，生长缓慢。指甲生长亦缓慢，外观增厚，表面常有裂纹。继发性甲减则往往表现为皮肤变薄，有细小皱纹。声音低哑，语言缓慢不清。

（3）心血管系统：患者可有胸闷、心悸、气促症状，体格检查示心动过缓、收缩压下降、舒张压上升、脉差缩小。严重患者常见心影扩大，听诊心音低钝，心室壁增厚。心室腔扩大（以左心室为著）。病程较长的患者有心包积液，严重者可有心力衰竭。动脉粥样硬化（特别是冠状动脉硬化）的发生率高于正常人群，但心绞痛不多见。

（4）神经系统：精神萎靡、言语迟缓、反应低下、记忆障碍、嗜睡、头痛、共济失调。腱反射松弛延缓为其特征，尤以跟腱反射为著。精神障碍亦不少见。正中神经黏液性水肿可致腕管综合征。

（5）呼吸系统：患者对低氧和高 CO_2 血症的通气反应消减，加之肥胖和呼吸肌黏液性水肿使得肺泡通气量减少，CO_2 潴留。胸膜腔积液亦不少见，但常无症状。临床上可出现呼吸-睡眠暂停综合征。

（6）消化系统及营养：肠蠕动减少，导致便秘、腹胀，严重时发生麻痹性肠梗阻和巨十二指肠、巨结肠症，可有腹腔积液。

（7）肌肉及骨骼系统：肌肉松弛、无力，主要累及上肢肌和下肢肌；部分患者可有一过性肌垂直、痉挛和疼痛，受寒后更为明显，握拳后放松困难。肌肉略显肿胀，质地变硬，紧捏或叩击后可引起局部鼓起，称为"肌肿"现象。

（8）骨骼系统及钙磷代谢：常有关节疼痛，血钙、磷浓度则正常，偶可见血钙升高，PTH 水平常升高。

（9）泌尿系统及水、电解质平衡：尿量很少，尿酸可升高。

（10）血液系统：有轻到中度的正常色素或低色素小细胞贫血；12% 的患者有恶性贫血。血小板黏附能力可下降；加之Ⅷ因子、Ⅸ因子浓度的下降和毛细血管脆性的增加，故而患者易出现出血倾向。红细胞沉降率（血沉）可增快。

（11）内分泌系统：CT 及 MRI 检查可见垂体窝变大，但视野缺损少见。严重患者同时有 PRL 水平的升高，并出现溢乳。甲状腺激素低下导致血皮质醇代谢减慢，24 小时尿皮质醇对胰岛素诱发低血糖的反应削弱。继发性甲减可有肾上腺皮质功能不足。胰岛素降解减少，机体对胰岛素敏感性升高，糖耐量曲线减低。

（12）生殖系统：女性患者可有月经过多或淋漓不尽，继发性甲减可有卵巢萎缩和闭经。男性患者则可表现为性欲减退、阳痿和精液减少。

（13）浆膜腔积液：可有胸腔积液、腹腔积液、心包积液。

（14）黏液性水肿昏迷：又称甲状腺功能减退危象，是甲减的最严重的表现。几乎所有使机体对甲状腺激素需要量增加的内、外界刺激均可成为此危象的诱因，常见的有：寒冷、急性感染、药物（如麻醉药、镇静药、镇痛药和抗抑郁药）、创伤、手术、脑血管意外、低血糖，前驱症状有疲乏、记忆力下降，有不同程度的意识障碍，表现为嗜睡、意识模糊、昏睡，继而发生昏迷，四肢瘫痪，腱反射消失、癫痫样发作，锥体束征阳性。呼吸浅慢，有时可出现呼吸性酸中毒及脑缺氧表现。心率减慢，心音低钝；约半数患者有低血压。

约25%的患者可有癫痫小发作和大发作。体内水潴留，严重时引起水中毒，血钠降低，可有低血糖，若合并有肾上腺功能不全则更易发生，且更严重。合并感染时可无发热、心率增快、出汗、白细胞升高等表现，有时需采集呼吸道分泌物及尿液等样本进行培养以助诊治。

4. 亚急性甲状腺功能减退症 亚临床型甲减是指促甲状腺激素（TSH）水平升高，血清游离甲状腺素（FT_4）和游离甲状腺原氨酸（FT_3）水平正常的甲减。患者几乎无甲状腺功能减退症的相应症状和体征。由于患者没有明显的临床表现，诊断依赖实验室检查结果。临床型甲减的患病率为 2.5% ~ 10.4%，这种差异是由于诊断标准不同，以及被调查人群的年龄、性别和碘摄入的分布不同所致。在美国的一项 25000 人参加的健康调查中发现，亚临床型甲减的患病率为 8.5%。一般认为，女性患病率高于男性，老年女性的患病率更高。和甲减一样，亚临床型甲减的主要病因是慢性自身免疫性甲状腺炎。

在自身免疫性甲减中有两点值得一提：①暂时出现的TSH受体阻滞性抗体；②妊娠中或分娩后出现的甲状腺炎。二者都可以引起暂时性亚临床型甲减。其次是甲状腺部分切除术后、接受放射性碘治疗的弥漫性甲状腺肿伴甲状腺功能亢进症、Graves病患者、头颈部外照射和药物，如胺碘酮、碘、锂、干扰素、他莫昔芬、血清素摄取抑制药、抗抑郁药、甲氧氯普胺和酚噻嗪类。

（二）实验室检查

1. T_3、T_4 及 TSH　原发性甲减中 T_3、T_4 下降，TSH升高，而继发性甲减中 T_3、T_4 及 TSH 均下降。T_3 对甲减的诊断意义不及 T_4；TSH 不仅能区分原发性和继发性甲减，而且能发现亚临床型甲减，所以是三者中最有用的指标。由于 TT_3 和 TT_4 可受 TBG 的影响，故 FT_3 和 FT_4 较之更为可靠。

新生儿期：TT_4 低于 $60\mu g/L$ 即为降低；TT_3 浓度的正常范围为 $800 \sim 2000\mu g/L$，轻症者可为正常。TSH：正常为 < $10mU/L$ 患儿出生后可升高，24 小时后急剧下降，常 > $20mU/L$。$10 \sim 20mU/L$ 为甲状腺储备功能降低。

2. 血浆蛋白结合碘（plasma protein bound iodine, PBI）甲减患者 PBI 多降低，在 $3 \sim 4\mu g/dl$ 以下。

新生儿：甲状腺结合球蛋白浓度测定如为阴性代表无甲状腺组织，或甲状腺球蛋白合成异常；若为阳性，但 T_3、T_4 下降 TSH 上升，说明甲状腺发育不良。

3. 甲状腺摄^{131}I率　一般明显低于正常，曲线低平，24 小时小于 10% 或更低，而尿^{131}I 排泄增多。

新生儿：24 小时摄碘率低于 10% 提示甲状腺发育不良。低于 2% 为先天性无甲状腺。确诊甲减后可先治疗，必要时数年后可再行此检查。

4. TSH 兴奋试验 原发性甲减患者在 TSH 注射后其甲状腺摄^{131}I 率无升高，而继发性甲减则升高。

5. TRH 兴奋试验 如 TSH 原为低值，TRH 刺激后升高，并呈延迟反应，提示病变在下丘脑；如 TRH 刺激后 TSH 无反应，提示为垂体病变；如 TSH 原已升高，TRH 刺激后引起更高且持续的反应，提示为甲状腺病变。

6. 甲状腺抗体测定 血液中甲状腺抗体（TGAb、TFO-Ab、TMAb）升高，提示病因与自身免疫有关。

7. 甲状腺细针穿刺 有助于病因诊断。

8. 血胆固醇增高 往往超过 300mg/100ml。

9. 器械检查

（1）X 线检查骨龄落后，骨骼少而且小，并呈点状骨骺（钙化不全），新生儿膝部摄片示股骨远端、胫骨近端化骨核缺如。颅骨片示颅缝宽，蝶鞍增大。

（2）ECG 示窦性心动过缓、低电压等表现。

（3）甲状腺扫描及 B 超：示甲状腺发育不良、异位或缺如。

（4）心脏超声：可示心脏增大。

（5）跟腱反射电测定：显示时限延长。

10. 早期诊断的有关检查

（1）产前诊断：抽取羊水测 TSH、$\gamma - T_3$，同时采母血测 TSH，如羊水 TSH 升高，$\gamma - T_3$ 降低，而母体 TSH 正常即可确诊。

（2）新生儿筛选：测定出生后 30 分钟脐血 TSH 或 2～5 日足跟血 T_4 及 TSH，可用滤纸干血滴标本。若为阳性再采静脉血测 T_4 及 TSH。

（三）诊断

血清 TSH 增高，FT_4 减低，原发性甲减即可成立。如血清

TSH 正常，FT_4 减低考虑为垂体性甲减或下丘脑性甲减，需做 TRH 试验区分。

甲状腺功能减退症的诊断标准为：

（1）可有甲状腺手术、放射治疗或抗甲状腺药物应用史，也可能曾有甲状腺炎症或垂体疾患。

（2）症状缺少特异性，可有疲乏、软弱、智力渐迟钝、思眠、怕冷、不出汗、便秘、声音低哑、月经量过多等。

（3）皮肤干燥、枯黄、脸面和四肢水肿、毛发脱落、心脏扩大、心动过缓、脉压降低、体温偏低、深腱反射迟钝。

（4）血清蛋白结合碘、甲状腺素浓度降低；血清胆固醇可升高。

（四）鉴别诊断

1. 贫血　应与其他原因的贫血鉴别。

2. 蝶鞍增大　应与垂体瘤鉴别。伴溢乳者需与垂体催乳素瘤鉴别。

3. 水肿　主要与特发性水肿鉴别。

4. 心包积液　需与其他原因的心包积液鉴别。

5. 低 FT_3 综合征（euthyroid sick syndrome，ESS）　指非甲状腺疾病原因引起的伴有低 FT_3 的综合征。严重的全身性疾病、创伤和心理疾病等都可导致甲状腺激素水平的改变，它反映了机体内分泌系统对疾病的反应。主要表现在血清 TT_3、FT_3 水平减低，血清 γT_3 增高，血清 T_4、TSH 水平正常。

疾病的严重程度一般与 T_3 降低的程度相关，疾病危重时也可出现 T_4 水平降低。ESS 的发生是由于：① 5′-脱碘酶的活性被抑制，在外周组织中 T_4 向 T_3，转换减少；② T_4 的内环脱碘酶被激活，T_4 转换为 γT_3 增加，故血清 T_3 减低，血清 γT_3 增高。

【治疗】

（一）呆小症

治疗开始的早晚与疗效密切相关，若在出生后 1 个月内治疗，几乎100%的患儿智力都可正常；出生后3个月治疗，可使90%的患儿智力正常。治疗过程中应持之以恒。饮食需富含热量，蛋白质、维生素及钙、磷等应充分给予。

1. 甲状腺激素制剂 目前国内最常见的仍为干甲状腺片。用法应由小剂量开始，初始剂量为决定用量的1/3，每隔2~3周增加1次。起始正常，在两个月以下的婴儿中为5~10mg/d，2个月以上婴儿、6个月以上婴儿、3岁以上幼儿、7岁以上、14岁以上儿童各依次加倍，以后逐渐增量，至TSH正常、T_4正常或略高，患儿食欲改善、腹胀减轻、便秘好转、智力接近正常后予维持剂量，长期服用，一般为初始剂量的2倍左右。谨防出现过量，否则消耗过多也会影响发育。

2. LT₄ 较之干甲状腺片更适用于呆小症的治疗。初始剂量为10~15μg/（kg·d），至3~4周后达100μg/d，以后再行调整。如出现呕吐、腹泻、发热、多汗、脉速、烦躁不安者，应适当减量。

（二）幼年型甲状腺功能减退症

亦应强调早期治疗。原则同呆小症和成人甲减。若采取及时、充分持续的治疗可使智力、体格和性腺均得到较好发育。一般预后较好。

（三）成年型甲状腺功能减退症

1. 甲状腺激素替代 这是甲减必需的，也是惟一有效的疗法，多需终身采用。

（1）目前临床上使用的主要有干甲状腺片、左旋甲状腺素（左旋T_4，又称LT₄）和三碘甲状原氨酸（T_3）。其量效比约为60mg：100μg：37.5μg。

①干甲状腺片：一般起始剂量为15~30mg，每天1次，每隔1~2周增加15~30mg。维持剂量为90~140mg/d，分3次口服。若总剂量达240mg仍无好转，需考虑诊断是否正确。

②LT₄：为替代之最佳剂型，其作用比干甲状腺片强600倍，

且运转率较慢，所以 1 日 1 次剂量足以维持激素水平。维持剂量为 90 ~ 150μg/d。缺点为性质不够稳定且起效慢。

③T_3 起效量迅速，但作用消失也快，血浆浓度波动大，故不宜长期服用。

（2）治疗注意点

①老年患者或伴有心绞痛者，甲状腺激素使用后可诱发或加重心绞痛，有时甚至引起心力衰竭。对这些患者，甲状腺激素宜谨慎给予，初使剂量应减少，加量间隔时间应长，每次增加剂量亦应减少；必要时可加用 β 受体拮抗药；不宜采用 T_3 治疗。

②每人需要维持剂量不一，应根据病情调整剂量，以维持晨间心率 70 次/分左右为佳。维持剂量在老年人可适当减少，妊娠时增多。

③伴有精神病的患者，使用甲状腺激素之初有可能诱发或加重原有的精神失常，应先停药，待精神症状好转后再从小剂量开始治疗。

④长期甲状腺功能减退，可有不同程度的肾上腺皮质功能减退，故开始治疗宜用小剂量皮质激素，如可的松每日 12.5 ~ 25mg。

⑤有心力衰竭，需用洋地黄，甲状腺制剂的剂量应减少。

⑥有效标准患者症状及体征改善，在最初 2 ~ 3 日内即出现尿量增多、体重下降，随而面容改变，皮肤病变亦渐渐减轻，耐寒力增加，2 周后患者声音恢复正常，食欲改善，便秘减轻，月经亦趋正常。

⑦过量标准：患者出现心悸、心律不齐、心动过速、失眠、气急、腹泻、精神紧张、脉压升高，提示药物过量，宜适当减量。

2. 其他治疗　伴有贫血的患者，应给予铁剂、维生素 B_{12} 和叶酸；继发性甲减患者，为防止发生肾上腺皮质危象，应给予一定量的激素；伴心力衰竭的患者，可用洋地黄，但剂量亦应减少；需谨慎使用麻醉剂、镇痛剂、胰岛素。

3. 黏液性水肿昏迷　一旦疑似诊断，即应采取强有力的综合性治疗，可无须等待甲状腺功能检查报告；但在无切依据时不应盲目治疗。最初 48 小时是治疗关键。

（1）甲状腺激素替代治疗

①单用 LT_4 治疗：首剂静脉注射 300 ~ 400μg，以后 100μg/d，至意识恢复后改口服。无静脉剂型时可用甲状腺激素片鼻饲，用法为 80mg，每 8 小时 1 次。LT_4 治疗可保证血清甲状腺激素水平稳定，但起效较慢，需 8 ~ 14 小时方可使体温和血压升高。

②LT_3、LT_4 结合治疗：具体用法为 LT_4 首剂 4μg/kg 体重，24 小时后再予 100μg，第三日起减至正常维持量 50μg，以后剂量根据临床表现和甲状腺功能进行调整；LT_3 首剂 20μg，以后 10μg，每 8 小时 1 次，至患者苏醒。

（2）一般对症处理

①保持呼吸道畅通；保暖；纠正低钠血症。

②升血压：氢化可的松 100mg，静脉注射，每 8 小时 1 次，至低血压纠正后停用；少数患者需使用儿茶酚胺类激素，以多巴胺为佳。

③糖皮质激素的应用：氢化可的松 50 ~ 100mg，每 6 ~ 8 小时 1 次（前 7 ~ 10 天），而后渐减量。

④抗感染及抗心力衰竭、抗心律失常治疗。

（3）治疗同时应严密观察病情变化及中毒症状的有无。危象解除后应教育患者终身服用甲状腺激素替代治疗。

4. 亚临床甲减　对于亚临床型甲减应在出现下列情况时才进行替代治疗。

（1）有轻微甲减症状，如怕冷、乏力并无其他原因解释，替代治疗能消除症状者。

（2）有高脂血症，替代治疗能纠正高脂血症者。

（3）具有发展成明显甲减的危险因素者，即老龄、存在甲状腺自身抗体。如果 TSH 介于 5～10mU/L，可暂不予治疗，每年检测 TSH。

【病情观察】

（1）观察患者治疗后胸闷、乏力、畏寒、黏液性水肿等症状是否缓解，监测甲状腺功能、血常规、肝功能等，以了解病情控制与否，评估治疗疗效。

（2）根据患者的临床症状、体征，结合相关的辅助检查诊断本病。随后，根据患者年龄，有无心包黏液、心功能情况等，决定甲状腺替代治疗的初始剂量，治疗者应每隔 2～3 周随访一次，以评估治疗疗效，并可依据治疗后的病情变化，适时调整治疗用药。

【病历记录】

1. 门诊病历　记录患者就诊的时间及就诊的主要症状特点。记录患者有无低代谢综合征的各种表现。记录有无颈部手术史或放射接触史。记录水肿的特点是否为黏液性、非凹陷性。是否有毛发稀少、皮肤干燥、体温偏低、心动过缓、心浊音界扩大、心音低等。辅助检查记录甲状腺功能、TSH 等相关的检查结果。

2. 住院病历　详细记录患者入院后的主要症状特点，病程记录本病的诊断依据、鉴别诊断要点、诊疗计划等。记录患者入院治疗后的病情变化以及甲状腺功能等测定结果。

【注意事项】

1. 医患沟通　告知患者及家属有关甲状腺功能减退症的特点以及治疗药物、疗程，以使患者及家属能理解本病，本病一旦确诊，患者多需终身服药，应强调在医师指导下治疗的重要性，切记不能自行减药量或停药。这些要求，必须让患者家属清楚。随访治疗中，有关治疗效果，治疗中出现的并发症、需要调整的治疗方案，应及时告知患者及家属。

2. 经验指导

（1）临床上，有以下情况的应疑有本病的可能：①不明原因的乏力、虚弱、不耐寒或疲劳；②顽固性轻、中度贫血；③顽固性便秘；④不育症；⑤反应迟钝、记忆力和听力下降；⑥不明原因的虚弱和体重增加；⑦甲状腺肿大而无甲状腺功能亢进症的表现；⑧血脂异常，尤其是总胆固醇升高者；⑨心脏扩大，有心力衰竭表现而心率不快或伴心肌收缩力下降和血容量增多者。

（2）诊断本病时，以 TSH 最为敏感，其次是 FT_4。

（3）除了一过性甲状腺功能减退，本病多需终身服药，药物使用剂量应根据病的病情严重程度、患者年龄和有无合并症等灵活掌握。

（4）下丘脑–垂体性甲减的病例，如伴有肾上腺皮质功能不全应先行补充糖皮质激素，3～5 天后方可开始甲状腺激素替代治疗，以避免诱发肾上腺皮质危象。

第五节　甲状腺危象

甲状腺危象简称甲亢危象，是甲亢未得到治疗或病情未得到有效控制，因某种刺激使病情加重，达到危及生命的状态。病死率很高。

【诊断依据】

1. 病因

（1）感染：为常见诱因，主要是上呼吸道感染，其次是胃肠和泌尿道感染。

（2）手术：甲状腺切除手术及其他各类手术均可诱发甲状腺危象。

（3）不适当地停用抗甲状腺药物：可导致甲亢症状加剧

而诱发甲状腺危象。

(4) 放射性碘治疗后诱发甲状腺危象: 放射性碘治疗后, 由于射线破坏甲状腺组织, 造成放射性甲状腺炎, 诱发甲状腺危象。

(5) 应激: 精神极度紧张、精神创伤、药物反应。

2. 诊断要点

(1) 临床表现: 甲亢症状的恶化, Graves 病患者甲状腺肿大明显, 结节性甲状腺肿引起的甲亢也可发生危象。典型的临床表现为高热、大汗淋漓、心动过速、频繁地呕吐及腹泻、谵妄甚至昏迷。临床表现如下:

危象先兆: 原有甲亢症状加重。发热: 体温急骤升高, 但未超过 39℃。心率增快: 常常在 120 ~ 140 次/分, 心音亢进。纳差、恶心、腹痛、烦躁、多汗, 也有患者精神失常、焦虑, 近期内体重明显下降。

(2) 危象: 为先兆的进一步加重。高热: 常常高于 39℃。心率大于 140 ~ 160 次/分, 有的患者甚至 >160 次/分, 可伴有心律失常、心衰、大汗淋漓, 出现肝大、肝功能不正常、黄疸。

(3) 辅助检查

①实验室检查: 甲状腺危象患者血中甲状腺素测定结果不一致, 测定甲状腺激素对甲状腺危象的诊断帮助不大。三碘甲状腺原氨酸 (T_3) 及甲状腺素 (T_4) 增高或正常。

②基础代谢率: 多在 60% 以上。

③心电图: 心动过速、房颤或房扑、室上性心动过速、房室传导阻滞等。

3. 鉴别诊断 在鉴别诊断时需与以下病症相鉴别: 各种感染、心脏病、肠胃炎、精神病、慢性严重消耗性疾病。

【治疗】

1. 抑制 T_3, T_4 合成和由 T_4 转化为 T_3 丙基硫氧嘧啶 (PTU) 首次剂量 600 ~ 1000mg 口服或胃管注入。继而 PTU

200mg 或甲巯咪唑（MM）20mg 口服，6~8h/次。待症状减轻后改为常规量治疗。

2. 抑制甲状腺激素释放 使用 PTU 1~2h 后再加用碘剂。口服复方碘溶液，首次 30~60 滴，以后 5~20 滴，6~8h/次。或碘化钠 0.5~1.0g 溶于 5% 葡萄糖液 500ml，静脉滴注，8h/次，危象缓解后停用。

3. 激素治疗 氢化可的松 200~400mg 加入葡萄糖液体，静脉滴注，1 次/日。待病情好转，逐渐减量至停药。

4. β-肾上腺素能阻滞剂的应用 普萘洛尔除有抗肾上腺能作用外，还能抑制外周 T_4 向 T_3 的转化。首剂 1mg 缓慢静脉注射，再给予 2mg，静脉滴注。应用中监测血压、心率，有哮喘、心衰、低血糖者不宜应用。

5. 对症治疗

（1）降温：应用对乙酰氨基酚内服，不宜用水杨酸制剂，因阿司匹林可进一步增高患者的代谢率，使游离甲状腺激素增多，避免使用。高热积极物理降温，如冰袋、空调等，必要时药物人工冬眠治疗（哌替啶 100mg，氯丙嗪 50mg，异丙嗪 50mg 加入葡萄糖液体中，静滴）。

（2）吸氧：由于代谢明显增高，吸氧有利于病情恢复。

（3）补液，纠正水、电解质紊乱，补充葡萄糖液及维生素 B 族。每日补液量不少于 2000~3000ml。

（4）病因治疗：如抗感染治疗等。

【病历记录】

1. 门急诊病历 记录患者就诊时间。记录患者的主要症状特点。有无高代谢综合征的症状，记录有无糖尿病的症状。以往有无甲亢病史，如有，应记录以往的用药情况，是否正规治疗，是否有发病相关的诱因。记录体温、心率、脉搏及血压、神志状态。有无不同程度突眼、甲状腺肿大及甲状腺部位的血管杂音等。辅助检查记录血常规、血糖、电解质、肝功能、肾功能、心电图、甲状腺功能等检查的结果。

2. 住院病历 详尽记录患者门急诊或外院的诊治经过、所用药物及效果如何。记录患者入院治疗后的病情变化、治疗疗效。病情危重者应将病情向家属交代，并请家属签字。

【注意事项】

1. 医患沟通 甲状腺危象属于内分泌急诊，医生应告知家属，患者的病情危重；如患者同时有白细胞减少，应让其了解治疗过程中，药物治疗的矛盾之处及治疗的风险，以求得其同意，并签字为据。

2. 经验指导

（1）本病的诊断尚无统一标准，临床上应结合病史、临床表现和相关辅助检查，如以往有甲状腺功能亢进症的病史，则不必等待血甲状腺功能测定结果即可做出诊断。高热和心动过速是临床上诊断本症的两个重要指标。

（2）部分患者可以嗜睡、衰弱和淡漠等为主要表现，此称为淡漠型危象，临床上易漏诊或误诊，应高度警惕。

（3）甲状腺危象患者出现高热、惊厥、昏迷、严重心律失常、心力衰竭、休克、体温不升及极度衰竭时，提示病情危重。

（4）目前认为，碘制剂的疗效迅速而有效，其重要性比使用抗甲状腺药物抑制甲状腺激素的合成更为显著，因此，碘剂与抗甲状腺药物同时应用，可有效控制病情。

（5）糖皮质激素在甲状腺危象治疗中的发挥着重要作用，但要适当掌握剂量和疗程，临床上不宜滥用。

第六节 原发性甲状旁腺功能亢进症

原发性甲状旁腺功能亢进症（primary hyperparathyroidism, PHPT）是由于一个或多个甲状旁腺分泌过多的甲状旁腺激素

（PTH），导致高血钙、低血磷等钙磷骨代谢紊乱的一种全身性疾病。典型的 PHPT 表现为骨吸收增加的骨骼病变、肾结石、高钙血症和低磷血症等，但轻型病例和早期病例可完全无症状或仅有某些生化异常。其中腺瘤占 80% ~ 90%，大多为单发，极少多发，增生占 15%，腺癌占 0.5% ~ 2%，可有家族史，可与垂体瘤及胰岛细胞瘤同时存在，也可与嗜铬细胞瘤及甲状腺髓样癌同时存在。

【病因和病理】

原发性甲状旁腺功能亢进症是由于甲状旁腺腺瘤、增生、肥大或腺癌所引起的甲状旁腺激素分泌过多，病因尚不明。近年来研究发现，甲状旁腺细胞基因突变引起肿瘤抑制基因失活和钙感受器受体基因的损伤可引起甲状旁腺腺瘤和增生。

（一）甲状旁腺

1. 腺瘤　　占 80% ~ 90%，腺瘤小者埋藏在正常腺体内，大者直径可数厘米。腺瘤有完整包膜，常有囊变、出血、坏死或钙化。瘤组织绝大多数属于主细胞，也可由透明细胞组成，腺瘤内找不到残留的脂肪细胞。单个甲状旁腺腺瘤约占 85%，多发性腺瘤少见，约占 5%，腺瘤亦可发生于纵隔、甲状腺内或为食管后的异位甲状旁腺。

2. 增生肥大　　占 10% ~ 15%，增生肥大时往往四个腺体均有累及，外形不规则，无包膜，腺体中一般无囊肿、出血和坏死等改变，细胞组织以大型水样透明细胞为主，间有脂肪细胞，由于增生区周围有组织的压缩，形成假包膜易被误为腺瘤。

3. 癌肿　　甲状旁腺癌仅占 1% 左右。包膜、血管和周围组织有肿瘤细胞浸润、核分裂、转移等。

4. 其他部位的肿瘤

（1）多发性内分泌腺瘤（MEN）：主要有 MEN - 1 型和 MEN - 2a 型。MEN - 1 型为甲旁亢合并胰岛细胞肿瘤，累及 S

细胞最常见，是由于一个肿瘤抑制基因的失活引起的常染色体显性遗传病。本综合征的临床特征是在家族成员中，先后发生甲状旁腺、腺垂体和内分泌胰腺肿瘤。MEN-2a型为甲旁亢合并甲状腺髓样癌和嗜铬细胞瘤，是由于甲状旁腺细胞RET基因多位点突变造成的常染色体显性遗传病。甲状旁腺的病变表现为多腺体的弥漫性增生，皮肤损害为脊神经病变的一种表现类型，是本征的特征性表现，有助于早期诊断。

（2）多发性孤立性原发性甲旁亢：以多发性甲状旁腺肿瘤为特征，偶可恶变，在该家族中其他内分泌腺体无异常。

（3）遗传性甲旁亢-颌骨肿瘤综合征：以甲状旁腺囊性腺瘤合并与甲旁亢无关的颌骨骨化纤维瘤、肾囊肿、Wilm瘤及肾错构瘤为特征。本病的发病年龄较早，平均发病年龄为32岁。甲状旁腺腺瘤大，常为多发性，有时为囊性，只有15%患者的甲状旁腺腺瘤为恶性。

（4）新生儿严重原发性甲旁亢：病因与钙受体（CaR）功能障碍有关，以显著增大的甲状旁腺为特征，血钙可高于4mmol/L。

（二）骨骼

主要病变为破骨和成骨细胞增多，骨质吸收，呈不同程度的骨质脱钙，结缔组织增生构成纤维性骨炎，易发生病理性骨折及畸形。新生儿组织中钙化少见，以骨质吸收为主的骨骼病变表现为全身性。

（三）钙盐的异位沉积

肾脏是排泄钙盐的重要器官，尿浓缩或酸度改变等可发生多个尿结石，肾小管或间质组织中可发生钙盐沉积，亦可在肺、胸膜、胃肠黏膜下血管内、皮肤、心肌等处发生钙盐沉积。

【诊断依据】

（一）临床表现

起病缓慢，部分患者可无症状，仅查血时可发现血钙增高，典型者有高血钙和骨骼系统综合征。

1. 高血钙表现

（1）**神经－肌肉系统**：肌肉软弱无力，肌痛，肌电图表现为运动单位时限下降，幅度降低，多相电位增高，而运动神经传导速度和末端感觉电位多正常。

（2）**消化系统**：食欲不振、腹胀、便秘、恶心、顽固性消化道溃疡，慢性胰腺炎反复发作。

（3）**泌尿系统**：因尿钙排出增多有多尿、多饮、复发性多发性泌尿系统结石、肾实质钙化，晚期肾功能衰竭。

（4）**心血管系统**：心动过缓或心律不齐，心电图示 Q－T 间期缩短。

（5）**其他**：异位钙盐沉积。皮肤、关节、胸膜及角膜等钙化。约 20% 患者伴有性格改变、精神病样症状。

2. 骨骼系统 由于广泛骨质脱钙，骨量减少，骨质疏松。初期腰背部或四肢骨痛为主，后期出现病理性骨折、骨畸形。骨组织囊性变，局部隆起形成棕色瘤，好发于四肢骨、掌、趾骨、上下颌骨。10% ～20% 患者颈前能触及肿大瘤体。多发性内分泌腺瘤病累及甲状旁腺时，尚有其他受累腺体的相关临床表现。

（二）检查

1. 实验室检查

（1）**血钙和血磷**：血钙增高是 PHPT 的主要生化指标，约有1/3患者为 2.2～2.75mmol/L，且为间歇性增高，必须连续测定 3 次以上。1/2 患者伴有低血磷，多大于 0.97mmol/L。在肾功能不全、肾小球滤过率降低时，血清磷可正常或升高。

（2）**尿钙和尿磷**：2/3 患者尿钙增高，24 小时 >200mg。对可疑患者低钙饮食（钙摄入 150mg/d）3～5 日，24 小时尿钙，150mg 考虑高尿钙。1/3 患者尿磷增高。

（3）**血清碱性磷酸酶（ALP）**：反映骨组织成骨细胞活跃

程度。骨骼系统损害者可增加，且为骨源性。

（4）尿 cAMP：80% 患者增加，并发肾衰时可转为正常或降低。

（5）尿羟脯氨酸（HYP）：反映骨吸收和骨转换程度，甲旁亢时 HYP 增加。

（6）血清抗酒石酸酸性磷酸酶（TRAP）：作为主要存在于破骨细胞中的一种同工酶，当骨吸收和骨转换增高时，TRAP 浓度增高。

（7）甲状腺功能试验。

（8）血清 PTH：明显增加。

（9）肾小管磷重吸收试验：50% 患者 < 80%（正常值 85% ~ 95%）。

（10）磷廓清试验：增加 50% 以上（正常值 6.3 ~ 15.5 ml/min）。

（11）钙负荷 FRH 抑制试验。

（12）皮质醇抑制试验：用于鉴别诊断。

2. 影像学检查

（1）X 线检查

①骨膜下骨吸收，脱钙，可发生在骨质疏松前，最早的病变在远端指骨桡侧面，皮质外层模糊，呈花边、毛刷状；颅骨内板吸收，如毛玻璃状，齿槽骨板骨吸收。病理性骨质和囊性变，囊性变表现为局部透亮区，该部位易发生病理性骨折。

②侵蚀性变化易见于桡腕关节、远侧桡尺关节、掌腕关节，也常累及包括拇指指间关节在内的远侧关节，可于关节边缘部出现不规则新生骨，关节软骨软化症，关节或关节周围钙化。

③骨质疏松呈全身性。

④骨软化和畸形：鸡胸、脊椎畸形、盆腔狭窄。

⑤软组织内钙质沉着易见于关节韧带、关节软骨及关节周围软组织，还可见于肺泡、胃黏膜、唾液腺。

⑥肾盂 X 线检查：肾钙化、肾或输尿管结石。

⑦定位检查：放射性核素 DDTc – MIBI（甲氧基异丁基）消影显像敏感性达 88% ~100%，正确率高，无痛苦。

（2）B 超检查：判断颈部表浅的甲状旁腺增大有作用，对纵隔和颈部深处的异位甲状腺作用不大。有经验的医师可发现直径为 1cm 左右的腺瘤，正确达 70% ~79%。

（3）CT 检查：准确率 80% ~90%，有助于异位肿瘤诊断。

（4）MRI 检查：腔隙分辨率比 CT 好，一般 1cm 的肿瘤多不会漏诊，异位肿瘤诊断优于 CT。

（5）选择性动脉造影。

（6）选择性静脉插管取血测 PTH。

（7）骨密度测定：反映并发现骨量的早期轻度丢失。

（8）超声或 CT 引导下的细针抽吸活检：获得细胞学和免疫学依据，有助于术前准备。

（三）诊断

原发性甲状旁腺功能亢进症的诊断可分两个步骤。第一是定性诊断，第二是定位诊断。如患者反复发作尿路结石、骨痛，骨骼 X 线摄片有骨膜下皮质吸收、囊肿样变化、多发性骨折等，实验室检查有高钙低镁血症、血清碱性磷酸酶增高、尿钙增高，诊断基本可以确定。

定性诊断确立后，尚需颈部超声、放射性核素、CT 扫描等定位诊断。直径 >10mm 的肿瘤经形态学检查多可被发现，较小的肿瘤、异位肿瘤和增生的定位较困难。

（四）鉴别诊断

本病应与下列疾病相鉴别。

1. 恶性肿瘤　不论有无转移，常有血钙过高症。常见的有恶性肿瘤体液性高钙血症（即假性甲旁亢，包括异源性PTH综合征）及局部骨溶解性高钙血症。前者最常见的是肺癌，特别是鳞状细胞癌，其他与之相关的包括肾脏、胰腺、乳腺和卵巢的腺癌及其他部位的鳞状细胞癌。

2. 其他疾病引起的高钙血症　包括多发性骨髓瘤、结节病、乳碱综合征、维生素 D 和噻嗪类利尿剂中毒等。但这些疾病血清 PTH 值正常和减低，血钙增高症可被皮质醇抑制，而本病的血清 PTH 增高，血钙过高症不被抑制，血清碱性磷酸酶多增高，而多发性骨髓瘤为正常。以上疾病均有特殊病史和实验室的其他特征，不难鉴别。

3. 继发性甲状旁腺功能亢进症　继发性甲状旁腺功能亢进症是由于低钙、高磷或低 $1, 25 - (OH)_2 - D_3$ 引起的 PTH 分泌过多，存在于慢性肾功能衰竭中，是继发性甲旁亢最常见的原因。长期低血钙可导致甲状旁腺自主性分泌 PTH 和高钙血症。由低血钙转变到高钙血症，说明疾病已从继发性甲旁亢转向三发性甲旁亢，多见于肾移植后，根据病史和疾病过程亦不难与原发性甲旁亢鉴别。

4. 家族性低尿钙性高钙血症　临床少见，是由于常染色体基因突变导致甲状旁腺和肾小管细胞膜上钙感受器和受体发生异常而引起的疾病。特点是肾脏对钙的排出减少，血清 PTH 正常或高于正常，血磷正常或低于正常，血清钙轻度增高，一般无症状，不需治疗。

5. 代谢性骨病　如骨质疏松症，血清钙、磷和碱性磷酸酶都正常，为普遍性脱钙。骨质软化症可出现血钙、磷正常或降低，血碱性磷酸酶和 PTH 均可增高，尿钙和磷排出量减少。

【治疗】

1. 一般治疗　多饮水，限制钙摄取，补充钠、钾，同时口服维生素 D 治疗，$1, 25 - (OH)_2 - D_3$，$0.5\mu g/d$。顽固性低血钙常伴有低镁血症。对骨病者术后应进食高蛋白、高钙、高磷饮食，口服钙剂。

2. 药物治疗 药物治疗用于老年体弱者。西咪替丁200mg，每6小时1次，可阻滞PTH的合成和分泌，血钙可降至正常，可试用于有手术禁忌的患者、术前准备、甲状旁腺危象。处理高钙血症甲状旁腺亢进症、患者血清钙 >3.75mg/L时称高钙危象，严重危及生命，应紧急处理。大量滴注生理盐水，根据失水情况每日给予4~6L。一方面可纠正失水，同时因多量钠从尿中原发性甲状旁腺功能亢进症。

【病情观察】

（1）观察治疗后患者的症状是否改善、控制，如骨折、肌张力的变化，观察手术治疗后有无低钙血症的发生；注意监测血液生化，尤其是血清钙、磷、钠镁等变化，以便及时处理。

（2）诊断明确者，临床可依据患者的具体情况予以相应的治疗，有手术指征的可予手术治疗；暂时不手术而行随访观察的，可予密切观察；如发生高血钙危象的，则应予以紧急处理。治疗中，应随访患者的血清电解质，尤其是钙、磷的变化，定期监测血PTH水平，以了解、评估治疗疗效。

（3）当血清钙 >3.75mmol/L时，可发生高血钙危象，须紧急处理。其具体措施包括：①输液补充血容量；②呋塞米（速尿）40~100mg静脉注射；③补充钾、钠和镁；④病情危急时，可用EDTA钠盐1g加入5%葡萄糖注射液500ml中静脉滴注4~6小时，或采用无钙透析液行血液透析。

【病历记录】

1. 门急诊病历 记录患者就诊时间及就诊的主要症状特点。具体记录骨痛部位、性质、有无畸形等，有无胃肠表现如食欲不振、便秘、恶心、呕吐等。对病程长者，应详细记录既往史及诊断和治疗经过、效果如何等。体检记录患者甲状腺区是否可摸到肿块，长骨有无骨压痛、纵向叩击痛，有无骨畸形、肌张力减弱，有无肌肉萎缩等。辅助检查记录血钙、血磷、甲状旁腺激素测定、心电图、骨 X 线摄片等检查的结果。

2. 住院病历　应详尽记录患者主诉、发病过程、门急诊或外院的诊疗经过，尤其是疗效如何。首次病程记录应提出本病的相应诊断、与原发性甲状腺功能亢进症的鉴别诊断要点、详尽的诊疗计划。病程记录应记录入院治疗后的病情变化，详尽记录血钙、血磷、血 PTH 的测定结果以及甲状旁腺 B 超、CT、骨骼的 X 线检查结果。如需手术治疗，应由患者或其直系亲属签署知情同意书。

【注意事项】

1. 医患沟通　告知患者及家属本病的特点、诊断方法、治疗方案等，以使患者及家属能理解配合。本病大多为良性疾病，及早手术有望根治，术后定期随访是必要的，需行手术治疗的，患者及家属应签署知情同意书。

2. 经验指导

（1）多数原发性甲状旁腺功能亢进症患者在有明显骨质破坏时才来就诊，故而本病早期诊断率不高，临床上应重视本病的早期诊断，如将血钙测定作为一个筛选项目，在门诊、体检、普查和住院患者中监测，有助于本病的早期发现。

（2）本病的术前定位诊断十分重要，如颈部 B 超、放射性核素扫描等检查，有助于确定治疗方案。

（3）无症状，仅有轻度高钙血症的患者可追踪观察，有以下情况者可予手术治疗：①X 线片示有骨吸收改变；②有活动性泌尿系统结石中；③肾功能减退；④血清总钙浓度 ≥ 3mmol/L；⑤血 PTH 浓度在正常值上限的 2 倍以上；⑥有严重的溃疡病、精神病、胰腺炎和高血压等。

（4）一旦确诊而行手术者，应于术后随访相关实验室检查，以防复发或手术切除过多造成甲旁减。无法手术者，应积极对症治疗，减轻临床症状，如合理应用补钙及降钙素等。

第七节 甲状旁腺功能减退症

甲状旁腺功能减退症（hypoparathyroidism）简称甲旁减，是指甲状旁腺素 PTH 分泌过少低于 50% 和（或）效应不足而引起的一组临床综合征。临床常见类型有特发性甲旁减、继发性甲旁减、低血镁性甲旁减、少见类型包括假性甲旁减等。其临床特点是手足抽搐、癫痫发作、低钙血症和高磷血症。

【病因】

PTH 从合成、释放与靶器官受体结合的过程中，任何一个环节的障碍均可引起甲旁减，包括 PTH 生成减少、分泌受抑制、作用受阻等三类原因。

1. PTH 生成减少 分特发性和继发性两种。

（1）特发性甲状旁腺功能减退：较少见，系自身免疫性疾病。多呈散发性，呈家族性者极少见，可同时合并多种内分泌腺功能减退症。患者血循环中常可测到抗胃壁细胞、甲状旁腺、甲状腺和肾上腺皮质的自身的抗体。

（2）继发性甲旁减：较常见。最多见者为甲状腺或颈部手术时误将甲状旁腺切除或损伤所致。如腺体大部或全部被切除，常发生永久性甲状旁腺功能减退症。甲状腺手术切除腺体过多也可引起本病。此外放射性核素[131]I 治疗后，甲状旁腺被恶性肿瘤、结核病、淀粉样变等破坏所致者较少见。

2. PTH 分泌受抑制

（1）高钙血症的孕妇，其新生儿因甲状旁腺功能受抑制而有低钙血症。

（2）甲旁亢患者切除腺瘤后，其余的甲状旁腺功能受抑制而有暂时性的甲旁减。

（3）镁缺乏症时 ETH 的合成释放有可逆性减退所致。

（4）术后发生者，残留腺体呈萎缩及变性，继发性者腺细胞大部为脂肪组织所替代。甲状旁腺激素分泌不足或缺如，使骨钙动员及肠钙吸收均减少，血钙降低，肾小管对磷的回吸收增加，致使血磷升高，尿磷减少。血钙过低促使神经、肌肉兴奋性增加，可致麻木刺痛、肌肉痉挛、手足搐搦，长期缺钙则引起皮肤、毛、指甲等外胚层组织病变，小儿牙齿发育不全。

3. PTH 作用障碍　由于靶细胞对 PTH 反应缺陷，致甲状旁腺增生，PTH 分泌过多，称假性甲旁减。本病是一种遗传性疾病，同时慢性肾功能衰竭，维生素 D 缺乏等亦可致 PTH 作用障碍。

【诊断依据】

（一）临床表现

1. 症状

（1）神经、肌肉兴奋性增高：90% 以上患者存在手足抽搐（血清钙一般在 2mmol/L 以下），典型表现为双侧拇指强烈内收，掌指关节屈曲，指骨间关节伸展，腕肘关节屈曲形成鹰爪样。10% ~20% 患者呈现支气管哮喘、喉痉挛、胆绞痛、窒息等危象，儿童多见。

（2）精神症状：有兴奋、焦虑、恐惧、欣快、忧郁、记忆力减退、妄想、幻觉和谵妄等以及各种类型的癫痫发作，精神症状可能与脑基底的功能障碍有关。

（3）外胚层组织营养变性及异常钙化综合征：皮肤干燥、脱屑、指甲与头发粗而脆，约 50% 患者眼内晶状体可发生白内障。发生在儿童期者，可见牙齿发育不良，釉质增生不良或恒齿不长出等。

此外，在特发性甲旁减中，可见贫血、白色念珠菌感染等表现，尚可同时出现 Schmidt 综合征以及甲状旁腺功能减退症伴肾上腺功能减退症和（或）糖尿病。

2. 体征

（1）Chvostek 征：以手指或叩诊锤叩击面神经，位置在耳前 2~3cm 处，或颧弓的下方，可引起口轮匝肌、眼轮匝肌及鼻翼抽动为阳性，可有 1/3 假阳性。

（2）Trousseau 征：将血压计束带加压，压力维持在收缩压与舒张压之间 3 分钟，引起手臂抽搐为阳性，可有 4% 假阳性。

3. 辅助检查

（1）血钙低：血清离子钙低于正常，血总钙受白蛋白影响，无条件测定离子钙时可用修正公式进行校正。

有症状者血总钙一般常 <1.88mmol/L（7.5mg/dl），血游离钙 <0.95mmol/L（3.8mg/dl）。

（2）血磷高：多数患者增高，血清无机磷 >1.61mmol/L 或 >1.94mmol/L，部分患者正常。

（3）血碱性磷酸酶：正常。

（4）血 FTH：多数低于正常，但也可正常。因低钙血症对甲状旁腺是一种强烈刺激，所以低钙血症时，如血 PTH 在正常范围，则仍属甲状旁腺功能减退。

（5）尿钙和磷：尿钙减少，因 PTH 不足，肾小管回吸收磷增加，磷廓清率减低，故尿磷减少，尿 cAMP 减少。

（二）诊断

本病诊断依据如下：

（1）手足抽搐或麻木感。

（2）低钙血症（血总钙 <2mmol/L，但血清白蛋白，35g/L）。

（3）血清磷上升或正常上限，肾小管磷重吸率增高（TRP >95%）磷廓清率减退（<6ml/min）。

（4）肾功能正常。

（5）尿钙减低（<50mg/dl）。

（6）脑电图示异常慢波及棘波。

（7）尿中 cAMP 减少，对外源性甲状旁腺素有明显增加反应（> 1μmol/L，10 倍以上），尿中无机磷也增加，35mg/24h。

（三）鉴别诊断

1. 维生素 D 缺乏　血钙低但血磷亦低，血碱性磷酸酶增高，血 PTH 继发性增高，尿钙排泄减少而尿 CAMP 排出量增加，且 25 - $(OH)_2$ - D_3、1，25 - $(OH)_2$ - D_3 降低。

2. 肾功能不全　由于肾脏损害，对维生素 D_1 α - 羟化功能降低，1，25 - $(OH)_2$ - D_3 减少。有骨吸收、脱钙表现，低血钙与高血磷，血碱性磷酸酶增高，继发性 PTH 增高。

3. 假性甲状旁腺功能减退症　有低血钙、高血磷，但血 FTH 正常或增加，伴有特殊体征，如掌骨短等。

【治疗】

在甲状腺及甲状旁腺手术时，避免甲状旁腺损伤或切除过多，以预防继发性甲旁减的发生。针对本病目前主要采用维生素 D 与补充钙剂。其治疗目的是：①控制症状；②减少甲旁减并发症的发生；③避免维生素 D 中毒，尽可能用较小剂量的维生素 D，使血清钙基本接近正常，血清磷下降，防止手足搐搦发作与异位钙化。

1. 急性低钙血症的治疗　搐搦发作时即刻静脉注射 10% 葡萄糖酸钙 10ml，注射速度宜缓慢，每日酌情 1～3 次不等。必要时辅以镇静剂如苯巴比妥钠或苯妥英钠肌内注射。如属术后暂时性甲状旁腺功能减退症。则在数日至 1～2 周内，腺体功能可望恢复，故仅需补充钙盐，不宜过早使用维生素 D（作用可达数月至 1 年），以免干扰血钙浓度，影响诊断。如 1 个月后血钙仍低，不断发生抽搐，应考虑为永久性甲状旁腺功能减退症，则需补充维生素 D，提高血钙，防止搐搦发作。

2. 间歇期处理

（1）钙剂：甲旁减患者每日须补充葡萄糖酸钙 6～12g，

或乳酸钙 4~8g，分次口服。氯化钙容易吸收，但对胃有刺激作用。碳酸钙含钙量虽较多（约占40%），但长期服用后可引起碱中毒，从而加重低钙血症，不宜多用。如以元素钙为标准，则每日需 1.0~1.5g（葡萄糖酸钙按重量含钙9%，乳酸钙含钙13%）。孕妇、乳母酌加，小儿也需多些。血钙升高后，磷肾阈相应降低，尿磷排出增加，血磷随之下降，常不需降低血磷的药物。饮食中应适当限制含磷高的食物如乳制品与肉类。

（2）维生素 D 及其衍生物：轻症甲旁减患者，经补充钙与限制磷的治疗后，血清钙可基本保持正常，症状控制。较重患者则须加用维生素 D 制剂，较为常用的维生素 D 制剂为维生素 D_2，可从小剂量开始，每日口服 2 万 U（0.5mg），以后逐渐增加，一般每日需（4~12）万 U（1~3mg）。但在甲旁减患者中，由于 PTH 缺乏，使 25-$(OH)_2$-D_3 转变为 1,25-$(OH)_2$-D_3 的 1α-羟化酶活性低，如维生素 D_2 效果不佳，可给骨化三醇 1,25-$(OH)_2$-D_3，即活性维生素 D，初量口服为 0.5μg/d，以后按需要逐渐调整，每次增加 0.25μg/d，直至手足抽搐减轻、消失，每日剂量不超过 2.0μg。骨化醇 $[1α-(OH)_2-D_3]$ 在体内经肝 25-羟化变为活性维生素 D，初次口服 1μg，以后按需要调整，每次增加 0.25~0.5μg/d，不超过 4μg/d。此外还有双氢速固醇（AT-10），初次口服 0.2mg/d，以后按需要调整，最大剂量 1mg/d。甲旁减时肾 1α-羟化作用减弱，外源性维生素 D 转变为活性维生素 D 的过程受到障碍，故需要较大剂量，起效慢，在体内的清除亦慢，停药后作用消失需 2 周~4 个月。羟化的活性维生素 D 疗效迅速且较稳定，口服较方便，停药后 3~6 日作用即消失，但价格较贵。

维生素 D 与钙剂的剂量可相互调节。增加维生素 D 剂量可加速肠道钙吸收，钙剂可相应减少；增加钙剂也可增加肠道钙吸收，可相应减少维生素 D 的补充。甲旁减时，肾小管重吸收钙减少，肾小球滤出钙的排泄量增加，在血钙正常条件下（如 2.35mmol/L，即 9.5mg/dl）即出现明显的高尿钙，因而甲旁减用钙剂和维生素 D 治疗的目标为减轻、控制临床症状，而不是将血钙提到正常范围，宜将血清钙保持在 2.0 ~ 2.25mmol/L。如此可防止手足搐搦发作，同时使尿钙不至过高，以避免尿路结石、肾钙质沉积、肾功能减退，并防止维生素 D 中毒。

（3）镁剂：少数患者，经上述处理后，血钙虽已提高至正常，但仍有搐搦，则应考虑可能伴有血镁过低症，应使用镁剂，如 25% 的硫酸镁 10 ~ 20ml 加入 5% 葡萄糖盐水 500ml 中静脉滴注，或用 10% 溶液肌内注射，剂量视血镁过低程度而定。低镁血症纠正后，低钙血症也可能随之好转。

（4）移植甲状旁腺组织：用胎儿的甲状旁腺或甲状旁腺腺瘤者移植，适用于顽固病例。

【病情观察】

（1）急性抽搐发作期治疗时，应观察患者补钙后症状是否缓解，如抽搐是否停止、呼吸是否通畅、生命体征是否稳定，以评估治疗效果；间歇期应定期监测血钙、血磷及 PTH 水平以及时调整治疗用药，避免矫枉过正。

（2）根据患者的临床症状、体征，尤其是血钙、磷和 PTH 的测定结果可确诊本病。如为低钙抽搐的发作期，应立即抽血测血钙、血磷及 PTH 水平，以利明确诊断，并应给予紧急处理；治疗中注意观察治疗是否有效，以便调整治疗用药。如为发作间歇期，则予以药物替代治疗，定期监测血钙、血磷及 PTH 水平，避免不足或矫枉过失等。临床症状、体征基本消失，实验室检查基本正常，能参加一般工作，可认为好转；病因明确者，病因祛除或甲状旁腺移植术后，临床症状消失，实验室检查正常，工作能力恢复，可认为痊愈。

【病历记录】

1. 门急诊病历 记录患者就诊时间及就诊的主要症状。记录有无反复出现的手足搐搦表现；有无颈前疾病手术及放射治疗史；体检记录皮肤有无变化，有无毛发脱落等，而神经叩击试验是否为阳性、束臂加压试验是否为阳性等。辅助检查记录血钙、血磷、血甲状旁腺激素等检查的结果。

2. 住院病历 详尽记录患者发病过程、门急诊或外院的诊疗经过。重点记录患者入院治疗后的病情变化，尤其是急性抽搐发作的治疗效果。详尽记录血钙、血磷、PTH 等的测定结果。如行甲状旁腺移植术，患者或直系亲属应签署知情同意书。

【注意事项】

1. 医患沟通 如为低钙抽搐发作期，应将可能出现的不良后果、随时可能发生生命危险的情况下及时告知患者家属，以取得家属理解。间歇期采用药物替代治疗的，应嘱患者每 2～4 周随访，坚持服药，以避免急性发作。

2. 经验指导

（1）具有反复出现的手足抽搐，有上述典型临床表现及甲状腺或甲状旁腺手术史、颈部放射治疗史的患者，应高度怀疑甲旁减。

（2）对血钙浓度不低或间歇性降低，无症状或无典型症状的患者，诊断有时较为困难，血 PTH 不足以作为诊断本病的依据。

（3）低钙抽搐发作期，注意钙剂静脉注射宜缓慢（5～10 分钟）；钙剂不可注射到血管外，以免引起组织坏死；服用洋地黄的患者切忌注射钙剂；另外，应注意避免发生高钙血症。

第三章

肾上腺疾病 ◆◆◆

第一节　皮质醇增多症

皮质醇增多症（hypemoaisolisra，Cushing's syndrome，库欣综合征）是肾上腺皮质疾病中最常见的一种，系由多种原因引起肾上腺皮质分泌过多糖皮质激素（主要是皮质醇）所致。本病主要临床表现有满月脸、多血质、向心性肥胖、紫纹、痤疮、糖尿病倾向、高血压、骨质疏松等。本病多见于女性，男女之比为 1:(2～3)。以 20～40 岁居多，约占 2/3。肾上腺病变可为双侧增生（最为多见）、腺瘤或癌，儿童患者癌较多。

【病因和发病机制】

1. 原发性肾上腺皮质病变　原发于肾上腺本身的肿瘤，可分为两类：皮质腺瘤（约占 20%）及皮质腺癌（约占 5%）。儿童患者腺癌发生率高，几乎占肾上腺癌总数的一半。大多数腺瘤和所有腺癌的生长和分泌功能属自主性，不受垂体 ACTH 的控制，且肿瘤分泌的大量皮质醇反馈抑制 ACTH 的释放，致使患者血中 ACTH 水平很低，甚至测不出，肿瘤外同侧或对侧肾上腺皮质萎缩。

2. 垂体瘤或下丘脑垂体功能紊乱　由于下丘脑垂体功能

紊乱，分泌过多的 ACTH，刺激肾上腺皮质增生和分泌过多的皮质醇所致（称 Cushing 综合征），约占 70%，可分为垂体大腺瘤（直径 > 10mm）、微腺瘤（直径 < 10mm）、垂体 ACTH细胞增生 3 种情况。腺垂体大腺瘤伴蝶鞍扩大者占 10%，其他大多数患者有垂体微腺瘤存在，经蝶手术切除 ACTH 微腺瘤后，可治愈。由于垂体腺瘤分泌过多的 ACTH 使皮质醇分泌过多，反馈抑制了下丘脑促肾上腺皮质激素释放因子（CRF）致使垂体瘤以外的 ACTH 细胞功能受到抑制，故在切除肿瘤后一段时间内可能出现肾上腺皮质功能低下，但以后功能可逐渐恢复。ACTH 瘤并非完全自主性，用大剂量地塞米松可抑制，外源性 CRF 刺激后，ACTH 分泌可被兴奋。另外，还有少数患者垂体内无腺瘤而呈 ACTH 细胞增生，可能原因有：①下丘脑或更高神经中枢功能紊乱，CRF 过多；②蝶鞍附近神经系肿瘤分泌 CRF；③异位（下丘脑以外）肿瘤分泌 CRF。

3. 异位 ACTH 综合征 ACTH 综合征是由于垂体以外的肿瘤产生 ACTH（ACTH），刺激肾上腺皮质增生，分泌过量的皮质类固醇，最多见的是肺癌，特别是燕麦细胞癌（约占50%），其次为胸腺癌和胰腺癌；其他还有消化道癌、甲状腺癌以及起源于神经嵴组织的癌。近年报道一些肿瘤可分泌CRF，使 ACTH 细胞增生，分泌大量 ACTH，促进肾上腺皮质增生，分泌增加。这些肿瘤用大剂量地塞米松不能抑制 ACTH及皮质醇的分泌。

4. 赖 ACTH 的肾上腺结节性增生 近年发现少数患者呈双侧肾上腺结节性增生，但并非 ACTH 过多所致。分为：①见于成年人，肾上腺病变呈大结节；②见于年龄较轻者，病变呈深色小结节。后者为家族性，可伴有心脏黏液瘤，病因尚不清。

【诊断依据】

（一）临床表现

1. 向心性肥胖为本病的特征 患者面如满月，胸、腹、颈、脂肪甚厚。至疾病后期，因肌肉消耗、脂肪转移，四肢显得相对瘦小，和面部、躯干肥胖形成明显的对比。

2. 蛋白质代谢障碍 蛋白过度消耗，皮肤变得菲薄，毛细血管脆性增加，轻微的损伤即可引起瘀斑。在腹下侧、臀部、大腿等处，更因脂肪沉积，皮肤弹力纤维断裂，可通过菲薄的皮肤透见微血管的红色，形成典型的紫纹。病程较久者肌肉萎缩，骨质疏松，脊椎可发生压缩畸形，身材变矮，有时呈佝偻、骨折，常易感染。儿童患者生长发育受抑制。

3. 糖代谢障碍 血糖升高，患者出现类固醇性糖尿病。

4. 电解质紊乱 低血钾使患者乏力加重，引起肾脏浓缩功能障碍。部分患者因潴钠而有轻度水肿。

5. 高血压 患者常伴有动脉硬化和肾小动脉硬化，因而在治疗后部分患者血压仍不能降至正常。长期高血压可并发左心室肥大、心力衰竭和脑血管意外。

6. 对感染抵抗力减弱 患者对感染的抵抗力减弱，故皮肤真菌感染多见，且较严重；化脓性细菌感染不容易局限化，可发展成蜂窝织炎、菌血症、败血症。

7. 造血系统及血液改变 皮质醇刺激骨髓，使红细胞计数和血红蛋白含量偏高，加患者皮肤变薄，故面容呈多血质。大量皮质醇使白细胞总数及中性粒细胞增多，但促使淋巴组织萎缩、淋巴细胞和嗜酸粒细胞的再分布。

8. 性功能障碍 女患者大多出现月经减少、不规则或停经、轻度多毛、痤疮常见，男性化者少见，但如出现，要警惕为肾上腺癌。男患者性欲可减退、阴茎缩小、睾丸变软。

9. 神经、精神障碍 常有不同程度的精神、情绪异常，如烦躁、失眠多梦、性格改变、抑郁、少言等情绪不稳定、严重者精神变态，个别可发生类偏狂。

10. 多毛 汗毛、阴毛、腋毛增多变粗，发际低下，眉浓，女性上唇出现小须，阴毛可呈男性分布。

11. 异位 ACTH 综合征 可无库欣综合征的特征表现，但有色素沉着及低血钾表现。

12. 消化系统症状 少数患者可并发消化性溃疡，有消化道出血、黑粪史。个别患者可伴有胆结石。

13. 泌尿系统症状 有类固醇性糖尿病及尿路结石者常有蛋白尿，易并发尿路感染，有血尿、脓尿、肾绞痛等，后期多肾功能衰竭。

14. 其他 垂体肿瘤引起的库欣综合征，还可发生头痛、视力减退、视野缺损及皮肤色素沉着等压迫症。

（二）检查

1. 实验室检查

（1）库欣（Cushing）综合征患者：糖皮质激素增高，昼夜分泌节律消失。

①尿 17 - 羟皮质类固醇（17 - OHCS）增高： > 20mg/24h，如超过 25mg/24h，则诊断意义更大。

②尿游离皮质醇（P）增高： > 110μg/24h，由于尿 P 反映 24 小时的皮质醇的水平，受其他因素影响比血皮质醇小，故诊断价值较高。

③血浆皮质醇基础值（早上 8 时）增高：其昼夜节律消失。正常人血浆皮质醇的分泌有昼夜节律，一般早上 8 时分泌最高，夜间 12 时最低。库欣综合征患者下午 4 时与夜间 12 时的分泌量不减少，甚至更高，正常的昼夜分泌节律消失。在测定血皮质醇时，须排除时差等因素对昼夜节律的影响，防止假阳性。

（2）血浆 ACTH 测定：血浆 ACTH 测定可以鉴别 ACTH 依赖型库欣综合征与非 ACTH 依赖型库欣综合征。ACTH 也有昼夜分泌节律，早上 8 时最高，晚上最低，库欣综合征患者 ACTH 的昼夜节律消失。肾上腺增生和异位 ACTH 综合征，血浆 ACTH 测定值高于正常，而肾上腺腺瘤或腺癌，由于自主分泌皮质醇，对垂体 ACTH 有明显的反馈抑制，其血浆 ACTH 测定值低于正常。

2. 地塞米松抑制试验

（1）小剂量地塞米松抑制试验（口服 2.25mg/d，每 8 小时 0.75mg，连续 2 日）：仅能鉴别单纯性肥胖症，本病患者肾上腺皮质功能不能被小剂量地塞米松所抑制（试验前后以 24 小时尿 OHCS 或血浆皮质醇作为对照），而单纯性肥胖者往往能被抑制，结果基本正常［正常人 24 小时尿 17－OHCS 可抑制到 8.5～10.2μmol/L（2.5～3.0mg）或基值的 50% 以下］，或午夜 11 时服地塞米松 1mg，本病患者次晨血浆皮质醇不受抑制。

（2）大剂量地塞米松抑制试验（8.25mg/d，分 3 次口服，连续 2 日）：可鉴别皮质增生或肿瘤，增生者可被抑制到基值的 50% 以下，但大多 MAH 患者可不受抑制。肾上腺肿瘤者不受抑制。异位 ACTH 综合征亦不被抑制（支气管类癌除外）。本试验亦可以 24 小时尿游离皮质醇为对照。

（3）午夜一次口服大剂量地塞米松抑制试验：即晨 8 时测血皮质醇，午夜 11 时口服地塞米松 8mg，次晨 8 时再测血皮质醇。以次晨血皮质醇下降 50% 以上为正常反应。临床意义同上述经典的口服大剂量抑制试验。

（4）静脉连续输注地塞米松抑制试验：其方法是上午 9 时开始试验，试验前测 30、15、0 分钟皮质醇，取其均值。而后即开始经静脉输注地塞米松溶液（溶液配制为生理盐水 350ml 加地塞米松 7mg），每小时输液 50ml，于试验第 5、7 小时分别测定血游离皮质醇，试验当日结束。如第 5 小时血游离皮质醇下降达 3.67μg/L（100nmol/L），第 7 小时下降达 6.88μg/L（190nmol/L），即认为试验阳性，符合 Cushing 综合征。未达上述标准者则考虑肾上腺肿瘤或异位 ACTH 综合征。

3. CRH 兴奋试验 一般认为，给予外源性 CRH 后，

Cushing 综合征患者的 ACTH、皮质醇及其代谢产物升高，而肾上腺皮质肿瘤或异源性 ACTH 综合征患者则不受影响（Kaye 标准：CRH 刺激后，血游离皮质醇升高 20% 以上，血 ACTH 升高 50% 以上为阳性反应）。

4. ACTH 试验 经连续 2 日，每 8 小时静脉滴注 ACTH 25U 皮质增生者，24 小时尿 17 - OHCS 显著增加，3~7 倍于基值；皮质腺瘤者则反应较差，约可增高 2 倍，且仅半数可有反应；皮质癌肿者对 ACTH 刺激无反应；异源性 ACTH 综合征者也有双侧肾上腺增生，对 ACTH 反应性增加，少数分泌 ACTH 特别高者，因其对肾上腺皮质的刺激已达最大限度，故再注射外源性 ACTH 亦可无反应。

5. 美替拉酮试验 此药可抑制肾上腺皮质激素生物合成中所需的 11 - β 羟化酶，从而抑制皮质醇、皮质酮等合成，形成多量 11 - 去氧皮质醇等中间代谢产物，以致尿中 17 - 生酮类固醇或 17 - OHCS 排泄量显著增加。

6. 影像学检查

（1）X 线检查

①蝶鞍 X 线平片或分层 X 线摄片：蝶鞍增大，有助于垂体瘤诊断。

②肾上腺的 X 线片：对肾上腺占位性病变，定位有帮助，但不能鉴别结节性增生与腺瘤。

（2）CT 检查：对于直径 >10mm 的垂体腺瘤，CT 分辨率良好，对直径 <10mm 的垂体微腺瘤，CT 有可能要遗漏，阳性率可达 60%。所以 CT 未发现垂体瘤者，不能排除微腺瘤的可能。对肾上腺增生与腺瘤的检查，作用大，分辨率好，因为肾上腺腺瘤的直径往往大于 2cm。

（3）MRI 检查：Cushing 综合征中 MRI 是首选方法，可较好分辨下丘脑垂体及鞍旁结构（海绵窦、垂体柄和视交叉），但对直径 <5mm 的肿瘤分辨率只为 50%。

（4）B超：属无创伤检查，方便、价廉、较准确，常与MRI、CT一起进行 Cushing 综合征的定位诊断。

7. 其他

（1）^{131}I‑19‑碘化胆固醇肾上腺扫描：能显示肾上腺腺瘤部位和功能。腺瘤侧浓集，对侧往往不显影。

（2）岩下窦 ACTH 测定（IPSS）：选择性静脉取血测 ACTH，若患者经生化检查为 Cushing 综合征，而 CT 等扫描为阴性，可做此检查。

Cushing 综合征患者患侧岩下窦血 ACTH 与外周血 ACTH 的比值≥2:1，异位 ACTH 综合征则岩下窦血与末梢血不会有梯度（一般≤1.5:1）；若一侧岩下窦血 ACTH 水平与对侧相比≥1.4，说明垂体腺瘤局限于这一侧。另外选择性静脉取血查 ACFH，还可判定可疑肿瘤部位，是否有异位 ACTH 分泌。双侧岩下窦取血（IPSS）如结合 CRH 试验，可使诊断精确性达100%。

8. 特殊类型的"Cushing"综合征

（1）周期性"Cushing"综合征：较少见，其特征为皮质醇增多症症状反复、周期性出现，能自发性缓解，以后又再出现。周期长短不一，造成这种周期性的原因尚不详。在发作期，血尿皮质醇很高，有时数倍于正常人，并不受地塞米松抑制，甚至有反常增高；间歇期，血尿皮质醇可以在正常范围内。

（2）儿童皮质醇增多症：较少见，男女发病率相等，其基本表现与成人无大差别，皮质醇增多症患儿的生长发育常受抑制，生长缓慢，骨骼发育延迟，但如患儿系雄激素分泌过多的肿瘤或癌肿，则生长过速，且出现男性化现象，如多毛、痤疮、性早熟。儿童"Cushing"综合征与成人"Cushing"综合征，最主要的不同处为病因。10岁以内的患儿，常为肿瘤且恶性的多见，预后也较差。10岁以上的患儿，增生比例较多。

(3) 异位 ACTH 综合征：属于 ACTH 依赖型。过去一般为异位 ACTH 综合征最多见的是肺癌，现在发现，支气管类癌，约占所有异位 ACTH 综合征的 40%；燕麦细胞癌则排第二位，占 8% ~20%；而胸腺癌与胰腺癌各约占 10%；肝癌、前列腺癌、乳房癌分占余下的比例。很多类癌（如支气管类癌）是"隐性"异位 ACTH 综合征，一般在 4~6 个月中不出现明显肿瘤来源，故很容易与 Cushing 综合征混淆，导致一些不必要的垂体或肾上腺手术。

大多数异位 ACTH 综合征患者血皮质醇不被大剂量地塞米松所抑制，但有 30% 隐性异位 ACTH 综合征患者的高皮质醇被地塞米松所抑制。另外也有 9% ~25% 垂体性 Cushing 综合征患者的皮质醇不能被大剂量地塞米松抑制，这就特别容易混淆。

(4) 不依赖 ACTH 的肾上腺结节性增生：近年报道少数患者呈现双侧性肾上腺结节性增生，但并非由于 ACTH 过多所致。其中又可分为两型：一型见于中年人，肾上腺病变呈大结节性；另一型见于年轻者，病变呈深色小结节性，肾上腺上有色素沉着，后者常为家族性。该类患者病因不详，为 ACTH 非依赖型，有人称为"原发性增生"。

(5) Nelson 综合征：Cushing 综合征患者的双侧肾上腺呈弥漫性增生，病源在垂体或下丘脑。如果对这类患者仅针对肾上腺做双侧肾上腺切除，则原来的垂体微腺瘤缺乏血皮质醇的负反馈抑制，会逐渐增生，甚至破坏蝶鞍，过度分泌 ACTH，血浆 ACTH 水平极度增高，造成皮肤色素沉着，称 Nelson 综合征，过度增大的垂体瘤称 Nelson 肿瘤。

(三) 诊断

(1) 向心性肥胖、满月脸、皮肤痤疮、紫纹、多毛、高血压综合征、女性男性化及性功能障碍等。

（2）血嗜酸粒细胞减少、低血钾、糖耐量减低、高血糖等，血浆皮质醇（F）升高，且失去昼夜节律，小剂量地塞米松抑制试验阳性。

（3）X线检查示蝶鞍扩大、骨质疏松，脊椎可有压缩畸形等。

（四）鉴别诊断

1. 单纯性肥胖症 部分肥胖症患者临床表现类似皮质醇增多症且尿 17 - OHCS 亦可升高，但尿 17 - OHCS 升高可被小剂量地塞米松所抑制，血皮质醇昼夜节律保持正常。

2. 2 型糖尿病 2 型糖尿病患者可有高血压、肥胖、糖耐量异常、尿 17 - OHCS 偏高等，但无 Cushing 综合征的典型表现且血浆皮质醇昼夜节律正常。

【治疗】

皮质醇增多症治疗目的是去除引起本症的病因，从而纠正皮质醇增多的状态，尽量不损害垂体及肾上腺的功能。

1. Cushing 综合征 治疗关键在于控制垂体分泌过多的 ACTH，包括手术切除垂体腺瘤，放疗及药物抑制 ACTH 的分泌。至于手术切除肾上腺或药物抑制皮质醇的分泌，多在上述方法失败后酌情使用。

2. 经蝶窦切除垂体微腺瘤 为治疗本病的首选疗法。于大部分患者可找到微腺瘤，摘除瘤后可治愈，少数患者手术后可复发。此种方法在手术时显微镜和电视监视下可选择性切除微腺瘤，最大限度地保留垂体的分泌功能，手术创伤小，并发症较少，术后可发生暂时性垂体肾上腺皮质功能不足，需补充糖皮质激素，直至垂体 - 肾上腺功能恢复正常。对垂体大腺瘤者需做开颅手术治疗尽可能切除肿瘤，为避免复发，可术后辅以放射治疗。

3. 如手术失败或因某种原因不能做垂体手术 可行一侧肾上腺全切，另一侧肾上腺大部切除或全切，术后辅以垂体放射治疗。双侧肾上腺全切者需终身服用糖皮质激素替代治疗。

4. 药物 如溴隐亭、赛庚啶、利血平等可减少垂体 ACTH 的分泌，可用于治疗 Cushing 综合征。但疗效较差，仅作为辅助用药；也可酌情使用抑制肾上腺皮质激素合成的药物。

5. 肾上腺皮质腺瘤 手术切除肾上腺腺瘤预后良好。由于长期皮质醇增多致下丘脑、垂体及腺瘤对侧的肾上腺组织均处于受抑制状态，故术后极易发生肾上腺皮质功能不足。应口服泼尼松 5 ~ 7.5mg/d，半年后逐渐停药。

6. 肾上腺癌 治疗多不满意，多数患者在确诊时已转移到腹膜后、肝及肺。进行手术治疗不能治愈，但可使肿瘤体积缩小及减轻临床症状。如术后持续有不能被抑制的皮质醇分泌，提示癌已转移或癌瘤未能根除。患者术中及术后糖质激素治疗同前，如双侧全切者，每日补充可的松 25 ~ 37.5mg，上午 8 时前给 12.5 ~ 25mg 口服，午后 2 时给 12.5mg。术后之化疗可选用下列 3 种药物中的 1 ~ 2 种。

（1）双氯苯二氯乙烷（O，P′ - DDD） 为化疗的首选药物，一般初用剂量 2 ~ 6g/d，分 3 次服用，治疗 1 个月后，大部分患者尿 17 - OHCS 下降，如疗效不显著，可增大至每日 8 ~ 12g，病情好转后可渐减至维持量，一般 3g/d，分 3 次口服，继续服用 4 ~ 6 个月以上，平均 4 ~ 8 个月后常可见癌肿或转移灶渐缩小，皮质醇分泌量减少而症状暂时缓解，寿命可延长至 2 年以上。但过量时可引起肾上腺皮质功能不全，须适当补充皮质激素，又因 O，P′ - DDD 对外源性的激素也有影响，故补充量应比正常替代量稍大。

（2）美替拉酮：此药为肾上腺皮质 11β - 羟化酶抑制剂，如 O，P′ - DDD 无效时可试用。从每日 1 ~ 2g，分 4 次口服开始，可加大至 4 ~ 6g。该药不良反应较少，有食欲减退、恶心、呕吐等。对肝、造血系统无明显毒性，用药时尿中 17 -

OHCS 增多，疗效观察应以血浆皮质醇为指标。对肾上腺癌肿无破坏作用。对不能手术的患者可与酮康唑等联合应用。

（3）氨鲁米特（Aminoglutethimide）：此药抑制胆固醇转变为5-孕烯醇酮，减少皮质激素合成。0.75~1.0g/d，分3~4次口服，过量时可引起共济失调，甲状腺功能减退症等不良反应，抑制肾上腺皮质激素较广泛，因而临床应用颇受限制，此药对肿瘤组织无破坏作用。近年有人用苏拉明（抗锥虫药）治疗本病取得一定疗效。

7. 不依赖 ACTH 的双侧肾上腺增生 应选择双侧肾上腺全切除术治疗，术后不会引起 Nelson 综合征，不需垂体放疗，必须糖皮质激素终身替代治疗。

8. 异位 ACTH 综合征 应治疗原发癌瘤，尽早手术切除。但往往确诊时已有转移而不能行手术切除，仅可采用放疗或肾上腺皮质激素合成阻滞药。

9. 激素合成阻滞剂

（1）双氯苯二氯乙烷（Mitotane，O，P'-DDD）：为DDT的衍生物，和选择性作用于肾上腺皮质网状带及束状带，使肾上腺皮质出血、坏死、萎缩，使皮质醇的合成减少，亦可称为药物性毁损肾上腺皮质，即"药物性的手术"，故对肾上腺皮质的腺瘤、腺癌以及严重增生均适用。一般2~10g/24h，分次口服，治疗数周至数月，改维持量，维持剂量为2~4g/24h，治疗期间如有皮质功能减退，可口服可的松。对肾上腺增生者，疗效不佳，易复发。该药的不良反应有厌食、呕吐、腹泻、嗜睡、抑郁、皮疹、高胆固醇血症、低血尿酸、肝功能损害，有些男性患者乳房发育。不良反应为可逆性的，停药后能逐步恢复。

（2）甲吡酮（SU4885，Metympone）：为11β-羟化酶抑制剂，开始每日用量1~2g，分4次口服，可逐渐增至每日4~6g，不良反应有恶心呕吐、低血钾碱中毒、皮疹、痤疮，女性还可以有多毛等。本药与氨鲁米特各 1g 联合治疗疗效优于单药治疗。

(3) 氨鲁米特 (氨苯呱): 又称氨基导眠能 (Aminoglute-thimide, AG)。本药抑制胆固醇转变为孕烯醇酮, 阻止皮质醇生成。用于治疗 Cushing 综合征, 剂量为 0.75 ~ 1.0g/24h, 分次口服。该药疗效出现较快, 48 ~ 72 小时即可出现肾上腺皮质功能不足的表现 (血压下降、乏力、纳呆、恶心、呕吐、尿 K^+ 减少、血 K^+ 升高), 应及早给予氢化可的松或地塞米松作替代治疗, 以免出现肾上腺皮质功能减退危象。对 ACTH 依赖型 Cushing 综合征 (Cushing 综合征或异位 ACTH 综合征), 用药剂量需增大, 一般开始剂量为 1.0 ~ 1.5g/24h, 逐渐增大剂量, 最大剂量为 2.5g/24h, 1 ~ 2 周显示疗效。出现肾上腺皮质功能不足的不良反应比原发性肾腺疾病少一些。不良反应嗜睡、皮疹、发热。少数患者可出现甲状腺肿或甲减。

(4) 酮康唑 (Ketoconazole): 曾广泛用于抗深部和浅表霉菌, 近来发现其能抑制 11β - 羟化酶和碳链酶而抑制皮质醇合成。在人体中酮康唑还能与糖皮质激素受体结合, 竞争抑制糖皮质激素作用。本药每日常用剂量开始 800 ~ 1000mg, 有效后减为维持量 600 ~ 800mg/d。可用于垂体性皮质醇增多症及异位 ACTH 综合征。不良反应主要为肝功能损害、SGPT 升高, 肝损害同时使雌激素灭活减少, 还可能抑制雄激素合成。

10. 皮质醇增多症 患者进行肾上腺瘤或增生切除手术前后的处理。患者血浆皮质醇处于高水平, 手术切除分泌激素的腺瘤或增生的肾上腺, 可使体内皮质醇分泌锐减, 有发生急性肾上腺皮质功能不全的危险。因此, 手术前后皮质醇的应用非常重要。于手术前 12 小时及 2 小时各肌内注射醋酸可的松 100mg。术时静脉滴注氢化可的松 100 ~ 200mg, 术中缓慢静脉滴注, 切除后加快滴速, 当日滴注总量 200 ~ 300mg。同时每 6 小时肌内注射醋酸可的松 50mg; 术后第 2、3 日减为每 8 小时肌内注射 1 次，第 4、5 日减为每 12 小时肌内注射 1 次，每次 50mg 以保持血中激素较稳定，以后糖皮质激素改为口服维持量。对于肾上腺皮质增生切除一侧肾上腺或加另一侧肾上腺部分切除的患者，可缓慢减量，功能恢复后可停药。

【病情观察】

（1）主要观察患者治疗后的症状、体征是否控制，监测血糖、血电解质、血浆皮质醇、尿 17－羟及 17－酮等变化，以了解治疗效果。手术治疗的，应注意观察有无术后复发、转移等，有无肾上腺危象发生，以便及时处理。

（2）根据患者的症状、体征，结合上述的实验室检查结果，可以确诊本病。有手术指征的，应在做好术前准备的基础上行手术治疗，术中注意避免或防止肾上腺危象；对不能手术的，可予以药物治疗，注意观察治疗药物本身的副作用，以便及时调整治疗用药；症状典型，但实验室检查及定位证据不明确者，以对症治疗为主，予定期门诊随访。

【病历记录】

1. 门急诊病历 记录患者病程的长短，记录患者体形的变化；是否伴有头昏、头痛等症状。体检记录有无 Cushing 面容、向心性肥胖的特征，有无体毛增多，腹部可否见有紫纹等。记录实验室检查结果：如皮质醇的 8AM、4PM 及 ACTH 的浓度，地塞米松抑制试验结果，记录头颅 CT、肾上腺 CT 等定位检查的结果。

2. 住院病历 详尽记录患者发病过程、门急诊或外院的诊疗经过，尤其是经治疗效。首次病程记录应提出本病的诊断依据，与原发性高血压、糖尿病、单纯性肥胖相鉴别的诊断要点。病程记录应记录入院治疗后的病情变化。需手术治疗的，患者或直系亲属应签署知情同意书。

【注意事项】

1. 医患沟通 诊断明确后应尽快与患者及家属沟通，肾上腺瘤增生大多为良性疾病，及早手术有望根治，术后应定期随访相关实验室指标，以防复发，肾上腺恶性肿瘤或无法手术者，应积极对症治疗，以减轻临床症状，提高生活质量。应使患者及家属能对诊断方法、治疗选择等有清楚的认识。如需手术治疗，患者或其直系家属应签署知情同意书。

2. 经验指导

（1）本病诊断时，应首先确定肾上腺皮质功能是否亢进，是否存在血浆皮质醇水平升高，确诊为皮质醇增多症的，则须进一步明确病因及原发病变的部位。

（2）本病成人多于儿童，女性多于男性，儿童腺癌较多，年龄较大的患儿以增生多见。成年男性多为肾上腺增生，腺瘤较少，成年女性可患增生或腺瘤，如男性化表现明显的，多提示为癌。

（3）病因不同，治疗的方法亦不相同。临床上应根据患者的检查结果，尤其是血浆皮质醇水平和定位诊断的情况，慎重选择治疗方案。

第二节 原发性慢性肾上腺皮质功能减退

原发性慢性肾上腺皮质功能减退症（primary chronic adre-nocortical hypofunction）又称 Addison 病，是由于自身免疫、结核或肿瘤、白血病等原因破坏双侧肾上腺皮质大部分而导致肾上腺皮质激素分泌不足所致。临床上有疲乏无力，色素沉着，血压低，水、电解质代谢失常，胃肠功能紊乱等一系列表现。

【病因和发病机制】

1. 自身免疫（特发性） 自身免疫反应使两侧肾上腺皮质破坏、萎缩、实质细胞减少，纤维组织增生，伴淋巴细胞、浆细胞、单核细胞浸润。肾上腺髓质不受破坏。患者血中可发现抗肾上腺抗体，并且往往伴有其他自身免疫性疾病，如免疫性甲状腺炎、甲状旁腺功能减退症、卵巢功能减退、1 型糖尿病、恶性贫血及白斑等。

2. 结核　肾上腺结核曾为本病最常见的病因，约占 80%。随着结核病被控制，由结核引起者已明显减少。肾上腺结核常先有或同时有其他部位结核病灶，如肺、肾、肠等部位结核可经血行播散，引起两侧肾上腺感染，皮质和髓质常均被侵犯，呈干酪坏死病变，久病后可见肾上腺钙化灶。

3. 其他　如癌肿转移、白血病浸润、淀粉样变、真菌感染、血管病变、肾上腺手术切除、放射治疗、某些药物（如酮康唑）等都可导致本病，但很少见。目前艾滋病已成为本病的一个原因。

【诊断依据】

（一）临床表现

最具特征性者为全身皮肤色素加深，暴露处、摩擦处、乳晕、瘢痕等处尤为明显，黏膜色素沉着见于齿龈、舌部、颊黏膜等处。本病系垂体 ACTH、黑素细胞刺激素（MSH）、促脂素（LPH）（三者皆来自一共同的前体物）分泌增多所致。垂体功能减退所致继发性肾上腺皮质功能减退者，皮肤色素变淡，可资鉴别。

1. 消化系统症状　食欲不振为早期症状之一，较重者有恶心、呕吐、腹胀、腹痛，偶有腹泻，便秘较少见。腹痛位于上腹部，系隐痛，似消化性溃疡。

2. 循环系统症状　常见者为头晕、眼花、血压降低、有时低于 85/50mmHg，可呈直立性低血压而昏倒，危象时可降至 0。

3. 肌肉、神经精神系统症状　肌肉无力是主要症状之一，常由于软弱导致明显疲劳。本病伴有高钾血症，偶尔合并上升性神经病变称 Guillain - Barre 综合征，可导致下肢软瘫或四肢麻痹。

4. 结核症状 因结核所致者常有发热，有时有腹膜、肾、附睾、关节等结核症状为本病的前奏，有时详细检查时才发现肺、骨骼、睾丸、肠、淋巴结等有陈旧性或活动性结核病灶。

5. 肾上腺危象 当患者并发感染、创伤，或因手术、分娩，或饮食失调而发生腹泻、失水，或中断皮质素（醇）治疗，或大量出汗，或过度劳累等应激状态下均可诱发危象。

6. 其他症状 患者常有慢性失水现象，明显消瘦，体重大多减轻 5～10kg 以上，女性月经失调、闭经，常过早停经。

（二）检查

1. 血常规 可有轻度正色素性贫血，偶有大细胞性或恶性贫血，有时由于治疗前有脱水、血容量低下的原因，血红蛋白可正常，淋巴细胞和嗜酸细胞可以增多。

2. 电解质 一般有血钠、血钾比值降低，而低钠、高钾并不多见，至危象时才出现明显的低钠和高钾。

3. 糖代谢紊乱 多数患者空腹血糖低于正常。口服葡萄糖耐量试验（OCTT）可呈低平曲线，大部分患者餐后 3 小时血糖低于正常，说明对内源性胰岛素所致的低血糖不能作出反应。

4. 尿 17 - 羟类固醇与 17 - 酮类固醇排泄量 大部分患者低于正常。

5. 血浆皮质醇 多数患者低于正常，昼夜节律消失。

6. ACTH 兴奋试验 本试验最具有诊断价值，常用方法为静脉滴注 ACTH 25U，以均衡速度维持滴注 8 小时，无论基础的尿游离皮质醇排泄量或血皮质醇原为降低、接近正常或正常，ACTH 兴奋都无明显增多，部分患者反而较前降低，甚至降至 0。如临床高度怀疑本病，应在试验前服用地塞米松 1mg，可以预防危象发生。

为鉴别原发性或继发性肾上腺皮质功能减退症，需用三日法 ACTH 兴奋试验，也可用人工合成的 ACTH 24 肽 25μg 静脉注射，注射前及注射后 30 分钟测定血浆皮质醇，或者肌内注射相同剂量前及注射后 60 分钟测定血浆皮质醇。正常人血浆皮质醇可增加 276~552nmol/L（10~20μg/ml）。

7. ACTH 测定 本病患者血浆基础 ACTH 测定明显增高，超过 55pmol/L（250pg/ml），多介于 88~440pmol/L，正常人则低于 11pmol/L（50pg/ml）。但少数其他疾病者由于应激作用，血浆 ACTH 水平也可高达 132pmol/L（600pg/ml）。

8. 影像检查 在结核性患者中有较高价值。

（1）X 线：肾区平片可有以下征象，肾上腺密度均匀增高，呈细颗粒状，伴有粗颗粒状肾上腺钙化。

（2）B 超及 CT 检查：肾上腺结核较易显示。CT 检查可见圆形或椭圆形阴影，为非均质性低密度影，且可见颗粒状钙化阴影。

（三）诊断

1. 症状 具有软弱、体重减轻、厌食、恶心、呕吐以及脱水、直立性低血压、皮肤和口腔黏膜色素沉着等典型的临床症状。

2. 化验 尿 17 – 酮类固醇 <5mg/24h、尿 17 – 羟类固醇 <2mg/24h、尿 17 – 酮原类固醇 <5mg/24h。

（四）鉴别诊断

1. 黑变病 色素沉着好发于面颊部，黏膜处无色素沉着，无消瘦、乏力等临床表现，血皮质醇及 ACTH 正常。

2. 血色病 由于含铁血黄素沉积而使皮肤色素加深，很少累及黏膜，且常伴肝大、糖尿病等，血皮质醇及 ACTH 正常。

3. 慢性消耗性疾病 如肝硬化等，有相应疾病的临床表现，血皮质醇及 ACTH 正常。

【治疗】

为了预防本病发生必须强调及早治疗各种结核病，尤其是肾结核、附睾结核、肠及腹腔盆腔结核等。对于长期糖皮质激素治疗者应尽量避免对垂体-肾上腺轴的抑制。肾上腺受伤切除时也应避免本症发生。

治疗原则：①纠正本病中代谢紊乱；②激素替代补充治疗；③病因治疗；④避免应激，预防危象。由于本病属慢性，必须使患者了解防治本病的基本知识，自觉地尽量避免过度劳累、精神刺激、受冷、暴热、感染、受伤等应激，也须避免呕吐、腹泻或大汗所引起的失钠、失水等情况。饮食需富含糖类、蛋白质及维生素，多钠盐，少钾盐。如食物中氯化钠量不足，可进服食盐水溶液，摄入量在 10～15g/d，视各人需要而定，以维持电解质平衡。使患者了解疾病的性质，应终生使用肾上腺皮质激素替代补充，平时采用适当的基础量以补充生理需要，在有并发症时根据具体情况适当加量。

本病的最基本疗法除病因治疗外需长期皮质激素的替代补充。目前有下列两类制剂。

1. 糖皮质激素治疗

（1）可的松（皮质素）：大部分患者每日口服片剂 12.5～25mg 已足以维持需要，一般不超过 37.5mg。手术切除全部或大部肾上腺者需补充较多，但不宜过大。给药以餐后为宜，可避免胃肠刺激。小剂量替代治疗者可于早餐后（上午 8 时前）一次服用；剂量较大者，可分 2 次口服，如上午 8 时服 25mg，午餐后（下午 2 时左右）再服 12.5mg。剂量分配应尽量与皮质醇的昼夜周期变化相符，即晨间较大，午后较小，傍晚最小，以便保证患者日间有充沛的精力从事轻微劳动。皮质素口服后很易被吸收吸收后在肝中转化为皮质醇。25mg 可的松相当于 20mg 皮质醇。

（2）氢化可的松（皮质醇）：一般剂量 10～30mg，服药方法与上述相同。另外，也可口服泼尼松。

2. 盐皮质激素治疗 ①去氧皮质酮：醋酸去氧皮质酮（DOCA）油剂，每日肌内注射 1~5mg，多数每日仅需 1~2mg，从 1mg 开始，每周添加 0.5~1mg；②长效制剂：三甲基醋酸去氧皮质酮，为微粒悬液，吸收缓慢，一次注射 25~50mg 后作用可维持 3~4 周，相当于每日 1~2mg 油剂。

3. 病因治疗 有活动性结核患者应积极抗结核治疗。

4. 肾上腺危象治疗

（1）补充激素：氢化可的松第一个 24 小时内给 300~400mg（100mg，每 6~8 小时 1 次），以后逐渐减量，4~5 日后改为口服，若上述治疗不能维持血压，可加用去氧皮质酮 5mg 肌内注射，每天 1~2 次，或 9α-氟氢可的松 0.1~0.2mg，每天 1~2 次。

（2）补液：在初 1~2 日补充葡萄糖盐水 1000~3000ml/d，以后逐渐减量。

（3）治疗诱因。

5. 外科手术或其他应激时的治疗 正常人在发生较重应激时，每日皮质醇分泌量可达 100~300mg，因此 Addison 病患者在发生严重应激时应每日给予氢化可的松总量 300mg，大多数外科手术应激为时短暂，故可在数日内逐步减量，直到维持量，较轻的短暂应激，每日给氢化可的松 100mg 即可，以后按情况递减。

【病情观察】

（1）主要观察患者治疗后的症状是否缓解，如血压是否恢复正常、上述的症状有无改变。注意监测患者的血皮质醇、尿 17-羟及 17-酮等皮质醇的变化，以了解治疗是否有效，寻找一个合适的、可长期应用的治疗剂量。

（2）诊断明确的应根据患者的具体情况选择治疗，强调一般治疗的重要性，应嘱患者注意饮食调整。治疗原则是替代治疗，在治疗过程中，应努力寻找一个合适的剂量，患者应终身服药。治疗中注意监测血皮质醇、尿17-羟及17-酮等浓度变化，以调整治疗用药，评估治疗。

【病历记录】

1. 门急诊病历 记录患者就诊的时间及主要症状特点。记录患者无乏力、淡漠、嗜睡等精神状态变化，是否有食欲减退、体重减轻、血压降低、月经失调或闭经、性功能减退等表现。体检记录皮肤、黏膜的色素沉着以及血压测量结果。辅助检查记录相关的实验室检查的结果如尿17-羟、尿17-酮、血皮质醇等。

2. 住院病历 详尽记录患者的主诉、发病过程、门急诊或外院的诊疗经过。首次病程记录应提出本病的诊断依据，与慢性肝炎、肺结核、肿瘤晚期等慢性消耗性疾病相鉴别的诊断要点、详尽的诊疗计划。详细记录患者入院治疗后的病情变化、治疗疗效，记录尿17-羟、17-酮皮质类固醇检查结果。

【注意事项】

1. 医患沟通 医师应告知患者及其家属本病的特点、诊断方法、治疗原则，特别是需终身服药是治疗的关键，以使患者及其家属能有足够的认知，从而积极配合医师实施治疗。同时定期复查、随访是治疗的重要方面，应做好与患者及家属的沟通。

2. 经验指导

（1）本病较为少见，诊断时应努力寻找有无结核、肿瘤等原因，以及有无合并甲状旁腺功能减退症、性腺功能减退症、自身免疫性甲状腺炎、1型糖尿病等自身免疫性疾病。

（2）本病的诊断主要依靠患者的病史、临床表现、激素测定和有关功能检查，其中以基础血浆 ACTH、24 小时尿17-羟皮质类固醇等测定最具诊断价值。

（3）本病的治疗饮食、皮质激素替代治疗和病因治疗，坚持生理剂量的糖皮质激素终身治疗是关键，治疗不能中断。

（4）注意在一些特殊情况下对治疗药物剂量的调整。

第三节 肾上腺危象

肾上腺危象是肾上腺皮质功能急性衰竭。临床表现为高热、胃肠功能紊乱、循环衰竭、神志淡漠、萎靡或躁动不安、谵妄甚至昏迷。

【诊断要点】

1. 临床表现

（1）循环系统：血压降低、循环衰竭、休克。

（2）消化系统：厌食、恶心、呕吐、腹痛、腹泻。有时酷似外科急腹症。

（3）神经系统：软弱无力、烦躁不安、嗜睡、昏迷。

（4）失水、少尿、高热或低体温。

2. 肾上腺切除后本病可有两种综合征

（1）糖皮质激素缺乏型：一般出现于停用补充激素治疗1~2天后，有厌食、腹胀、恶心、呕吐、精神不振、疲乏嗜睡、肌肉僵痛、血压下降、体温上升等表现。严重者可有虚脱、休克、高热等危象。

（2）盐皮质激素缺乏型：由于术后补钠或摄入不足，加以厌食、恶心、呕吐、失水失钠，往往与症状发生5~6天出现疲乏软弱、四肢无力、肌肉抽搐，血压、体重、血钠、血容量下降而发生本症。初生儿患本症虽无感染，但常有高热（>41℃），心动过速，呼吸急促，发绀，惊厥，伴以瘀点及出血现象，有时肾上腺血肿巨大甚至可扪及。

3. 实验室检查
典型的是三低两高，即低血糖、低血钠，但很少低于120mmol/L；低皮质醇、高血钾，很少超过7mmol/L；高尿素氮。中度毒酮症，血浆二氧化碳结合力为15~20mmol/L。

【治疗】

肾上腺危象为内科急症，应积极抢救。主要为静脉滴注糖皮质激素，补充盐水、葡萄糖及治疗存在的应激状态。

1. 补充盐水 典型的危象患者液体损失量大约是细胞外液的 1/5，故于初治的第 1 ~ 2 日内应迅速补充生理盐水每日 2500 ~ 3000ml。对于以糖皮质激素缺乏为主，脱水不甚严重者，补水量适当减少。有低血糖时可加用 10% ~ 50% 葡萄糖。有高血钾时，在补充激素和糖后大多能降至正常。在补液到 3L 左右时可酌情补充钾盐。当 $CO_2CP < 9.9mmol/L$，可适当补充碳酸氢钠。

2. 糖皮质激素 立即静脉注射氢化可的松或琥珀酸氢化可的松 100mg，于最初 5 ~ 6 小时皮质醇总量应达到 500 ~ 600mg。如静脉滴注地塞米松或甲泼尼龙，应同时肌内注射去氧皮质酮 2mg。第 2、3 天可减量至 300mg，分次静脉滴注。如病情好转，继续减至每日 200mg，继而 100mg。呕吐停止，可进食者，可改为口服醋酸可的松或醋酸泼尼松，一般需在 1 ~ 2 周以上。当口服剂量减至每日 50 ~ 60mg 以下时，应加用 9α - 氟氢可的松。

【病情观察】

主要观察患者治疗后的症状、体征是否控制，监测血糖、血电解质、血浆皮质醇等变化，以了解治疗效果。

【病历记录】

记录患者发病过程、门急诊或外院的诊疗经过，尤其是经治疗效。记录入院后的病情变化及实验室检查结果；需手术治理的患者，需患者或直系亲属签署知情同意书。

【注意事项】

1. 医患沟通 诊断明确后应尽快与患者及其家属沟通，积极对症治疗，以减轻临床症状，提高患者的生活质量。

2. 经验指导

（1）合并感染时应选用有效、适量的抗生素，切口感染需扩创引流，在抢救期间应同时积极处理其他诱因。

（2）肾上腺皮质功能减退者对吗啡、巴比妥类药物特别敏感，在危象特效治疗开始前，应禁用这类药物。

（3）虽然本病只缺乏皮质醇而不同时伴有生长激素的降低，因此低血糖的发生不如 Sheehan 病危象那么多见，但亦应注意，治疗期间需供给足量的葡萄糖。如果患者在家中或基层医疗单位已处于终末期，缺少上述特效药物，可立即静脉注入 50% 葡萄糖 60~100ml，有助于延长生命，争取时间，使有可能采取特效的治疗措施。

第四节 原发性醛固酮增多症

原发性醛固酮增多症（primary aldosteronism）简称原醛症，是由于肾上腺皮质病变致醛固酮分泌增多，引起潴钠排钾，体液容量扩张而抑制了肾素-血管紧张素系统，属于不依赖肾素-血管紧张素的盐皮质激素过多症。以往认为此病占高血压患者中的 0.4%~2.0%，近年采用血浆醛固酮浓度与血浆肾素活性比值（同一血样，无药物或其他因素干扰）对血钾正常的高血压患者进行筛查，发现近 10% 为原发性醛固酮增多症。

【病因和发病机制】

原醛症可分为醛固酮瘤、特发性醛固酮增多症和糖皮质激素可抑制性醛固酮增多症。

1. 醛固酮瘤　主要为肾上腺皮质腺瘤，绝大多数为一侧单个腺瘤，极少数为双侧腺瘤。由 Conn 于 1955 年首先报道，故又称 Conn 综合征。此型临床上最多见，占原醛症的 60%~85%。肾上腺癌肿仅占 1%。

2. 特发性醛固酮增多症 简称特醛症,为第二多见的类型,占 10% ~ 40%。双侧肾上腺小球带增生,有时伴结节。病因可能与对血管紧张素 II 的敏感性增强有关,静脉滴注此药后,醛固酮分泌增多的反应高于正常人和醛固酮瘤患者;血管紧张素转换酶抑制剂可使患者醛固酮分泌减少,高血压、低血钾改善,而对醛固酮瘤患者作用不明显。血清素拮抗药——赛庚啶可使特醛症患者醛固酮分泌减少,提示在本型中存在着经血清素介导的兴奋醛固酮分泌的因素。少数有双侧性肾上腺结节样增生,患者对兴奋肾素 – 血管紧张素系统的试验(如直立体位、限钠摄入、注射利尿药等)及抑制性试验(如高钠负荷等)均无反应,称为原发性肾上腺增生所致原醛症,极少数患者只有单侧肾上腺增生,切除后可治愈。

3. 糖皮质激素可抑制性醛固酮增多症(GRA) 又称ACTH 依赖性醛固酮增多症。本病为常染色体显性遗传方式,此型有家族性发病倾向,但也可散发性,较多见于青少年男性。此型病因不明,肾上腺皮质呈大、小结节性增生,但亦可为皮质腺瘤,临床与原醛症类似,其特征是给予小剂量(0.5 ~ 1.5mg/d)地塞米松,1 ~ 2 周后可改善症状;此外血中皮质醇动态正常,但连续数日投给 ACTH 时,醛固酮分泌可持续上升。有认为此型的病因是分泌醛固酮的细胞上有异常的ACTH 受体,也有认为患者之醛固酮来自束状带,在用地塞米松后醛固酮和束状带的其他产物都受到抑制,而患者的球状带对内源性肾素 – 血管紧张素的反应仍然存在。

4. 醛固酮癌 为分泌大量醛固酮的肾上腺皮质癌,极少见,往往同时还会分泌糖皮质激素、雄激素。肿瘤体积较大,直径多超过 3cm,切面或显示出血、坏死,肿瘤的恶性质在细胞学上常难以确定,转移病灶的存在支持该诊断。

5. 异位分泌醛固酮的肿瘤 可见于卵巢肿瘤或肾脏内的肾上腺残余。

【病理生理】

本症的主要临床表现是由于大量醛固酮潴钠排钾所引起钠的潴留导致细胞外液扩张，血容量增多，血管壁内及血循环钠离子浓度增加；醛固酮还加强血管对去甲肾上腺素的反应，引起高血压。细胞外液扩张到一定程度后（一般体液增加 2～4L，钠潴留约 300mmol），引起体内排钠系统的反应，使钠、水潴留停止，出现所谓"脱逸"现象，因而避免了细胞外液的进一步扩张和出现水肿。此与血容量升高后，心房受牵张而刺激心钠素（ANP）分泌有关，升高的血浆 ANP 因其利钠、利水效应终致钠代谢相对平衡。

大量醛固酮引起尿路失钾，同时粪、汗、涎液中亦失钾。由于缺钾引起神经、肌肉、心脏及肾脏的功能障碍。细胞内大量钾离子丢失后，钠、氢离子进入细胞内引起细胞内酸中毒，细胞外液氢离子减少，血 pH 上升，呈碱血症。在一般常见的其他原因（如厌食、呕吐、腹泻等）引起缺钾时，肾小管上皮细胞内钾减少，于是肾远曲小管内 $Na^+ - H^+$ 交换占优势，$Na^+ - K^+$ 交换减弱，尿呈酸性。而在原发性醛固酮增多症中，虽然肾小管上皮细胞内缺钾，但在醛固酮作用下，继续失钾潴钠，故 $Na^+ - K^+$ 交换仍被促进，于是尿不呈酸性，而呈中性或微碱性。碱中毒时细胞外液游离钙减少，加上醛固酮促进尿镁排出，可使血镁降低，故可出现肢端麻木和手足搐搦。

【诊断依据】

（一）临床表现

1. 高血压　为最早且最常见的综合征，可早于低血钾综合征 3～4 年出现。几乎见于每一病例的不同阶段，一般不呈恶性演变，但随着病情进展，血压渐高，大多数在 170/100mmHg 左右，高时可达 210/130mmHg，以舒张压升高较明显，但一般不十分严重。患者诉头痛、头晕、耳鸣等，可有弱视及高血压眼底病等，酷似一般高血压，高血压可能是由于钠重吸收增加，细胞外液容量扩张所致，依赖性高血压，对降压药疗效较差，如有肾小动脉硬化症和慢性肾盂肾炎者高血压更顽固。

2. 神经、肌肉功能障碍

（1）阵发性肌无力和麻痹：此症状甚为常见，一般说来血钾越低，肌病越重。诱因有劳累、服失钾性利尿剂（氢氯噻嗪、呋塞米等）、受冷、紧张、腹泻、大汗等多种应激。肌肉软弱麻痹常突然发生，可于任何时间出现，往往在清晨起床时忽感两下肢不能自主移动。发作轻重不一，重者常累及两上肢，以至全身。有时可累及呼吸肌，发生呼吸肌麻痹。初发时常伴有感觉异常，如蚁走感或麻木或肌肉隐痛，常继以弛缓性瘫痪，反射常消失降低，一般系双侧对称性，持续时间可从数小时至数日，甚而数周，多数为 4～7 日。发作自每年几次至每周每日多次不等，轻者神志清醒，重者可模糊甚至昏迷。一般可自行恢复，但重者必须及早抢救，给予口服或静脉滴注钾剂后，麻痹即暂时缓解。一般脑神经支配的肌肉不受影响。

（2）阵发性手足搐搦及肌肉痉挛：约有 1/3 患者出现手足搐搦及肌肉痉挛，伴以束臂加压征（Trousseou 征）及面神经叩击征（Chvostek 征）阳性，可持续数日至数周，可与阵发性麻痹交替出现，发作时各种反射亢进。在低钾严重时，由于神经、肌肉应激性降低，手足搐搦可比较轻微或不出现，而经过补钾，应激功能恢复，手足搐搦变得明显。此组表现与碱中毒时游离钙降低有关，加以低镁血症使手足搐搦更明显。

3. 心脏表现　由于低钾对心肌的影响，可发生心律失常，以期前收缩、阵发性室上性心动过速较常见，最严重时可发生心室颤动。心电图呈低血钾图形，Q–T 间期延长，T 波增宽或倒置，U 波明显，T、U 波融合成双峰。由于患者合并高血压，故后期常伴心肌肥大，心脏扩大，甚至发生心力衰竭综合征。近年来引人注目的是醛固酮与器官纤维化，尤其是心肌纤维化的发生发展有密切关系，本病患者的心脏异常除上述因素外还可能有其他因素的参与。

4. 泌尿系统表现 由于长期大量失钾，肾小管功能紊乱，浓缩功能损伤，患者常诉多尿，尤为夜尿增多，以致失水而引起烦渴、多饮、尿量增多，每日可达 3000ml，比重偏低，常在 1.015 以下，但垂体后叶素（ADH）治疗无效。患者常易并发尿路感染、肾盂肾炎。久病者可因肾小动脉硬化而发生蛋白尿与肾功能不全症。

5. 其他 儿童患者可因长期缺钾等代谢紊乱而出现生长发育障碍。本病的特点是不出现水肿，但病程长者可因肾功能不全或伴有心力衰竭而出现水肿。缺钾时胰岛素的释放减少，有时可出现糖耐量减低。

（二）检查

1. 实验室检查 多数患者血钾低于正常，2～3mmol/L；尿钾排出增多，在低血钾情况下，每日尿钾排出量仍 > 25mmol。血钠一般在正常高限或略高于正常，血镁可低于正常。尿钾多在 25mmol/24h 以上。血浆醛固酮明显升高，尿醛固酮大多高于正常（21.32mmol/24h）。血浆肾素血管紧张素低于正常。动脉血气分析可有血 pH 和 CO_2 结合力略高于正常，病程久并伴肾功能损害的患者，CO_2 结合力可在正常范围。EKG 可出现低血钾变化。

2. 特殊检查

（1）平衡餐试验：普食条件下将患者每日钠、钾摄入量分别控制在 160mmol 和 60mmol，共 8 日，于第 5、6、7 日抽血测血 Na^+、血 K^+ 及 CO_2 结合力，并分别留 24 小时尿测尿 Na^+、K^+、pH，第 8 日于早晨 8 时抽血测血醛固酮及留 24 小时尿测尿醛固酮。原醛患者血钠为正常高水平或略高于正常，尿钠 <150mmol/24h；亦可 >160mmol/24h，表现"脱逸"现象，同时血钾 <3.5mmol/L，尿钾 >30mmol/24h。血 CO_2 结合力可高于正常，呈碱血症，而尿 pH 呈中性或弱碱性。

（2）低钠试验：每日钠摄入量限制在 10~20mmol，钾摄入量为 60mmol，连续 7 日，每日测血压，第 5、6、7 日各测血 Na^+、血 K^+、CO_2 结合力，并留 24 小时尿测血 Na^+、K^+、pH。第 7 日同时测血醛固酮及 24 小时尿醛固酮排出量。在此期间，原醛患者尿钾排出量明显减少，血钾有所升高，尿钠数日内迅速减少，降至 10~20mmol/24h，达到平衡。血及 24 小时尿醛固酮无显著改变。

（3）高钠试验：每日摄入 240mmol，钾仍为 60mmol，连续 7 日，每日测血压，第 5、6、7 日抽血测血 Na^+、血 K^+、CO_2 结合力，并留 24 小时尿测尿 Na^+、K^+、pH。第 7 日同时测血及 24 小时尿醛固酮。

原醛患者尿钾排量增多，血钾下降，血压升高，症状及生化变化显著，血及 24 小时尿醛固酮不受抑制。对低血钾不明显的患者可做此试验，若临床及生化表现明显，则不做此试验，以免加重病情。

（4）螺内酯（安体舒通）试验：螺内酯（安体舒通）每次 100mg 口服，共 7 日，每日测血 Na^+、血 K^+、pH，观察血压及临床症状。原醛患者服药一周后尿钾减少，尿钠增多，血钾上升，血钠下降，血 CO_2 结合力下降，尿 pH 酸性，症状改善，血压有不同程度下降。

（5）肾素 - 血管紧张素测定及动态试验：原醛症患者原来降低的血浆肾素活性在低钠饮食或呋塞米（速尿）0.7mg/kg 及立位刺激下，无显著上升。血浆肾素活性正常基值 0.46ng/（ml·h），正常人激发值为 2.96~4.00ng/（ml·h）；血管紧张素Ⅱ正常基值 24.11~27.89ng/（ml·h），正常人激发值为 38.84~

51. 16ng/（ml·h）。

3. 定位检查　可行 B 超、肾上腺 CT 和（或）MRI 检查，以 ^{131}I - 胆固醇肾上腺扫描及肾上腺血管造影。肾上腺血管造影以静脉造影价值较大，并可通过静脉导管分别自左右两侧静脉取血测醛固酮，以鉴别腺瘤或增生以及腺瘤定位。

（三）诊断

（1）摄入高钠后醛固酮分泌仍多。

（2）摄入低钠不能刺激肾素分泌增加。

（3）17 - 羟皮质类固醇正常。

（四）鉴别诊断

1. 原发性高血压　患者因服用氢氯噻嗪、呋塞米或因慢性腹泻等而导致低血钾。可通过详细询问病史、停用有关药物、治疗腹泻等，观察血钾的变化。

2. 肾缺血而引起的高血压　如急进性原发性高血压、肾动脉狭窄性高血压、原发性高血压晚期等。患这些疾病的部分患者可因继发性醛固酮增多而合并低血钾，但患者的血压一般较本症患者更高，进展更快，可伴有明显的视网膜损害及肾功能不全。肾动脉狭窄患者中部分可闻及肾区血管杂音，B 超显示一侧肾脏体积缩小，放射性核素肾图示一侧肾功能减退等。这组患者与原醛症鉴别的关键在于血浆肾素活性增高。

3. 失钾性肾病　常由于慢性肾盂肾炎所致，往往有高血压、低血钾。但患者无碱中毒，CO_2 结合力不高，无碱性或中性尿，血钠不高反而偏低，血、尿醛固酮水平正常，血浆肾素活性常升高，螺内酯试验不能纠正高血压及低血钾。

4. Cushing 综合征　特别是腺癌和异位 ACTH 综合征所致者，可伴高血压及明显低血钾。临床综合征及血、尿皮质醇水平增高可助鉴别诊断。

5. 分泌肾素的肾小球球旁细胞肿瘤（肾素瘤）　肿瘤自主分泌大量肾素，可引起高血压、低血钾。患者发病年龄较轻，而高血压严重，血浆肾素活性甚高，血管造影可显示肿瘤。

6. 先天性肾上腺增生症中的某些类型 如 11β - 羟化酶缺乏症、17 α - 羟化酶缺乏症，由于其他盐皮质激素如 11 - 去氧皮质酮、皮质酮、18 - 羟皮质酮产生过多，故可出现高血压及低血钾。多见于儿童及青少年，常伴有性征异常或性不发育，血、尿醛固酮水平不高反而偏低。

7. 假性醛固酮增多症（Liddle 综合征） 本症较罕见，患者肾小管远端因先天遗传性缺陷而致钠离子重吸收亢进，钾离子及氢离子排出增加，细胞外液增多，肾素 - 血管紧张素 - 醛固酮系统受抑制。其临床表现酷似原发性醛固酮增多症，有高血压、低钾性碱中毒、肌无力、低血浆肾素活性等，但血、尿醛固酮水平不高反而降低，螺内酯治疗不能纠正其高血压及低血钾。

【治疗】

原酮症的治疗分手术治疗和药物治疗两个方面。腺瘤及癌及早切除为本症根治疗法，增生者手术疗效较差，仅可使血钾纠正而不能满意降压。近年来已趋药物治疗。除非难以确诊为腺瘤或增生需要手术治疗。

1. 腺瘤（癌） 术前必须做好准备，宜用适当低盐饮食，补充氯化钾 3 ~ 6g/d，螺内酯 120 ~ 240mg/d，分 3 ~ 4 次口服，待血钾正常，血压降至正常或接近正常后手术。术前准备需 3 ~ 4 周，手术前肌内注射醋酸可的松 100mg，术中静脉滴注氢化可的松 100 ~ 300mg，术后递减，1 周后停药。一般腺瘤切除后 50% ~ 70% 血压可恢复正常，如术后有持续性高血压者可能由于肾小动脉硬化等肾缺血所致，可进一步给予螺内酯治疗。

对于原发性肾上腺增生的患者，可行肾上腺大部切除术或单侧肾上腺切除术，手术效果较好，若术前无法明确鉴别特醛症和原发性肾上腺增生，可行螺内酯试验。对该试验反应良好的患者（血钾上升，血压下降），预示手术效果较好，醛固酮癌预后较差，发现时往往已失去手术根治机会，化疗药物如双氯苯二氯乙烷、氨鲁米特、酮康唑等可暂时减轻醛固酮分泌过多所致的临床症状，但对病程演进无明显改善。

2. 增生　一般采用药物治疗。螺内酯疗法如前述，长期应用此药可出现男子乳房发育、阳痿、女性月经失调、乳房胀感等不良反应，可改用氨苯蝶啶或阿米洛利（Amiloride），以助保钾排钠，同时应补钾（氯化钾 3 ~ 6g/d，分次口服）并加用降压药，可选择钙离子拮抗剂、醛固酮受体阻断剂及 α 受体阻断剂等。对地塞米松可抑制型应予地塞米松治疗，1 ~ 2mg/d 口服，约 2 周后即可降压见效，特醛症患者还可用血管紧张素转换酶抑制剂治疗。

【病情观察】

（1）主要观察治疗后患者的症状是否缓解，如血压是否下降，头晕、头痛的症状是否缓解，夜尿是否减少等，监测血、尿醛固酮等变化，以了解疗效。治疗中，应注意观察药物本身的不良反应，以便及时调整治疗用药。

（2）诊断明确者，临床上应根据不同的病因采取不同的治疗方案，如肾上腺腺瘤和腺癌的患者应尽可能做病侧肾上腺切除，以求根治或部分切除，减轻病情；无论门诊或住院治疗，均应注意观察患者病情的变化，以调整治疗药物及剂量。

【病历记录】

1. 门急诊病历　记录患者的就诊时间及主要病状特点。记录患者发病时的年龄、性别、血压变化、病程长短等，是否有夜尿增多、烦渴、多饮、手足麻木等症状。体检记录血压变化如何，有无肌腱反射减弱或消失。是否有肌痉挛，如有，则面神经叩击试验是否为阳性等。辅助检查记录相关的实验室检查结果如电解质测定、血及尿醛固酮测定、螺内酯试验是否为阳性等。

2. 住院病历 记录患者的发病过程、门急诊或外院的诊疗经过。记录与原发性高血压、肾动脉狭窄、急进性高血压、慢性盂肾炎、Cushing 综合征及药物引致高血压、低血钾的鉴别。记录患者入院治疗后的病情变化、治疗疗效。如需手术治疗，患者或直系亲属应签署知情同意书。

【注意事项】

1. 医患沟通 医师应如实告知患者及其家属有关本病的临床特点、诊断方法、治疗方案等，以使患者及其家属对本病有全面、正确的认识，从而主动配合医师进行治疗。如需手术治疗，患者及其家属应签署知情同意书。

2. 经验指导

（1）高血压患者如出现肌无力、瘫痪、多尿、多饮等低钾血症时，应怀疑本病，其中血钾降低是诊断本病的关键，可进一步行血肾素、醛固酮等测定，可确诊本病。

（2）本病行手术治疗的，术前宜低盐饮食，服用螺内酯做准备。

（3）肾上腺腺瘤和腺癌的患者应尽可能做病侧肾上腺切除，以求根治；部分切除患者应给予适当的对症治疗，以减轻病情、缓解症状。

第五节 嗜铬细胞瘤

嗜铬细胞瘤（pheochromocytoma）是起源于肾上腺髓质、交感神经节、旁交感神经节或其他部位的嗜铬组织的肿瘤。由于瘤组织可阵发性或持续性地分泌多量去甲肾上腺素和肾上腺素以及微量多巴胺，临床上常呈阵发性或持续性高血压、头痛、多汗、心悸及代谢紊乱综合征。嗜铬细胞瘤若能及早正确地诊疗，是完全可以治愈的，但如不能及时诊断或错误治疗则可导致严重后果，乃至死亡。本病是一种较罕见的继

发性高血压。高血压中嗜铬细胞瘤的发生率为 0.05% ~
0.1%，随着诊疗水平及医师警惕性的提高，本病的发现已有
所增多。国内已有数百例报道。女性患病率稍高于男性。本
病各年龄均可发生，但以青、中年最多，儿童高血压中嗜铬
细胞瘤发生率相对较高。本病有家族史者称为家族性嗜铬细
胞瘤，约占 5%，为常染色体显性遗传。

【病理】

肿瘤的数目，在成人中约 80% 为单个单侧。单个肿瘤多
发生于右侧，其原因难以解释。家族性嗜铬细胞瘤常为双侧
性和多源性，家族性肾上腺外嗜铬细胞瘤较为少见。儿童中双侧
及肾上腺外嗜铬细胞瘤的发生率较成人多发。肿瘤的直径 1 ~
16cm，平均约为 5cm。重量自数克至数千克，最甚者超过
4kg，70% 小于 70g。

一般讲，肾上腺内的肿瘤较肾上腺外的肿瘤多为大，而
肾上腺外肿瘤的恶性率较肾上腺内的为高。嗜铬细胞瘤多位
于肾上腺髓质，髓外主要分布于腹膜后腹主动脉旁，更少见
的部位尚有肾上极、肾门、肝门、肝及下腔静脉之间，胰头
附近、髂窝或近髂窝血管处，卵巢内、膀胱内，直肠后。腹
腔以外者多见，瘤组织可位于胸内、颈部、颅内。双侧或单
侧肾上腺髓质增生以女性多见，其综合征与嗜铬细胞瘤相似，
称为儿茶酚胺增多症。嗜铬细胞瘤良性者包膜薄，表面光滑，
棕红色，切面呈颗粒状，瘤体中可有坏死、囊性变及出血。

显微镜下呈多角形、大小不一的细胞，可有梭形和双核，
直径自 15 ~ 45μm 排列紧密，胞质内富含颗粒，苏木精 – 伊红
染色呈蓝红色，其中富含肾上腺素和去甲肾上腺素，易被重铬
酸钾染色。瘤细胞外有丰富血管网。恶性者细胞排列不规则，
有细胞分裂象；包膜、肾上腺静脉中有瘤细胞浸润，有时有瘤
栓，附近脏器、组织也可有瘤细胞浸润，转移常较早发生，可
见于肝、骨、胸膜、肺、肠及主动脉、肠系膜、纵隔、颈部等

淋巴结中。有时单从瘤组织切片上不易区别良、恶性。

髓质增生大多呈双侧，也可有单侧者，腺体增大，切片上细胞较正常者大而侵入皮质。通过对肾上腺髓质嗜铬细胞瘤组织中儿茶酚胺测定，发现肾上腺素及去甲肾上腺素水平均有明显增高，但二者无一定比例关系。由于肾上腺素合成时必须有高浓度糖皮质激素存在才能将 N-甲基化酶激活，进而将去甲基肾上腺素转变为肾上腺素。故除肾上腺髓质的嗜铬细胞瘤及主动脉旁嗜铬体肿瘤可产生肾上腺素及去甲肾上腺素外，其他部位的嗜铬细胞瘤仅能合成去甲肾上腺素，这一点在临床上对定位诊断可有帮助。

【诊断依据】

（一）临床表现

1. 高血压

（1）阵发性高血压型：平时血压不高，发作时血压一般在（200~250）／（100~150）mmHg 或更高。常伴有心动过速、剧烈头痛、视物模糊、面色苍白、大汗淋漓、精神紧张、恐慌等。严重者可并发急性左心衰、心律失常、高血压危象、脑血管意外等。发作历时数十秒到几小时。随病程进展发作次数增多且持续时间延长。

（2）持续性高血压型：持续高血压者的表现酷似高血压，发展快者似急进型高血压，不同之处是患者有儿茶酚胺分泌过多的某些表现，如头痛、畏热、多汗、肌肉震颤、消瘦、乏力、精神紧张、焦虑、心动过速、心律失常、直立性低血压等。

儿童及青年患者常病情发展较快，可似急进性高血压，短期内可出现眼底病变，多为Ⅲ度，并可有出血、乳头水肿、视神经萎缩，以致失明。另外，尚可发生氮质血症或尿毒症、心力衰竭、高血压脑病。

嗜铬细胞瘤若得不到及时诊断和治疗，经一定时间（可长达数十年），则可出现诸多高血压心血管系统严重并发症，包括左心室肥大、心脏扩大、心力衰竭、冠状动脉粥样硬化、肾小动脉硬化、脑血管病变等。

2. 低血压及休克 少数患者血压增高不明显，甚至可有低血压，严重者乃至出现休克，另外可有高血压与低血压相交替出现现象，直立性低血压较为多见。

发生低血压的原因为：肿瘤坏死、瘤体内出血，导致儿茶酚胺释放锐减乃至骤停。大量儿茶酚胺引起心肌炎、心肌坏死，从而诱发严重心律失律、心力衰竭或心肌梗死以致心排血量锐减，诱发心源性休克。肿瘤分泌大量肾上腺素，兴奋肾上腺素能 β 受体，引起周围血管扩张。部分瘤体可分泌较多量多巴胺，多巴胺抵消了去甲肾上腺素的升压作用。大量的儿茶酚胺引起血管强烈收缩，微血管壁缺血缺氧，通透性增高，血浆渗出，有效血容量减少血压降低。

3. 心脏表现 在疾病发展过程中因长期血压过高而引起左心室肥厚、心脏扩大、心力衰竭、心肌梗死。心电图可出现穿壁性心肌梗死图形，这种心电图的表现又可消失。大量儿茶酚胺可引起儿茶酚胺性心脏病如心律失常、期前收缩、阵发性心动过速，甚至出现心室颤动。病理解剖结果证实部分患者可发生心肌退行性变，如心肌炎、心肌坏死等多种心肌损害。这可能与激素直接作用于心肌有关。

4. 高代谢综合征 嗜铬细胞瘤同时分泌去甲肾上腺素和肾上腺素，或仅分泌肾上腺素，可表现为高代谢综合征。产热多于散热可导致发热，肝糖原分解加速及胰岛素分泌抑制可引起高血糖、基础代谢率增高、肌肉消耗及疲乏无力等。

（二）检查

1. 实验室检查

（1）尿儿茶酚胺：嗜铬细胞瘤持续性高血压及阵发性高血压发作期尿儿茶酚胺常成倍增高，超过正常值（去甲肾上腺素 <885mmol/24h，肾上腺素 <273nmol/24h），2 倍以上有

诊断意义。

（2）尿 VMA：儿茶酚胺最终代谢产物 3 - 甲氧 - 4 - 羟苦杏仁酸（VMA）常显著增高（正常尿排量为 15 ~ 35μmol/24h）。

（3）血浆儿茶酚胺：可反映瞬间的血浆浓度，对于嗜铬细胞瘤阵发性高血压发作时和激发试验血压升高时有很高的诊断价值。正常基础值为 100 ~ 500pg/ml，500 ~ 1000pg/ml 为可疑诊断，2000pg/ml 或基础状态偏高而发作时明显增高，或每半小时持续增高一次，有高度诊断意义。

2. 特殊检查

（1）激发试验：适用于阵发性高血压型间歇期，试验前应停用降压药一周以上，试验前后应监测血浆儿茶酚胺浓度。激发试验前先行冷加压试验，嗜铬细胞瘤患者中最高血压较其发作时及激发试验中的水平为低。

血压高于 22.6/13.3kPa（170/100mmHg）时不宜采用冷加压试验。组胺激发试验取磷酸组胺 0.07 ~ 0.14mg，加生理盐水 0.5ml 稀释，静脉注射，以后 15 分钟内每分钟各测血压一次。嗜铬细胞瘤患者可于注射后 2 分钟内血压急剧增高，收缩压升高 8kPa（60mmHg），舒张压升高 5.3kPa（40mmHg）。酪胺激发试验取酪胺 1mg 静脉注射，酪胺可促使嗜铬细胞患者贮存的儿茶酚胺释放，收缩压升高 2.7kPa（20mmHg）。胰高糖素试验，给患者静脉注射胰高糖素 1mg，1 ~ 3 分钟内血压明显升高，血浆儿茶酚胺升高 3 倍以上或 2000pg/ml。

（2）阻滞试验：适用于持续性高血压型和阵发性高血压发作时。苄胺唑啉试验，苄胺唑啉为肾上腺素能 α 受体阻滞剂，静脉注射 5mg 后，每分钟测血压 1 次，共测 15 ~ 20 分钟，嗜铬细胞瘤患者多于注射后 2 分钟内血压迅速下降，收缩压下降 > 4.0kPa（30mmHg），舒张压下降 > 3.3kPa（25mmHg），且持续 3 ~ 5 分钟者为阳性。如一度下降后迅速回升者为假阳性。正常人及其他高血压患者收缩压下降一般不超过 4.0kPa

（30mmHg）。此试验前应先停用镇静剂、麻醉剂及降压药物（特别是利血平）8～10日，否则易引起假阳性结果。注意测血压时应固定一侧上臂及取同一姿势测压。久病者如发生肾小球硬化和肾性高血压患者，注射酚妥拉明后血压下降可不明显而发生假阴性结果。

3. 定位诊断 一般多在应用 α 受体阻滞剂控制血压后进行。

（1）B 型超声波定位检查：为首选的无创伤检查，经济方便，阳性率比较高，对直径 1cm 以上的肿瘤常能显示。

（2）CT 扫描：准确度、可靠度及阳性率更高于 B 超，亦为无创伤性检查，90% 以上的肿瘤可准确定位。但在注射造影剂强化检查前应注意先用 α 受体阻滞剂控制血压，否则有引发高血压的可能。

（3）磁共振成像（MRI）：尤对嗜铬细胞瘤合并妊娠的患者及肾上腺以外的肿瘤，具有较高的诊断价值。

（4）动脉导管术：为创伤性检查，自股动脉插管入腹主动脉并在不同水平采血测儿茶酚胺浓度，根据浓度差来推断肿瘤的位置。

（5）间碘苄胍（MIBG）闪烁扫描：放射性核素标记的 MIBG 因其结构与儿茶酚胺相近，可被交感嗜铬组织和嗜铬细胞瘤细胞摄取和浓集，故可显示嗜铬细胞瘤和恶性嗜铬细胞瘤的转移灶，也能显示其他的 APUD 瘤。本方法特异性强，敏感度可达 90%。

（三）诊断

（1）波动性高血压

①发作型：血压波动于正常与高血压之间。

②持续型：在高血压基础上的激烈变化。

③因俯卧、侧卧、饱食、排便等诱因而使血压波动，血压上升时出现搏动性头痛、频脉、出汗、面色苍白、四肢冷、

视力障碍。

④一般抗高血压药无效，但 α 拮抗剂及 β 拮抗剂有效。

（2）尿蛋白及尿糖阳性、白细胞增多、高脂血症、血糖增高、GTT 异常、与肾功能成比例的眼底异常。

具备以上症状，检查所见一部或大部条件，同时还须具备下列第 3～5 条者即可诊断为本病。

（3）血或尿中儿茶酚胺浓度增高。

（4）尿中儿茶酚胺代谢产物排出增加。

（5）经 IVP（静脉肾盂造影）、超声检查、腹部 CT 等证实存在的肿瘤。

（四）鉴别诊断

（1）不稳定性原发性高血压。

（2）阵发性心动过速血压多不高。

（3）冠心病心绞痛发作。

（4）其他：如焦虑状态、绝经期综合征等，但血压不高，测定血、尿儿茶酚胺水平及功能试验有助鉴别。

【治疗】

应用药物长期控制嗜铬细胞瘤高血压是困难的，且其中恶性约占 10%，故手术治疗是首选。要获得满意的手术效果，需内、外科密切配合。

1. 内科处理 控制嗜铬细胞瘤高血压的药物有 α_1 肾上腺素能阻滞剂、钙拮抗剂、血管扩张剂和儿茶酚胺合成抑制剂和血管紧张素转换酶抑制剂等。β 肾上腺素能阻滞剂有时可用于治疗心律不齐和心动过速，但应在 α 肾上腺素能阻滞剂已起作用的基础上方可使用，此因仅阻滞有扩张血管作用的受体而不同时阻滞有收缩血管作用的受体，可引起高血压，特别是在高儿茶酚胺血症情况下。其他药物包括儿茶酚胺合成抑制剂、生长抑素、生长抑素类似物和生长抑素受体拮抗剂。

当骤发阵发性高血压综合征时，应立即予以抢救，主要措施是给氧，静脉注射酚妥拉明 1～5mg（用 5% 葡萄糖溶液稀释），同时严密观察血压、心率、心律，并以心电图监护，继以酚妥拉明 10～50mg 溶于 5% 葡萄糖生理盐水缓慢静脉滴注，同时观察以上各指标，一般病例需 40～60mg 可控制。如有心律不齐、心力衰竭、高血压脑病、脑血管意外和肺部感染等并发症时，应及时对症处理。

2. 手术治疗 切除肿瘤为本病的根治措施，如为增生则应做次全切除。在手术治疗前，α 受体拮抗的应用一般不得少于 2 周，虽然酚苄明作用时间较长，仍宜用到手术前一日为止，以免手术时出现血压骤升。术前 β 受体拮抗药不必常规应用，如患者有心动过速或心律失常则需采用。在用 β 受体拮抗药之前，必须先用 α 受体拮抗药使血压下降，如单独用 β 受体拮抗药，则由于拮抗 β 受体介导的舒血管效应而使血压升高，甚而发生肺水肿，尤其是分泌肾上腺素为主的患者。

切除嗜铬细胞瘤有一定危险性，必须在富有经验的外科医师和麻醉医师主持下施行。有时肾上腺腺瘤与胰岛细胞瘤并存，但并无 MEN1 基因缺陷，在 MEN1 中甲状腺腺瘤及其他甲状腺疾病亦较为多见。

在 MEN1 的家族成员中，出现皮下脂肪瘤、皮肤胶原瘤及多发性面部血管纤维瘤者占 30%～90%，此类表现有助于对这些个体进行筛查，以明确携带 MEN1 缺陷基因者。

3. 不能手术者可用下列药物

（1）α 受体拮抗药如酚苄明、哌唑嗪等控制血压。

（2）儿茶酚胺合成拮抗药如 α-甲基对位酪氨酸可减少多巴胺合成。

（3）恶性嗜铬细胞瘤可用 $^{131}I-MIBG$ 治疗。

【病情观察】

1. 观察内容 主要观察治疗后患者的血压是否下降至稳定、临床症状是否控制，如手术治疗，手术后患者血压是否降至正常；监测患者的血、尿儿茶酚胺及其代谢物的水平，以了解治疗后疾病的控制程度，以便及时调整治疗用药物及剂量。高血压发作时，则主要观察所采取的治疗是否有效，可否有效、迅速地降低血压与正常。

2. 动态诊疗 诊断明确者，如定位确诊，则首选手术治疗，并充分做好术前、术中的术后准备，保证手术的顺利进行；如肿瘤广泛转移不能切除或大部分切除术后仍有高血压，则需用药物治疗来缓解症状；如遇高血压急性发作，需紧急处理：①酚妥拉明 1～5mg 静脉推注，每 5 分钟重复至血压下降并稳定，继以10～50mg 加入 5% 葡萄糖氯化钠注射液 500ml 中，缓慢静脉滴注；②可换用硝普钠，按 10μg/min 的剂量静脉滴注，逐步加量至血压下降并稳定；③亦可用 α 受体拮抗药控制血压后，予普萘洛尔1～2mg 静脉注射，5～10 分钟重复，以控制心动过速和心律失常；④遇有高血压脑病、心力衰竭时，应及时予以对症处理。所用药物需结合患者的具体情况选择，治疗中应定期复诊，监测相关的实验室检查项目，了解治疗用药及治疗效果，以便更好地控制病情。

【病历记录】

1. 门、急诊病历 详细记录患者高血压发作时的症状特点，具体记录血压的高低；既往有无类似发作史，如有应记录相关的诊断、治疗经过及效果如何等；有无家庭史；体检记录有无心界扩大、心律失常等，眼底有无动脉变细、出血等，腹部是否可触及肿块，如触及应予以具体描述；辅助检查记录血、尿儿茶酚胺测定，尿 VMA、影像学检查的结果。

2. 住院病历 详尽记录患者的发展过程，门、急诊或外院的诊疗经过。重点记录患者高血压急性发作的症状、体征特点。记录患者入院治疗后的病情变化、治疗效果。主要记录患者血、尿儿茶酚胺以及代谢物的检查结果。如需手术治疗，患者直系亲属应签署知情同意书。如有病情恶化，应记录与患者直系亲属的谈话经过，并请患者或患者直系亲属署名。

【注意事项】

1. 医患沟通　应向患者及家属介绍本病的临床特点、诊断方法、治疗方案等，讲明发生高血压急性发作的危险，交代手术治疗是根治性措施，使患者及家属能理解，从而配合治疗。要注意与患者及家属的沟通，强调定期随访、复查的必要性。需手术治疗、有病情急骤恶化的，须与患者家属谈话，交代病情，并要求其签署知情同意书。

2. 经验指导

（1）发作性高血压是本病的特征之一，发作时血压明显升高，常伴有心悸、多汗、头痛三联征。临床上如遇有这种患者，必须高度怀疑本病的可能。

（2）实验室测定血、尿中各种儿茶酚按类物质及其代谢产物的含量时，应注意避免服用影响测定的药物如哮喘喷雾剂、麻黄素等，应保持镇静，避免刺激。各种儿茶酚胺类物质及其代谢产物排出明显者有确定诊断的意义，但正常不能轻易否定诊断，常须多次检测，血、尿最好取发作时的标本测定，阳性率可提高。

（3）本病一旦确诊，无论良恶性，均需手术切除治疗，一般手术后 1 周左右血压可恢复正常，如不能恢复正常，应考虑体内尚有病灶存在。

（4）应用药物治疗时，应熟悉药物使用的指征、不良反应。如用哌唑嗪，应用时可致严重的直立性低血压，故，应建议患者在睡前立即服用，服药后尽量卧床；而 β 受体拮抗药（普萘洛尔）不应在使用 α 受体拮抗药的情况下单独使用，否则会导致严重的肺水肿、心力衰竭或诱发高血压危象发生。在使用 α、β 受体阻滞剂为术前准备时，一般主张仅达到部分阻断 α 及 β 受体作用为好，其标志是：无明显直立性低血压，阵发性高血压发作减少、减轻，持续性高血压降至接近正常。

第四章

糖尿病及其并发症

第一节 糖尿病

糖尿病（DM）是一组以慢性血糖水平增高为特征的代谢性疾病群。高血糖是由于胰岛素分泌缺陷和（或）胰岛素作用缺陷而引起，导致碳水化合物、蛋白质、脂肪代谢异常。长期血糖控制不佳的糖尿病患者，可引起多系统损害，导致眼、肾、神经、心脏、血管等组织的慢性进行性病变，引起功能缺陷和衰竭。糖尿病使患者生活质量降低，寿命缩短，病死率增高，因此应积极防治。

【危险因素】

糖尿病是一种世界性的流行性疾病，其患病率日益增高，导致糖尿病发病的危险因素主要有以下几种。

1. 遗传易感性 糖尿病尤其是占90%以上的2型糖尿病，是一遗传倾向性疾病，常表现为家族聚集性。美国卫生和营养普查发现，约35%2型糖尿病患者报道其双亲中一方或双方都患糖尿病；无糖尿病症状，但葡萄糖耐量试验符合糖尿病和糖耐量减低（IGT）诊断标准的患者分别有28%和27%报道其双亲中一方或双方患糖尿病。

2. 肥胖 是发生2型糖尿病的一个重要危险因素。糖尿病的发生与肥胖的持续时间和最高肥胖程度密切相关。中心性肥胖或称腹型肥胖（主要表现为大网膜和肠系膜脂肪增多）患者发生糖尿病的危险性最高。若肥胖与糖尿病家族史结合起来则进一步协同增加 2 型糖尿病发病的危险性。

3. 能量摄入增加和体力活动减少 二者同时存在常导致肥胖，促使 2 型糖尿病发生。此外，体力活动减少本身可导致组织（主要是肌肉）对胰岛素的敏感性下降。

4. 人口老龄化 糖尿病的发病率随年龄的增加而增高。由于经济的发展和医疗条件的改善，人均寿命明显延长，不少国家逐步进入老龄社会，这亦是糖尿病患病率显著增高的一重要因素。

除上述危险因素之外，临床研究和流行病学调查显示，原发性高血压、高血脂、妊娠糖尿病患者、胎儿及新生儿期营养不良的人群是发生 2 型糖尿病的高危人群。1 型糖尿病特别是特殊类型糖尿病中的单基因突变与环境污染的关系正受到越来越多的重视。此外，自身免疫、病毒感染、牛乳喂养等也是 1 型糖尿病的危险因素。

【发病机制】

在不同类型糖尿病之间，其病因和发病机制较为复杂，发展阶段亦不相同，总的来说遗传因素及环境因素共同参与其发病过程。

（一）1 型糖尿病

目前普遍认为 1 型糖尿病的发生、发展可分为 6 个阶段。

1. 第 1 期 遗传学易感性。人类 HLA 位于第 6 对染色体短臂上，是一组密切联系的基因群。研究发现 1 型糖尿病与某些特殊 HLA 类型有关。20 世纪 70 年代发现 1 型糖尿病中，Ⅰ类等位基因 B_{15}、B_8 及 B_{18} 出现频率高，而 B_7 出现频率低；以后又发现Ⅱ类基因位点中的 RD_3 和 RD_4 与 1 型糖尿病呈高度的阳性相关性，与 DR_2 呈阴性相关。随着分子生物学和分子遗传学的发展，通过全基因组筛查研究，确认了两个重要的易感基因，即 $IDDM_1$ 和 $IDDM_2$，分别构成遗传因素的 40% 和 10%。易感基因的研究发现只能提示个体对该病的易感性，不能完全解释 1 型糖尿病家族的聚集性，但可以肯定的是 1 型糖尿病的发病与多个易感基因的共同作用及环境因素的影响有关。

2. 第 2 期　启动自身免疫反应。众所周知，1 型糖尿病的发病是受环境因素的影响。目前认为有些环境因素可启动胰岛 B 细胞的自身免疫反应，至今未完全明了，但病毒感染是最重要的环境因素之一。已知与 1 型糖尿病有关的病毒有柯萨奇 B_4 病毒、腮腺炎病毒、风疹病毒、巨细胞病毒和脑炎心肌炎病毒等。许多有关报道表明人类对病毒诱发糖尿病的易感性受遗传控制，病毒感染可直接损伤胰岛组织引起糖尿病，也可能损伤胰岛组织后，诱发自身免疫反应，进一步损伤胰岛组织引起糖尿病。

3. 第 3 期　免疫学异常。经过 WHO 认定，1 型糖尿病在发病之前常经过一段糖尿病前期，此时患者处于糖耐量正常阶段，但由于自身免疫反应，其体内会出现一组自身抗体，主要有三种：①胰岛细胞自身抗体（ICA）；②胰岛素自身抗体（IAA）；③谷氨酸脱羧酶自身抗体（GAD），其中以 GAD 更具敏感性、特异性强、持续时间长，有助于区分 1 型和 2 型患者，并提示应及早应用胰岛素治疗。

4. 第 4 期　进行性胰岛 B 细胞功能丧失。不同病例在此期长短不一，通常先有胰岛素分泌第 1 相降低，以后随着 B 细胞数量减少，胰岛分泌功能下降，血糖逐渐升高，最终发展为临床糖尿病。

5. 第 5 期　临床糖尿病。患者在此期可出现明显高血糖，有部分或典型糖尿病症状。

6. 第 6 期　一般在 1 型糖尿病发病后数年，患者多数胰岛 B 细胞完全破坏,胰岛素分泌第一相及第二相水平均极低,糖尿病的临床表现明显。

(二) 2 型糖尿病

1. 第 1 期　遗传易感性。多年来通过一系列研究,现一致认为 2 型糖尿病有更明显的遗传基础,虽细节尚未完全明了,但普遍认为它具有广泛的遗传特异性,是多基因疾病,临床表现差别较大。此外,其发病也与环境因素有关,其危险因素包括老龄化、体力活动减少、中心性肥胖(又称腹内型或内脏型肥胖)、不健康的饮食习惯等。

2. 第 2 期　胰岛素抵抗和高胰岛素血症。胰岛素抵抗(IR)是指机体对一定量胰岛素的生物学反应低于预计正常水平的一种现象。目前一般认为,胰岛素抵抗和胰岛素分泌缺陷是 2 型糖尿病发病的基础。当胰岛 B 细胞能够代偿胰岛素抵抗,血糖浓度仍可维持正常。但当机体不能代偿由胰岛素抵抗造成的血糖升高时,血糖水平持续高出正常范围,最终导致 2 型糖尿病的发生。因此,胰岛素抵抗是贯穿于 2 型糖尿病整个发生、发展过程中的重要因素。

另一变化是胰岛素分泌异常。糖耐量正常(NGT)静脉注射 25g 葡萄糖所诱导的胰岛素分泌呈双峰。早期分泌高峰(第一相,即刻相)出现在头 10 分钟,是一个很高的峰值,但持续时间仅有数分钟。随后迅速下降,接着是第二时相(延迟相),由于血糖水平随即下降,故正常人胰岛素分泌的第二时相曲线较为低平。在从 NGT 到 IGT 的演变过程中,其第一时相和第二时相分泌向相反方向发展,最先发生改变的是第一时相胰岛素分泌的减少或消失,接着是第二时相分泌量的增加及分泌峰值的后移,因而有些患者在此阶段可出现餐后低血糖。2 型糖尿病患者会出现第二时相无峰值出现,最后第二时相基础分泌也渐消失,此时血糖可逐渐升高。此期间对糖尿病的初级预防很重要,改变危险因素有助于延缓糖尿病的发生，降低患病率。

3. 第3期 糖耐量减低（IGT）。糖耐量减低（IGT）是葡萄糖不耐受的一种类型，现普遍将其视为糖尿病前期。IGT代表了正常葡萄糖稳态和临床糖尿病高血糖之间的中间代谢状态，表明其稳态受损。目前认为IGT为发生糖尿病的危险因素，也是发生心血管病的危险标志。

4. 第4期 临床糖尿病。此期血糖肯定升高，并达到糖尿病的诊断标准。可无明显症状，或逐渐出现代谢紊乱综合征，或出现糖尿病并发症的表现。

上述是2型糖尿病发生、发展的4个阶段，但Groop将2型糖尿病的进程划分为3个阶段：①第一阶段，称为"正常葡萄糖耐量阶段"，以胰岛素抵抗、不同程度的空腹高胰岛素血症、肥胖、收缩压升高为主要表现；②第二阶段，是IGT阶段，这一阶段的主要表现是胰岛素抵抗、空腹高胰岛素血症、餐后高血糖大血管病变、微量白蛋白尿；③第三阶段，则是糖尿病阶段。

Groop推荐的这种划分方法更有利于2型糖尿病的流行病普查和临床诊断，以达到早期预防和早期治疗的目的，同时可以帮助我们加深对2型糖尿病的代谢障碍、遗传缺陷和临床表现的理解。

总之，2型糖尿病患者在诊断时往往已经出现微血管和大血管并发症。胰岛素抵抗和高胰岛素血症的出现可以提示我们早期诊断2型糖尿病。有研究指出，从血糖升高到出现临床症状的期间平均可长达7年，在被诊断为2型糖尿病的患者中，有40%存在大血管并发症，40%存在微量白蛋白尿，15%存在视网膜病变，50%有高血压，50%有高三酰甘油血症，故早期适时减轻胰岛素抵抗是预防和延缓2型糖尿病和胰岛素抵抗（IR）发生和发展的关键。

【实验室检查】

糖尿病的各种检查是评价糖尿病的依据，主要是对胰岛B

细胞功能的检查及由于胰岛素降低引起的生化异常，包括尿和血的检查。那么检查项目除了可确立诊断外，还可帮助对糖尿病类型进行鉴别，判断它是 1 型还是 2 型。现将糖尿病的实验室检查分述如下。

（一）尿糖的检查

正常人尿中仅有微量葡萄糖，24 小时尿糖定量为 32 ~ 93mg 时，尿糖定性为阴性。当血糖超过 8.9 ~ 10mmol/L 时，尿糖阳性是诊断糖尿病的重要线索，一般可用做糖尿病控制情况的监测和提示可能为糖尿病而需进一步查血糖等明确诊断。尿糖还受一些因素的影响，除考虑肾糖阈及某些还原物质的干扰外，还常受尿量多少及膀胱的排空情况等影响。

尿糖检查是诊断糖尿病最简单也是最常用的方法。常用的方法有班氏法和尿糖试纸法，此外还有葡萄糖氧化酶法及氰化高铁法，其中又以班氏法和尿糖试纸法最常用。

1. 尿糖定性　检测尿糖常用的方法有以下两种。

（1）班氏试剂法（硫酸酮还原法）：为传统的测尿糖方法。

①原理：硫酸酮能与尿中含有醛基的葡萄糖发生还原反应，产生氧化亚铜，还原出的氧化亚铜越多，说明尿中的葡萄糖越多。

②具体方法：用吸管吸班氏试剂（为天蓝色）20 滴于试管内，再用另一滴管吸尿 2 滴（药液为 10∶1）加入含班氏试剂的试管内，混合后加热煮沸，然后观察其颜色的变化。

③结果判定：如颜色未变则为 "－"；绿色为 "±"；绿黄色为 "＋"；黄色稍绿为 "＋＋"；橘黄色为 "＋＋＋"；砖红色或棕色 "＋＋＋＋"。加号越多表示尿中含糖量越高，但并不一定完全反映血糖的真实水平。

④注意事项：此法不仅能反映尿中葡萄糖，也能反映尿中其他一些还原性物质，如果糖、乳糖、维生素 C、水杨酸盐

等，可呈现假性糖尿，故特异性不高。

（2）试纸条法

①原理：尿中葡萄糖被试条中所含的葡萄糖氧化酶氧化生成葡萄糖醛酸和 H_2O_2，后者在过氧化物酶的催化下释放出 O_2，O_2 使试条中的色原物氧化显色。根据显色的程度，可对尿葡萄糖做定性及半定量检测。

②方法：一般为将试纸条涂有葡萄糖氧化酶试剂的一端，插到盛有新鲜尿液的容器内浸润，立即取出，稍待一定时间（各厂家插屏不同，观察时间也不同）再将此时试纸颜色的变化与附带的或印在瓶签上的标准比色板比色，而判定尿糖大概的含量。结果以"＋"表示。此法操作简便，但准确性不如班氏试剂法。

③结果判定：如比色为蓝色，说明尿中无糖，代表阴性结果，符号为（－）；呈绿色，为一个加号（＋），说明尿中含糖 0.3~0.5g%；呈黄绿色，为两个加号（＋＋），尿中含糖 0.5~1.0g%；呈橘黄色为三个加号（＋＋＋），尿中含糖 1~2g%；呈砖红色，为四个加号（＋＋＋＋）或以上，尿中含糖 2g% 以上。

④注意事项：①试纸条法采用的是葡萄糖氧化酶法，只与葡萄糖起反应，特异性高，但当服用大剂量维生素 C、水杨酸盐、甲基多巴及左旋多巴时也出现假阳性，需注意；②使用时把一次所需试纸全部取出，然后立即将瓶塞盖紧，保持在阴凉干燥处以防氧化变质。

2. 尿糖定量 主要测定 24 小时尿糖定量。测定方法可参照血糖的测定方法。

正常人每日可从尿中排出微量葡萄糖，一般不超过 32~93mg，尿糖定性检查为阴性。若 24 小时尿糖定量超过 150mg，即为糖尿，此时尿糖定性检查多为阳性。尿糖阳性，多提示糖尿病。若 24 小时尿糖量超过 1g，尿糖定性明显阳性，则可高度怀疑糖尿病，应进一步查血糖以明确诊断。

3. 尿糖阳性常见疾病 尿糖阳性就是糖尿病的说法错误的，虽然未经治疗的糖尿病患者绝大多数尿中均有葡萄糖排出，尿糖化验阳性，应首先考虑到糖尿病的可能，但是尿糖阳性并不能肯定是糖尿病，因为下列情况可以使尿糖阳性。

（1）孕妇：20%～30%的孕妇尿糖可呈阳性反应，特别是在妊娠后期。这是由于肾糖阈降低所致，此时血糖正常，分娩后逐渐恢复正常，预后良好。

（2）肾性糖尿：肾性糖尿是因为肾小管对葡萄糖的重吸收功能减退，肾糖阈低所以尿中含有葡萄糖，尿糖化验阳性。如慢性肾炎或肾病综合征，还可见于家族性糖尿（与遗传因素有关）、Fanconi 综合征、某些重金属中毒等及来苏、硝苯等均可引起肾小管损害，造成糖尿。肾性糖尿的特点是血糖及糖耐量正常而尿糖阳性。无论是空腹还是餐后尿糖的化验均呈阳性反应，而空腹血糖、餐后血糖及葡萄糖耐量试验（OG-TT）均正常。鉴别是否是肾性糖尿，应同步测尿糖和血糖、并做 OGTT，如尿糖阳性而同步血糖和 OGTT 均正常则可考虑是肾性糖尿。

（3）应激性糖尿：机体处于应激状态时，尿糖化验阳性，称为应激性糖尿。如颅脑外伤、脑血管意外、急性心肌梗死等应激因素，此时通过大脑－垂体－肾上腺轴促使肾上腺皮质激素、儿茶酚胺的分泌明显增加并且生长激素增加，出现暂时性高血糖和糖尿，是可以恢复的。但也有例外，如某些隐性糖尿病因应激而转变为临床糖尿病，表现为应激因素虽已消除但高血糖仍持续存在。

（4）假性糖尿：尿中如果含有还原性物质，可使班氏试剂中的硫酸铜还原成氧化亚铜，如维生素 C、尿酸、水杨酸、链霉素、异烟肼、青霉素等，可造成尿糖假性。

（5）非葡萄糖尿：除葡萄糖外，尿中的乳糖、半乳糖、果糖、戊糖也能影响班氏试剂中的硫酸铜还原成氧化亚铜，因此也可以呈阳性反应，称为非葡萄糖糖尿。还有肝功能不全或遗传性缺陷也会出现果糖尿、半乳糖尿、乳糖尿或戊糖尿。妊娠晚期，由于乳腺合成乳糖过多，而又未被利用，也会随尿排出形成乳糖尿。

因此说尿糖阳性不一定就是糖尿病，而尿糖阴性亦不能除外糖尿病，必须具体情况具体分析，以得到正确的诊断。

（二）尿酮的检查

酮体是 β-羟丁酸、乙酰乙酸和丙酮的总称。尿中出现大量酮体称酮体尿，简称酮尿。

1. 原理 糖尿病患者由于胰岛素缺乏，引起糖代谢障碍，脂肪和蛋白分解活跃可产生大量酮体，从尿中排出形成酮尿。酮体的检测实际上是测定丙酮和乙酰乙酸。在碱性环境中，丙酮和乙酰乙酸可与亚硝基铁氰化钾反应生成紫色物质，根据是否成色、成色的快慢及成色的程度，可做定性试验及半定量检测。

2. 方法 尿酮检测法有两种。

（1）尿酮试纸法：此法和尿糖试纸一样，简易方便，但不够精确。

（2）酮体粉测尿酮法：此法需配置酮体粉，故相对麻烦，但酮体粉性质稳定，在室温下可密封保存很长时间，且检测结果较准确，故临床常被采用。检测方法如下：取少量酮体粉置于玻璃片上（相当于小钮扣面积），用滴管将适量尿液滴到酮体粉上（以全部浸湿酮体粉为宜，不要将尿液滴得太多而把酮体粉冲散）。在 2 分钟内根据颜色变化来判断结果。

3. 结果判定 若呈淡黄色则尿酮体"﹣"；呈深黄色则尿酮体"＋"；呈淡紫色则尿酮体"＋＋"；呈紫色则尿酮体"＋＋＋"；呈深紫色则尿酮体"＋＋＋＋"。

4. 注意事项 糖尿病酮症酸中毒时，往往以 β-羟丁酸升高较明显，那么临床上测定酮体用的亚硝基铁氧化钠仅对乙酰乙酸起反应与丙酮反应，故当尿中以 β－羟丁酸为主时易漏诊。有些重症酮症酸中毒时尿酮可呈假阳性或弱阳性，临床分析病情时，除考虑肾阈值及肝功能变化外，还应注意此点。

5. 临床意义

（1）糖尿病时，机体糖代谢紊乱，组织细胞不能充分利用葡萄糖来补充能量，这样使脂肪分解加速而产生大量酮体。当酮体积聚超过机体的处理能力时，可从尿中排出而出现酮尿。尿中酮体阳性见于糖尿病酮症、酮症酸中毒。

（2）饥饿、高脂饮食、严重呕吐、腹泻、消化不良等均可导致机体糖代谢障碍、脂肪分解增加、酮体在体内积聚，引起酸中毒，而尿酮体阳性。

（3）糖尿病患者在并发感染、妊娠及分娩、应激状态等因素影响下，易诱发酮症，故应及时进行尿酮体检查。

（三）血糖的检查

血糖测定是诊断糖尿病的唯一标准。临床工作中除了用于糖尿病的诊断外，亦用于疗效的判定，通过血糖的测定，医师可以了解代谢紊乱严重的程度，了解用药后治疗效果指导用药，所以糖尿病患者应定期做血糖的检查。

1. 标本来源

（1）静脉抽血测定血糖：此法从静脉抽血 1.5～2.0ml，放入血糖专用试管内摇匀后送检。需时 2 小时左右。

①优点：测得数值较可靠，受外界干扰因素少。

②缺点：患者必须去医院，而且不能及时出结果，特别在急症情况下就更不方便，而且要反复抽血，患者难以接受。因此不适于经常监测和自我监测。

（2）微血管血（手指、耳血、趾血）快速血糖测定：采取指尖（耳垂或脚趾）微量血，滴在特定的血糖试纸末端，然后将该试纸末端插入袖珍血糖检测仪内，需 15~45 秒（生产厂家不同，所需时间也有差异），测定仪显示屏上即可自动显示所测血样的血糖值。本方法简便、迅速，无须抽血，患者可随身携带，可随时自己检测，糖尿病急症时需多次检测则更为方便，缺点是血糖测定值易受外界因素如操作手法、气温等影响，且血糖测定仪和所需的试纸均较贵。

（3）血糖试纸条比染色法：将手指或足趾或耳垂刺破后，以血糖试纸末端与血接触使血吸附于其上，片刻后试纸变色，然后与标准颜色相比，找其相近的标准色，既可得出血糖数值。这种方法具有不需特殊仪器设备方便的优点。但精确度较低，只能粗略估计。

2. 血糖的检测方法

（1）硫酸铜或高铁氰化物还原法：原理是葡萄糖的醛基可使硫酸铜中的铜被还原为氧化铜，形成不同的颜色和沉淀，应用此法所测的血糖不完全是纯葡萄糖还原物，还受血液中其他还原物的影响，因此所测定值偏高，缺乏特异性，目前临床已被淘汰。

（2）葡萄糖氧化酶法：利用葡萄糖与葡萄糖氧化酶之间的特异反应来测定葡萄糖浓度，此法只对葡萄糖有反应，特异性高是临床上常用的检查方法。

（3）邻甲苯胺法：原理是利用氢氧化钡和硫酸锌使血浆蛋白沉淀时，也把血中绝大多数非糖物质及抗凝剂中的氟化物沉淀下来，所以不易出现假性过高或过低，结果较准确。由于此法毒性较大，临床正逐渐被氧化酶法取代。

3. 空腹及餐后 2 小时血糖

（1）空腹血糖：指在隔夜空腹（至少 8~10 小时未进任何食物，饮水除外）后没有加上饮食负荷时的血糖水平，同时它也反映了基础胰岛素分泌的功能，所以有其特殊的临床意义。正常人氧化酶法所测血浆血糖为 3.9~6.1mmol/L。

（2）餐后2小时血糖：指进食第一口饭开始计时至2小时后所采的血，所测血糖的值。正常健康者进食后2小时应恢复到空腹水平，而2型糖尿病患者，由于胰岛素分泌延迟或有胰岛素抵抗，可使餐后血糖增高，因此诊断糖尿病或检测血糖时，不但要测空腹血糖，还要测餐后2小时血糖，以免贻误诊断和治疗。

4. 血糖检查的临床意义

（1）空腹血糖：空腹血糖检查是诊断糖尿病最可靠的方法。一般对尿糖阳性或尿糖虽阴性但有高度怀疑的患者，均无原则做空腹血糖测定。

①一般正常人空腹全血血糖值≤6.1mmoL/L，血浆血糖值≤6.9mmoL/L。如果空腹全血血糖≥6.7mmoL/L，血浆血糖≥7.8mmoL/L，经过2次重复测定结果相同，即可诊断为糖尿病。其中对于血糖过高，已达到上述标准者，虽尿糖阴性，也可明确诊断。

②若空腹血浆血糖＞6.7mmoL/L，但＜7.8mmoL/L为诊断可疑，需进一步做餐后2小时血糖检查或糖耐量试验检查。

③若空腹血浆血糖＜6.7mmoL/L，并且重复几次结果大致相仿，基本上可除外糖尿病。但是也有例外的情况，如轻型或早期糖尿病，尤其是在饥饿状态下，空腹血糖可正常，只是表现餐后血糖超过正常。所以，对空腹血糖正常者，也不可轻易除外本病。对于可疑病例，应连续数次测空腹血糖或采用餐后2小时血糖和糖耐量试验，方可最后肯定诊断。

（2）餐后2小时血糖

①餐后2小时血糖测定是诊断和发现糖尿病的另一种重要方法。临床上部分患者，空腹血糖不高，但餐后2小时血糖明显增高。

方法：早晨空腹时进一个2两重的（约100g）馒头或进餐75g葡萄糖，然后于餐后2小时抽血测血糖，若血浆血糖≥

200mg/dl（11.1mmol/L），即使空腹血糖正常，也可诊断为糖尿病。若结果＜140mg/dl（7.8mmol/L），可以排除糖尿病。若结果＞140mg/dl（7.8mmol/L），尚需进一步做葡萄糖耐量试验，才能做出诊断。

②餐后2小时血糖检查实际上是一种简化的葡萄糖耐量试验。由于这种方法较口服葡萄糖而量试验抽血次数少，简单易行，易为患者接受，所以为临床上用于筛选和发现空腹血糖正常的糖尿病患者的最常用方法。

③测定餐后2小时血糖有两方面的意义，一是用于诊断，二是观察糖耐量的恢复情况，借以反映胰岛的功能状态。若经过一段时间治疗，空腹血糖已恢复正常，而餐后血糖仍高，常提示患者耐糖功能仍不好，胰岛素的分泌尚属延迟。若空腹血糖正常，餐后血糖也正常，说明患者耐糖功能较好，胰岛功能好转。

④餐后2小时血糖检查的唯一的缺点是：有些糖尿病患者服糖后高峰不在2小时，而是在1小时后，到2小时的时候血糖高峰已下降，这样的患者易被漏诊。所以，对餐后2小时血糖可疑升高的患者，宜在餐后1小时和2小时各抽血1次为好，或者直接做糖耐量试验。

（四）口服葡萄糖耐量试验

葡萄糖耐量试验包括：①口服葡萄糖耐量试验（OGTT）；②静脉葡萄糖耐量试验（VGTT）；③可的松葡萄糖耐量试验。临床常采用OGTT。

1. 机制 正常人服葡萄糖后几乎全部被肠道吸收，使血糖迅速上升，并刺激胰岛素分泌，肝糖原合成增加、分解受抑制，体内组织对葡萄糖的利用增加。服葡萄糖后30~60分钟血浆血糖达到最高峰，以后迅速下降，在2小时左右下降到接近正常水平，3小时血糖降至正常。糖尿病时，糖耐功能低下，服葡萄糖因糖峰值超过正常，且高峰延迟，2小时也不能下降到正常。

2. 方法 试验前 3 日，每日的碳水化合物摄入量不少于 150g。试验开始前 10～16 小时停止进食，但可以饮水。试验最好从早晨 6～8 点进行，先取空腹血标本测空腹血糖，然后将 75g 葡萄糖溶于 250～300ml 水中，在 5 分钟内喝完（儿童服葡萄糖量可按每公斤体重 1.75g 计算），总量不超过 75g；对于糖尿病患者，为减少对 B 细胞的强烈刺激，可以进食 2 两左右的（约100g）馒头代替葡萄糖，随即在服糖后 30、60、120、180 分钟再分别取血留标本测血糖。在留血液标本的同时，每次均收集尿液，检查尿糖。

3. 正常值 各时项的正常血浆血糖的上限定为：

（1）空腹 6.9mmol/L、服糖后 30 分钟 10.5mmol/L，60 分钟 10.0mmol/L，120 分钟 7.8mmol/L，180 分钟 6.9mmol/L。

（2）50 岁以上者，每长 10 岁，又可分别在 30、60、120 分钟各增加 0.25、0.5、0.25mmol/L。

4. 口服葡萄糖耐量诊断标准 把服糖后 30 分钟或 60 分钟血糖值作为 1 点，其他各时限血糖值（空腹、2 小时、3 小时）为 3 点，共 4 点。若 4 点中有 3 点大于上述各时项上限者，则诊断为糖尿病。若 4 点中有 2 点达到或高于上述正常上限，为糖耐量减低，属于可疑病例，需长期随访。糖耐量减低，虽不诊断为糖尿病，但在临床上可按糖尿病对待。

5. 注意事项

（1）试验前 3 日，每日进食碳水化合物不少于 150g。

（2）试验前 1 日及当日患者保持良好的情绪，避免精神刺激和情绪激动，亦不可剧烈体力活动，静坐半小时以上，因剧烈运动可增加葡萄糖的利用，但由于交感神经兴奋，儿茶酚胺释放等，使血糖升高。

（3）试验前禁食过夜 10～16 小时，也就是说前 1 日必须进晚餐，但入睡后不能再进食，可以喝水。

（4）试验前 1 日和试验时禁止吸烟、喝咖啡、茶水及饮酒。

（5）长期卧床休息不能活动者（如骨折、瘫痪），可使糖耐量受损，但并非糖尿病，故不易做此项试验。

（6）应激状态和疾病因素：应激状态包括急性心肌梗死、脑血管意外、外科手、烧伤及创伤等，内分泌疾病（如肢端肥大症、甲亢等）发热等均可使葡萄糖耐量降低，故应待病愈恢复正常活动后再做此试验。

（7）试验前 3 日，应停止一切影响葡萄糖耐量试验的药物，如噻嗪类利尿剂、口服避孕药、水杨酸钠、肾上腺皮质激素等药物，故应在试验前停药 3~7 日，甚至 1 个月以上。

（8）要准时抽血，最好立即测定血糖，如不能立即测定可将血标本做相应处理后，置冰柜中保存直至进行血糖测定。

（五）糖化血红蛋白检查

糖化血红蛋白（GHb）是葡萄糖分子和血红蛋白 A 组分的某些特殊分子经过缓慢而不可逆反应结合而形成的产物。糖化血红蛋白生成后可与红细胞一起在血中循环，而红细胞的半衰期约为 120 日，因此糖化血红蛋白可反映患者抽血前 8~12 周的平均血糖水平。GHb 的多少与血中葡萄糖含量的高低成正比的关系，所以，测定糖基化血红蛋白含量的多少，可以间接反映血糖浓度的改变，从中反映机体最近一段时间内糖代谢的状态。

由于血糖承受进食和糖代谢的改变有所改变，只能反映抽血当时的血糖水平，而糖基化血红蛋白是经过缓慢而不可逆的非酶促反应而形成，并不随进食和血糖的变化而变化，可以反映患者在抽血化验前 4~8 周内的血糖平均水平，所以，目前临床把血中糖基化血红蛋白的多少作为观察糖尿病患者血糖是否得到长期或稳定的控制的指标。此外，糖尿病性视网膜病变和糖尿病性白内障以及糖尿病肾病等糖尿病慢性并发症患者中，糖化血红蛋白含量均比无糖尿病慢性并发症的患者明显增高。糖化血红蛋白的增高，可促进糖尿病慢性并发症的形成。所以测定患者糖化血红蛋白还有助于对糖尿病慢性并发症的认识。

正常人 GHb 一般为 3%～7%，平均 6%。糖尿病患者 GHb 可比正常人增高数倍以上。若高于 7%，说明 4 周以前血糖高于正常；若高于 11.5% 时，说明患者近期内存在着持续性高血糖。GHb 的增高还可出现在有糖尿病肾病、动脉粥样硬化等合并症的患者中。临床常用此作为指标，了解糖尿病患者近 4～8 周内血糖控制情况以及糖尿病慢性并发症的进展状态。

(六) 尿微量白蛋白试验

一般无并发症者为阴性或偶有微量。当有尿路感染、高血压、心力衰竭时也可有少量蛋白尿；如果并发糖尿病性肾小球硬化可出现大量蛋白尿，这表示肾脏病变已经较严重。因此临床上留 24 小时尿检查白蛋白的排出量 (UAE) 如每分钟超过 20μg，提示肾小球功能不全，有早期肾脏病变。尿中持续出现白蛋白时，最好使用胰岛素治疗。即使不使用，也应该用对肾脏功能影响小的口服降糖药物。

(七) 胰岛素释放试验

胰岛素测定是诊断糖尿病和区分糖尿病类型的最可靠方法，也是反映胰岛素细胞储备和分泌功能的重要指标。对临床已初步诊断的患者，只有通过胰岛素测定才能进一步明确诊断，并区分其属于 IDDM（胰岛素依赖型）还是 NIDDM（非胰岛素依赖型），以指导临床治疗和用药。血浆胰岛素测定有空腹胰岛素水平测定和胰岛素释放试验两种。在做口服葡萄糖耐量试验 (OGTT) 时，可同时抽 5 次静脉血测定血浆胰岛素水平。

1. 原理 口服葡萄糖可使血糖升高，而血糖升高又可刺激胰岛 B 细胞分泌胰岛素，从而可反映 B 细胞的功能状态。

2. 方法 可采用放射免疫法、胰岛素放射受体法及酶免疫测定法，同 OGTT 试验，在空腹及服糖后 30、60、120、180 分钟各采血测定胰岛素的含量。

3. 结果 正常情况下采血测定胰岛素变化与血糖一致，高峰值在进食糖后 30～60 分钟，高峰值为基础值的 5～10 倍。1 型糖尿病患者由于胰岛 B 细胞的功能衰竭，除基础值低以外，糖负荷后不能刺激 B 细胞分泌胰岛素，胰岛素释放曲线与高血糖曲线分离。2 型糖尿病空腹胰岛素水平正常或偏高，糖刺激后呈高峰延迟至 1～2 小时，上升的幅度降低，绝大多数表现为对葡萄糖刺激的胰岛素分泌障碍，也有以胰岛素分泌不足为主，空腹、服糖后 60、120 分钟胰岛素水平均较低。还有的空腹、服糖后 60、120 分钟胰岛素水平皆增高。

4. 意义 正常人胰岛素各时项变化与 OGTT 中血糖变化相一致，高峰值在 30～60 分钟，胰岛素浓度比其空腹值增加 5～10 倍。糖尿病时，无论空腹胰岛素水平，还是胰岛素释放试验分泌曲线均较常人有明显不同，一是胰岛素分泌减少，空腹胰岛素水平降低；二是胰岛素分泌迟缓，高峰后移。其中 IDDM 型（胰岛素依赖型）与 NIDDM 型（非胰岛素依赖型）糖尿病，在胰岛素分泌曲线和空腹胰岛素水平上也有明显的不同，而各自具有不同的特点。

IDDM 型糖尿病患者空腹血浆胰岛素水平明显低于正常，其基值一般在 5mU/L 以下，服糖刺激后其胰岛素释放也不能随血糖升高而上升。常呈无高峰的低平曲线，有些患者甚至不能测得。NIDDM 型糖尿病患者空腹胰岛素水平可正常，或稍低于正常，但往往主高峰出现的时间延迟，如在服糖后 2 小时或 3 小时出现，呈分泌延迟高峰后移。其中尤其是肥胖的糖尿病患者，血浆胰岛素释放曲线明显高于正常，低于同体重的非糖尿病患者的释放曲线。

以上结果提示，IDDM 型患者，其 B 细胞多表现为功能低下，属胰岛素分泌绝对不足，所以必须用胰岛素治疗；NIDDM 型患者，其胰岛素分泌属相对不足而非绝对缺乏，所以，一般用饮食疗法和口服降糖药即能控制病情。

（八）C 肽释放试验

C – 肽又称连接肽，C – 肽与胰岛素都是由胰岛 B 细胞分泌出来的，由胰岛素原分裂而成的等分子肽类物。测定血清 C – 肽的浓度，同样也可反映胰岛 B 细胞贮备功能。也是判断糖尿病类型的重要方法，但较之胰岛素测定更为准确。由于 C – 肽无胰岛素的生理作用，与胰岛素抗体无交叉反应，不受胰岛素抗体的干扰，所以对那些已经使用胰岛素治疗的糖尿病患者，更是一种不可缺少的方法。因为，用外源性胰岛素治疗的糖尿病患者，体内可产生胰岛素抗体而能干扰胰岛素的测定，用放免法测的胰岛素浓度并不能反映体内胰岛素的实际水平。C – 肽测定就可弥补胰岛素测的不足，在已经用胰岛素治疗时也能较准确地反映胰岛 B 细胞的功能。另外，从胰岛 B 细胞分泌的胰岛素进入肝肾等组织后，受胰岛素酶等作用，周围血循环中胰岛素每次循环将有 80% 被破坏，其半衰期也只有 4.8 分钟，故测得的血中胰岛素浓度仅能代表其分泌量极少部分。C – 肽为与胰岛素等分子的肽类物，它不受肝脏酶的灭能，仅受肾脏的作用而排泄，半衰期为 10 ~ 11 分钟。这从另一个方面说明，血中 C 肽的浓度可更好地反映胰岛 B 细胞的贮备功能。

1. C – 肽测定方法

（1）血清 C – 肽测定

①方法：目前常用放射免疫测定法。

②结果判定：葡萄糖负荷试验后，高峰出现的时间与胰岛素一致，比空腹时高 5 ~ 6 倍。控制不好的 IDDM 型糖尿病患者，其空腹 C – 肽常减少或不能测得，服糖刺激低平 C – 肽

释放曲线，而 NIDDM 型糖尿病患者，空腹 C - 肽可在正常范围，也可稍低，C - 肽释放曲线常呈高峰后移。

(2) 24 小时尿 C - 肽测定：近年来国外已开展了 24 小时尿测定 C - 肽水平的方法。这种方法不仅标本留取方便，患者乐于接受，而且可以准确地反映胰岛 B 细胞的贮备功能。正常人 24 小时尿 C - 肽为 (36 ± 4) μg；幼年型、1 型糖尿病可明显降低，最低可达 (1.1 ± 0.5) μg；成年型、2 型糖尿病为 (24 ± 7) μg；肥胖型糖尿病可升高为 (64 ± 35) μg；肾功能不全者血清 C - 肽升高，而尿中 C - 肽排出减少，说明尿中 C - 肽变化与血中 C - 肽变化是一致的。

2. 临床意义 用于糖尿病的诊断及评价胰岛素的分泌功能尤其对轻型糖尿病患者的血糖轻微升高者，C - 肽值常高于正常值。但对于重症糖尿病酮症酸中毒者 C - 肽值降低。肾功能衰竭患者可测定尿 C - 肽，通常血中 C - 肽浓度与尿中排出 C - 肽的浓度直接相关。C - 肽的测定临床上常用正接受胰岛素治疗的患者，以了解患者病情控制情况。

【分类分型】

目前用于临床的糖尿病分类分型，是世界卫生组织 (WHO) 糖尿病专家委员会于 1985 年推荐的。十几年过去了，在世界范围内对糖尿病的病因、发病机制、流行病学、预防、治疗和预后等各方面的研究都取得了新的进展，有了很多新的认识，原有的糖尿病分型已不适应新的形势。为此，1997 年 7 月 ADA 糖尿病诊断及分型专家委员会正式发表报道，对糖尿病分型及诊断标准提出了新建议。本次会议讨论了糖尿病及其并发症的诊断标准和分型，提出了初步建议和草案，并与世界卫生组织 (WHO) 糖尿病专家委员会达成共识。

1985 年 WHO 分型 (表 4 - 1)，新分型结合近十余年来的研究成果提出修改和建议 (表 4 - 2)。

表4-1 糖尿病及其他类型糖耐量异常的分类（WHO，1985）

一、临床类型

（一）糖尿病

1. 胰岛素依赖型糖尿病

2. 非胰岛素依赖型糖尿病

（1）非肥胖

（2）肥胖

3. 营养不良相关糖尿病

（1）蛋白质缺乏性糖尿病

（2）胰腺纤维钙化性

4. 其他类型 包括伴有其他情况或综合征的糖尿病

（1）胰腺疾病

（2）内分泌疾病

（3）药源性或化学物引起者

（4）胰岛素或其受体异常

（5）某些遗传综合征

（6）其他

（二）葡萄糖耐量异常

1. 非肥胖

2. 肥胖

3. 伴有其他情况或综合征，同上述其他类型

（三）妊娠期糖尿病

二、统计学危险性类型（糖耐量正常）

1. 曾有糖耐量异常（Pxev AGT）

2. 潜在性糖耐量异常（Pot AGT）

表4-2 糖尿病分型新建议（ADA，1997）

一、1型糖尿病（B细胞破坏，导致胰岛素绝对缺乏）

1. 免疫介导性

2. 特发性

二、2型糖尿病（胰岛素抵抗伴相对胰岛素不足）

三、特殊型糖尿病

（一）B细胞遗传缺陷

1. HNF（肝细胞核因子）-1α（MDDY3）

2. 葡萄糖激酶（MODY2）

3. HNF-4a（MODY1）

4. 线粒体DNA

5. 其他

（二）胰岛素作用遗传性缺陷

1. A型胰岛素抵抗

2. 妖精貌综合征

3. Rabson-Mendenhall综合征

4. 脂肪萎缩性糖尿病

5. 其他

（三）胰腺外分泌疾病

1. 胰腺炎

2. 损伤（胰腺）切除术	9. 苯妥英钠
3. 肿瘤	10. α－干扰素
4. 囊性纤维化病	11. 其他
5. 血色病	（六）感染
6. 纤维钙化性胰腺病	1. 先天性风疹
7. 其他	2. 巨细胞病毒
（四）内分泌病	3. 其他
1. 肢端肥大症	（七）不常见的免疫介导糖尿病
2. Cushing 综合征	（特殊型免疫调节异常）
3. 胰升糖素瘤	1. Stiffman 综合征（僵人综合征）
4. 嗜铬细胞瘤	2. 抗胰岛素受体抗体
5. 甲状腺功能亢进症	3. 其他
6. 生长抑素瘤	（八）其他可能与糖尿病相关的
7. 醛固酮瘤	遗传性综合征
8. 其他	1. Down 综合征
（五）药物或化学品所致糖尿病	2. Klinefelter 综合征
1. Vacor（吡甲硝苯脲，一种毒鼠药）	3. Turner 综合征
	4. Wolfram 综合征
2. Pentamidine（羟己磺酸戊氧苯咪）	5. Friedreich 共济失调
	6. Huntington 舞蹈病
3. 烟酸	7. Laurence－Moon－Biedel 综合征
4. 糖皮质激素	8. 强直性肌营养不良症
5. 甲状腺激素	9. 卟啉病
6. 二氮嗪	10. Prader－Willi 综合征
7. β 受体激动剂	11. **其他**
8. 噻嗪类利尿剂	四、妊娠糖尿病（GDM）

新分型与 1985 年 WHO 分型比较有以下特点。

（1）保留了 1985 年 WHO 分型的基本格局，但侧重从病因学角度进行分型。

（2）取消过去沿用的 IDDM（胰岛素依赖型糖尿病）和

NIDDM（非胰岛素依赖型糖尿病）名称，并建议用阿拉伯字 1 和 2 取代过去 Ⅰ 型和 Ⅱ 型糖尿病中的罗马字 Ⅰ 和 Ⅱ。因为 IDDM 和 NIDDM 的分型是依据治疗而不是基于病因，这一更改，在临床上可解除给患者带来的误解，有利于合理和有效使用胰岛素治疗。

（3）1997 年分型中的 1 型糖尿病也包括既往的 IDDM，是指有 B 细胞破坏，引起胰岛素绝对缺乏，但不包括因非自身免疫的特异性原因引起的 β 细胞破坏。

（4）2 型糖尿病包括有胰岛素抵抗和胰岛素分泌缺陷的糖尿病患者，其病因还不完全清楚。一般大部分患者有超重或肥胖。

（5）保留妊娠糖尿病。本型是在确定妊娠后发现的糖尿病，包括各种程度的糖耐量减低，不包括已诊断糖尿病后妊娠者，此种情况为糖尿病合并妊娠。

（6）取消营养不良相关性糖尿病，将之归类于特殊类型中胰腺外分泌疾病所致的糖尿病。

（7）提出特殊型糖尿病，其中包括 1985 年 WHO 分型中所有继发性糖尿病，同时还包括归属了病因或发病机制已明和新近发现的糖尿病以及由于原发性缺陷引起的糖尿病。

（8）不将糖耐量减低作为一个亚型，而是糖尿病发展过程中的一个阶段。

总之，现在对 1 型和 2 型糖尿病的病因尚未完全明了，所以新的分型不是最后分型，今后随着新的认识和发现，糖尿病的分型必将进行不断的修改。

【诊断依据】

（一）临床表现

早期非胰岛素依赖型糖尿病患者没有症状，多于健康检查，普查或诊治其他疾病时发现。根据世界卫生组织资助在中国东北大庆地区普查及 3 年后复查资料，约 80% 糖尿病患者在普查前未被发现和处理，据日本统计约有 25% 新诊断的糖尿病患者已有肾脏功能改变，提示已非早期病例。

1. 胰岛素依赖型糖尿病 发病急、常突然出现多尿、多饮、多食、消瘦明显。有明显的低胰岛素血症和高胰高糖素血症，临床易发生酮症酸中毒，合并各种急慢性感染。部分患者血糖波动大，经常发生高血糖和低血糖，治疗较困难，即过去所谓的脆性糖尿病。不少患者可突然出现症状缓解，部分患者也恢复内源性胰岛素的分泌，不需要和仅需要很小剂量胰岛素治疗。缓解期可维持数月至 2 年。强化治疗可以促进缓解，复发后仍需胰岛素治疗。

2. 非胰岛素依赖型糖尿病 多尿和多饮较轻，无显著的多食，但疲倦、乏力、体重下降。患者多以慢性合并症而就诊，如视力下降、失明、肢端麻木、疼痛、心前区疼痛、心力衰竭、肾功能衰竭等，更多的患者是在健康检查或因其他疾病就诊中被发现。

3. 继发性糖尿病 多以原发病临床表现为主。

4. 慢性合并症的临床表现

（1）心血管病变：糖尿病性心脏病的特点为典型的心绞痛（持续时间长、疼痛较轻、扩冠药无效），心肌梗死多为无痛性和顽固性心力衰竭，肢端坏疽、脑血管疾病的发生率也较高，均为糖尿病死亡的重要因素。

（2）肾脏病变：由于肾小球系和基底增厚，早期肾小球滤过率和血流量增加，以后即逐渐明显下降。出现间断性蛋白尿，也可表现为持续性蛋白尿、低蛋白血症、水肿、氮质血症和肾功能衰竭。正常的肾糖阈为保证血糖不致严重升高，如果血糖经常能超过 28mmol/l（504mg/dL）则提示必然有永久性或暂时性肾脏损害，在现在的条件下，进行性的肾脏病变是难于逆转的。

（3）神经病变：多见于中年以上患者，占糖尿病患者数的 4%～6%，用电生理学检查，则可发现 60% 以上的糖尿病患者均有不同程度的神经系统病变。临床可见周围神经病变（包括感觉神经、运动神经和自主神经），脊髓病变（包括脊髓性肌萎缩、假性脊髓痨、肌萎缩侧索硬化综合征，后侧索硬化综合征、脊髓软化等）、脑部病变（如脑血管病、脑软化等）。及时而有效的治疗糖尿病往往对神经病变有良好的影响，但有时即使在糖尿病控制比较满意的情况下，糖尿病性神经病变仍然可能发生和发展。

（4）眼部并发症：较多见，尤其病程在 10 年以上者，发病率超过 50%，而且多较严重，如视网膜病变有微血管瘤、出血、渗出、新生血管、机化物增生，视网膜剥脱和玻璃体出血等。其他包括结膜的血管改变、虹膜炎、虹膜玫瑰疹、调节肌麻痹、低眼压、出血性青光眼、白内障、一过性屈光异常、视神经病变、眼外肌麻痹等，多呈缓慢进展，少数患者进展迅速，在短期内失明。良好的控制糖尿病有延缓眼部合并症发生和发展的可能性。

（5）其他：因组织缺氧引起皮下血管扩张，致面色潮红。由于小动脉和微血管病变，经常有皮下出血和瘀斑。供血不良的部位可以出现紫癜和缺血性溃疡，有剧痛，多见于足部。神经性营养不良也可以影响关节，即 Charcot 关节，好发于下肢各关节。受累关节可有广泛骨质破坏和畸形。

（二）诊断要点

1980 年以来，国际上通用 WHO 的糖尿病诊断标准，而美国糖尿病协会（ADA）在 1997 年提出修改糖尿病诊断标准的建议如下。

1. 一般诊断　有糖尿病症状并且随机血浆葡萄糖浓度 ≥11.1mmol/L（200mg/dl）或空腹血浆葡萄糖浓度 ≥7.0mmol/L（126mg/dl）或 OGTT 2 小时血浆葡萄糖浓度 ≥11.1mmol/L（200mg/dl）即可诊断糖尿病。如症状不典型者，需另外 1 日再次证实。

2. 空腹血浆葡萄糖（FPG）的分类

（1）FPG <6.0mmol/L（110mg/dl）为正常 FPG 水平。

（2）FPG ≥6.0mmol/L（110mg/dl）并且 <7.0mmol/L（126mg/dl）为空腹血糖过高（IFG）。

（3）FPG≥7.0mmol/L（126mg/dl）并需另外 1 日再次证实，可诊断为糖尿病。空腹血糖的定义是至少 8 小时没有热量的摄入。

3. OGTT 中 2 小时血糖（2hPG）的分类

（1）OGTT 2hPG <7.8mmol/L（140mg/dl）为正常的葡萄糖耐量。

（2）OGTT 2hPG ≥7.8mmol/L（140mg/dl）并且 <11.1mmol/L（200mg/dl）为葡萄糖耐量低减（IGT）。

（3）OGTT 2hPG≥11.1mmol/L（200mg/dl）并需另外 1 日再次证实，可诊断为糖尿病。

在 ADA 新的糖尿病诊断依据中，将 FPG 由 7.8mmol/L 降为 7.0mmol/L 的依据是因为：①OGTT 2hPG≥11.1mmol/L 诊断的糖尿病患者中，约 30% 以上的患者 FPG <7.8mmol/L，故不做 OGTT，则约有 1/3 患者会漏诊；②国外研究表明 FPG≥7.0mmol/L 对糖尿病的诊断与 OGTT 2hPG≥11.1mmol/L 的符合性较好；③FPG≥7.0mmol/L 时小血管并发症的危险性已增加。

现取消糖耐量减退（IGT），提出空腹血糖过高（IFG）的新概念，如果 FPG 在 6.0～7.0mmol/L（110～126mg/dl）即可诊断为 IFG。并认为 IGT 和 IFG 是介于正常血糖和糖尿病之间的一个代谢阶段，IGT 不是独立的临床疾病，而被视为糖尿病进程中的一个中间阶段，并作为糖尿病心血管疾病的危险因子。

4. 诊断时注意事项

（1）血糖为葡萄糖氧化酶法测定的静脉血浆葡萄糖。

（2）对于无症状的患者，必须有两次血糖异常才能诊断。

（3）随机血糖不能用于诊断 IGT 和 IFG。

（4）存在应激状态（感染、创伤、手术等）时，严重的高血糖是短暂的，不能作为糖尿病的诊断，需以后复查血糖。

（三）鉴别诊断

1. 成人隐匿性自身免疫糖尿病（LADA） 成人隐匿性自身免疫糖尿病（latent autoimmune diabetes of adults，LADA）是从 2 型 DM 患者中筛选出来的 1 型 DM，是 T 淋巴细胞介导自身免疫性疾病。

（1）临床特点

①疾病性质属自身免疫性，为 1 型糖尿病。

②起病晚、成年方出现。

③起病方式缓慢，有较长阶段，至少半年呈非胰岛素依赖状态，以区别于一般认识的多在儿童或青少年急性起病、迅速呈胰岛素依赖状态的 1 型糖尿病。

LADA 与经典的 1 型 DM 一样具有 HLA 易感基因、胰岛自身抗体和胰岛素分泌缺乏等特点，不同之处在于 LADA 的胰岛 B 细胞所受免疫损害呈缓慢性发展，使得患者在早期临床表现与 2 型糖尿病相似，具有一定的胰岛功能，可以在相当一段时间内不依赖胰岛素治疗。

研究提示 LADA 在病程的某一阶段胰岛功能以不同速度进行性减退，直至成为胰岛素依赖。而且其发病年龄越轻 BMI 越小者其胰岛功能下降得越快，年轻发病者 B 细胞功能呈线性、快速衰竭而年长者其进展速度明显减慢；BMI 亦呈类似规律，这也是英国前瞻性糖尿病研究（UKPDS）的研究结果所提示的。

（2）临床表现及诊断

①临床表现：LADA 多表现为口服降糖药无效，C 肽水平逐渐降低，需依赖胰岛素治疗才能生存，谷氨酸脱羧酶抗体

（GAD – Ab）和（或）胰岛细胞抗体（ICA）阳性。

②诊断：对于 LADA 的诊断，目前尚无统一标准，可从临床代谢特征、免疫病理标志和易感基因等三方面加以探讨。我们观察到，患者就诊时多有多饮、多食、多尿、消瘦或低体重（BMI $< 21kg/m^2$）、发病半年后自发酮症、较早出现磺脲类降糖药继发性失效、空腹血 C 肽 $< 0.3nmol/L$ 和（或）胰升糖素刺激后 6 分钟（或餐后 2 小时）血 C 肽 $< 0.6nmol/L$ 等临床代谢特点，但其独立诊断 LADA 的准确概率也只有 0.3 ~ 0.5，这说明上述临床代谢特点只提供 LADA 诊断的线索，不能作为诊断的依据。

至于易感基因，国内外均报道 LADA 患者 1 型糖尿病易感基因频率较高，这些人类易感基因决定了 1 型糖尿病患者的遗传易感性，易感个体对环境因素，特别是病毒感染或化学毒性物质刺激的反应异常，直接或间接通过自身免疫反应，引起胰岛 β 细胞破坏，以致胰岛素不足，遂发生 1 型糖尿病。但 LADA 的 HLA 基因型呈现种族差异，与儿童期起病的典型 1 型糖尿病不完全相同，且与正常人群有重叠，因此易感基因也不能作为 LADA 诊断的独立指标，仅起辅助作用。

目前认为最具诊断价值者为血清胰岛细胞自身抗体测定。1 型糖尿病是一种以免疫异常为主的疾病，在临床发病前多年已存在自身免疫性胰岛炎。在 1 型糖尿病高危人群和 1 型糖尿病早期均可检出多种抗体，如谷氨酸脱羧酶抗体（GAD）和胰岛细胞抗体（ICA）等，这些免疫标志物的检测对 1 型糖尿病的诊断有重要价值，其联合检测具有互补性，可大大提高了阳性率，这对 1 型糖尿病早期发现，指导干预治疗与糖尿病分型等有重要意义。LADA 是成人迟发性自身免疫性糖尿病，早期在临床表现上与 2 型糖尿病无明显差异，借助于 GAD 和 ICA 的检测有利于及早从 2 型糖尿病中识别。

这些免疫学标志中，诊断 LADA 测定 GAD 抗体要优于

ICA。GAD - Ab 不仅为临床分型提供重要依据而且可用来预测患者未来对胰岛素的依赖情况。ICA 在初发 1 型糖尿病患者中的检出率约 70%，并且随病程的延长而降低。一般 20 年后阳性率约 8%，这可能随疾病发展抗原刺激减少有关。2 型糖尿病患者 ICA 阳性说明以后可能产生严重的胰岛细胞损害，因此 ICA 被认为无糖尿病或 2 型糖尿病向 1 型糖尿病发展的一个标志。

综上所述，我国周智广教授综合提出 LADA 早期（非胰岛素依赖阶段）诊断依据供参考：

a. 发病年龄 >15 岁而发病 6 个月内无酮症发生。

b. 发病时非肥胖。

c. 伴甲状腺或胃壁细胞等器官特异性自身抗体。

d. 具有 1 型糖尿病易感基因。

e. 胰岛 B 细胞自身抗体［GAD、ICA 和（或）胰岛素自身抗体等］阳性。

f. 排除线粒体基因突变糖尿病及 MODY。

具备第 a 点加上 b、c、d 点中任何一点则疑诊，具备 a、e、f 可确诊。起病年龄暂划为 >15 岁，是基于国际上有将 <15 岁或≥15 岁起病的 IDDM 称为儿童起病型或成年起病型 IDDM 的惯例，且糖尿病患者 ICA 或 GAD - Ab 阳性率有随增龄而降低的趋势，因此这样划分可早期发现和处理更多的病例。暂提出发病后至少 6 个月内无酮症发生，是为了与成年急性起病的自身免疫性 1 型糖尿病区别，而在 WHO 糖尿病分型新建议中并无明确的时间界限。

鉴于 LADA 患者的胰岛 β 细胞功能在早期诊断后 3～5 年呈相对稳定状态，可尽早行干预治疗以延缓胰岛功能的衰退速度。在临床工作中选择不同的治疗方案对 LADA 患者 B 细胞功能减退的速度将会产生不同影响，一般高滴度 GAD - Ab、发病年龄轻、病程长及男性是 LADA 患者胰岛功能衰减的危险因素，故对于这类患者应积极采取适当的干预治疗。

2. 年轻起病成人型糖尿病（MODY）

（1）MODY 的含义：年轻起病成人型糖尿病，缩写为MODY（maturity onset diabetes of the young）。1975 年由 Fajans和 Tattersall 依据 1950 年以来系列报道分析，将此型具有发病年龄早、以常染色体显性遗传为共同特点的 2 型糖尿病患者命名为 MODY。1985 年 WHO 的分类属 2 型糖尿病的一种亚型。近来随着分子遗传学的进展以及对糖尿病病因和发病机制的深入研究，1997 年 ADA 和 1999 年 WHO 糖尿病专家报道，对临床高血糖疾病提出了新的病因学分型，将其归类为特殊型，属染色体显性遗传的单基因遗传病，占 2 型糖尿病的 2% ～5%，主要是由于胰岛 B 细胞中葡萄糖刺激的胰岛素分泌功能障碍所致，B 细胞功能常随着病程的延长而逐渐衰竭，而胰岛素抵抗不是其致病因素。

（2）MODY 的诊断及其鉴别

①诊断标准：MODY 的临床表现，与一般 2 型糖尿病相似：葡萄糖刺激后的胰岛素 C 肽反应较低；肥胖比同龄普通人多，而比一般 2 型糖尿病患者少。以其诊断指标，按 Mohan等人提出的根据为：

a. 诊断糖尿病的年龄 <25 岁。

b. 至少 5 年内不需用胰岛素控制。

c. 无酮症倾向；血浆 C 肽水平 ≥ 0.3 nmol/L，葡萄糖刺激后 ≥ 0.6 nmol/L（为该中心 NIDDM 的均值）。

d. 有三代或三代以上显性遗传家族史。

主要诊断指标是 a 和 d 两条，尤其是第 d 条是区别 2 型糖尿病的关键。

②鉴别诊断：与常见的 2 型糖尿病区别。

a. 发病年龄：前者（MODY）年轻，为青少年（<25岁），后者中、老年（多 >40 岁）。

b. 家族三代遗传史：前者常有，后者罕有。

c. 基因变异：前者为单基因缺陷，后者为多基因异常，尚未完全阐明。

d. 病理生理：前者为 B 细胞功能缺陷，后者为胰岛素抵抗和（或）B 细胞功能异常。

e. 环境因素：前者不明显，肥胖者少见，后者明显，肥胖者多见。

f. 糖代谢障碍：前者一般较轻，随病型而异；后者明显，随病情轻重而异。遇可疑病例应做基因诊断鉴别。

（3）MODY 的遗传变异类型及临床特点：自 20 世纪 50 年代 Fajans 报道首例美国 MODY 家系（RW），系一个姓 Rinki 的家系，于 1961 年从东普鲁士移民至美国的后裔）以来，其他国家相继有不少报道。对常染色体遗传特点早已证实。90 年代以来又不断证实本病不单是一种遗传基因变异所致，而且存在遗传异质性。截至 1999 年已确定的 MODY 至少有 6 种基因突变型。

各型 MODY 共同表现主要是发病年龄早（<25 岁）和均有胰岛素分泌异常。而由于基因变异部位不同，即遗传基因的异质性又导致各型临床表现不同。

①MODY1：MODY1 是 1991 年确认位于染色体 20q 12 ~ 13.1 上的肝细胞核因子 HNF－4α 基因突变所致。HNF－4α 在肝脏、肾脏和肠中有很高的表达，在胰岛细胞和胰岛素瘤中也有表达。HNF－4α 是肝脏基因表达的重要调节因子，而且对 HNF－1α 的活化有重用，HNF－1α 反过来对大量肝脏特异性基因的表达有活化作用，其中包括涉及葡萄糖、胆固醇和脂肪酸代谢的基因。HNF－4α 在肾脏、肠和胰岛细胞的表达提示它在这些组织基因表达的特异性调节中同样起着重要作用。

临床特点是糖尿病一般较轻（餐后高血糖为主，此与

MODY2 不同），但有相当患者由于 B 细胞对血糖上升刺激分泌反应进行性降低，导致进行性糖代谢障碍，30% ~40% 常需要胰岛素治疗。可伴脂代谢异常，约有 50% 的患者出现血清三酰甘油下降，25% 的患者血清载脂蛋白 A Ⅱ、C Ⅲ 和脂蛋白（a）水平下降，以及血管并发症，尤以微血管并发症，特别是视网膜和肾脏病变最常见。

②MODY2：MODY2 是一种高外显率的常染色体显性遗传病，是 MODY 中最常见的疾病，几乎所有的人种和种族中都有发现，为葡萄糖激酶基因（GCK）突变有关。1992 年首先在法国 MODY 家系中确定，突变基因位于染色体 7p 13 ~15 的 7 号外显子无意义突变。GCK 是调控糖代谢的关键酶，在 B 细胞起"葡萄糖感受器"作用，基因突变致 GCK 活性减低，B 细胞对葡萄糖刺激的胰岛素分泌反应降低以及餐后肝内糖原合成减少，从而发生空腹高血糖。发生频度（UK%）为 12.5。

GCK 基因突变点至今约有 130 种被发现与 MODY2 有关，但其临床表现相似。高血糖发生早（儿童期），有者出生后即可发现，诊断最小年龄为 1 岁。病情多不严重（血糖一般为 6.1 ~8.0mol/L，很少 >10mol/L）。病程经过良好，甚至终身无糖尿病症状，这可能是由于轻度高血糖引起 B 细胞内野生型 GCK 等位基因的表达增多，使胰岛素分泌增多，且很少合并血管并发症，大多不需特殊治疗，约2%用胰岛素治疗。

③MODY3：属转录因子 HNF -1α 基因突变，1996 年在法国非 GCK MODY 家族中确认，突变基因位于染色体 12q24 区域。HNF -4α 与 HNF -1α 同属一类转录因子，故 MODY1 和 MODY3 的病理生理机制非常相似，其临床表现也相似。但不同的是，研究报道显示，MODY3 也是 MODY 中较常见的类型，为欧洲白人最多见的遗传突变型。MODY3 患者的有肾小管回吸收糖功能障碍，肾糖阈降低，故患者早期即有明显多

尿、多饮。此外，HNF-1α 转录因子可改变一些其他基因在不同组织（肝、肾和胰）的表达，可累及胰外器官。

④MODY4：MODY4 有位于 13 号染色体上的胰同源区（hemeodomine）转录因子 IPF-1 基因突变。该基因也是一种转录因子，是调控胰岛素和生长抑素基因的转录，在胰腺早期发育起重要作用，并调节 B 细胞特异性基因，主要导致胰岛素的基因表达障碍。

临床特点是纯和突变者可出现先天性胰腺发育不全，导致新生儿糖尿病。杂和突变者发病年龄较晚，平均 35 岁（青年人），葡萄糖钳夹试验提示胰岛素分泌功能严重受损。糖尿病较轻，无酮症和其他胰岛素缺乏表现，罕有并发症。一般用饮食调控和口服降糖药治疗。

⑤MODY5：系 HNF-1β 基因突变，突变基因位于染色体 12q，也是一种移码基因突变（frame shift mutation）。1998 年 Horika wa 等和 Nishigori 等在日本首先报道。

临床表现：在 MODY 中较少见，发病年龄 <35 岁，发生频率在英国为 2.5%。其高血糖轻重程度不一，治疗酌情施行。特征性表现为同时存在糖尿病和肾囊肿（发育不良性肾小球囊性病变），甚至出现非糖尿病性肾功能不全。女性患者还可出现生殖器异常，如阴道发育不全、子宫未发育或双角子宫。

⑥MODY6：系由 Neuro D1/BETA2 基因突变，突变基因位于染色体 2q，是转录因子 6HLH（basic Helix-Loop-Helix）家族的组织特异性成员，在胰岛、小肠和脑表达。是已知的胰岛素基因转录的调控因子，且受高度特异性机制调控，是胰岛 B 细胞形态发育或分化所必需。1999 年 Malecki 等报道，目前有关 Neuro D1/BETA2 基因突变引起 2 型糖尿病的报道仅有 2 个家系，是由 2 个不同突变位点引起。一个突变（R111L）引起 Neuro D1 蛋白与胰岛素基因启动子区的结合障

碍；另一个突变（206 + C）是单碱基插入产生移码突变，影响 Neuro D1 蛋白正常形成，阻断胰岛细胞分化，并使有功能的胰岛 B 细胞数目减少。

研究者发现 R111L 突变的糖尿病临床表现较 206 + C 突变者轻。R111L 突变者体型较胖，血清胰岛素水平相对较高。而 206 + C 突变者无肥胖，血清胰岛素水平较低，故 MODY 6 患者糖尿病轻重不一，其发病年龄为青年，发生频度在英国为 2%，可发生糖尿病并发症（肾病、视网膜病）。

除上述 6 种 MODY 外，随着研究的不断深入，可能有更多 MODY 及其相关基因突变被发现，近来有报道日本学者在 T2 DM 家族中发现了 Islet - 1 基因无义突变，即 Q310X 突变，并认为该基因突变可能是 MODY7 发生的原因。Islet - 1 也是一转录因子，是惟一与胰岛素基因增强子结合的转录因子，在胰岛细胞形成过程中起重要作用。此外 HNF23β 和 HNF26 可能也是 MODY 的候选基因。

总之，MODY 是有别于 1 型和 2 型 DM 的一种异质性单基因疾病，属 B 细胞功能异常的遗传缺陷性特殊类型 DM。MODY 从发病年龄、临床表现到治疗有其自身特征。上述 6 种是迄今为止所报道的 MODY 遗传变异型，但并不是所有调控胰岛素基因的转录因子突变都能引起 MODY。临床上，疑诊 MODY 者可进一步做基因鉴定来确定诊断及分辨与其相关的基因突变类型。

3. 内分泌疾病 糖尿病或糖耐量异常在许多内分泌疾病中均可能出现，其中由嗜铬细胞瘤和肢端肥大症引起的糖尿病相对较重，而甲状腺功能亢进症和 Cushing 综合征引起的糖尿病一般相对较轻，有时不易与原发性糖尿病区别。

（1）生长抑素瘤及醛固酮瘤诱发的低血钾可引起糖尿病，部分可能为胰岛素分泌抑制所致。

（2）嗜铬细胞瘤主要是过多的儿茶酚胺抑制胰岛素的分

泌引起糖代谢异常，促进胰高糖素的分泌。过多的儿茶酚胺也引起游离脂肪酸增加，肝脏磷酸化酶活性增加。

（3）甲状腺功能亢进症引起的糖代谢异常，主要是在甲状腺功能亢进状态下增加了糖从消化道的吸收，应用糖皮质激素或 Cushing 综合征引起的糖尿病，主要是由过多的糖皮质激素刺激糖异生，抑制糖的利用，降低肌细胞糖的磷酸化。同时，糖皮质激素使脂肪动员增加，糖代谢被增加的游离脂肪酸阻碍。这些被认为是末梢组织对胰岛素利用降低，特别是胰岛素受体后障碍。

（4）肢端肥大症时，糖利用障碍是由生长激素的升高引起的，造成脂肪动员增加，对胰岛素敏感性降低，这些也可引起胰岛素抵抗，胰岛素受体后障碍。

4. 胰腺疾病 急、慢性胰腺炎，胰腺损伤，胰腺切除，胰腺肿瘤，涉及胰腺的肾上腺瘤，既有胰岛的破坏，又有胰外分泌障碍。由于胰腺储备能力较大，当胰腺有广泛病变时才可引发糖尿病。囊性纤维化，血色病也可损伤 B 细胞及胰岛素的分泌。纤维钙化性胰腺病可有腹痛，并向背部放射。

5. 肝脏疾病 慢性肝炎、肝硬化时引起的糖耐量异常的较为常见，急性肝炎时引起糖耐量异常的较少，肝脏疾病时，肝对糖的摄取减少，对胰岛素感受性低下，糖处理能力低下。此外，其他由肝脏疾病引起的有关糖代谢激素的异常也是引起糖代谢异常的因素。

【治疗】

糖尿病的治疗是一种综合治疗，包括对患者的教育、饮食治疗、运动疗法、药物治疗等几个方面。

1. 糖尿病教育 教育是糖尿病综合治疗的前提，教育内容：

（1）向患者及家属介绍有关糖尿病的知识及控制血糖的重要性。

（2）明确血糖控制的目标（空腹血糖控制良好指标为 < 6.1mmol/L，至少应 < 7.8mmol/L，餐后 2h < 8.0mmol/L，不应高于 10mmol/L）及不达标的危害性。

（3）患者进行饮食计算及换算方法，并主动遵守饮食计划。

（4）患者糖尿病治疗管理的基本方法，包括尿糖定性试验、快速血糖测定、服药或注射胰岛素的方法、低血糖的识别及处理、足部护理，自我监测并及时与医师联系。

2. 饮食治疗 是合理治疗的基础。糖尿病患者胰岛 B 细胞受损或功能障碍，不能像健康人那样随着血糖的升降而增减胰岛素分泌，进食过多就会出现高血糖，同时，适当节制饮食可减轻 B 细胞负担，部分轻症 2 型患者可单用饮食控制便可稳定血糖，无需其他治疗。口服降糖药或注射胰岛素的患者，在饮食控制的基础上，可减少其用药量，且病情易被有效控制。必须强调，所有的糖尿病患者不论是否应用降糖药物，都应严格控制饮食。

（1）计算理想体重可按患者性别、年龄和身高查表或用公式算出理想体重。理想体重（kg）= 身高（cm）- 105。

（2）计算每日所需总热量根据理想体重及工作性质计算每日所需总热量。成年人休息状态下给予热量 105 ~ 125.5kJ/（kg·d）[25 ~ 30kcal/（kg·d）]，轻体力劳动 125.5 ~ 146kJ/（kg·d）[（30 ~ 35kcal）/（kg·d）]，中度体力劳动 146 ~ 167kJ/（kg·d）[35 ~ 40kcal/（kg·d）]，重体力劳动 167kJ/（kg·d）[40kcal/（kg·d）]以上。儿童、孕妇、乳母、营养不良及有消耗性疾病者应酌情增加，肥胖者酌减，使患者体重恢复至理想体重的 ±5%。

（3）饮食中成分及分配

①碳水化合物：占饮食总热量的50% ~ 60%，提倡用粗制米、面和一定量杂粮，忌食用各种糖果、糕点、冷饮、含糖

饮料及各种酒类。

②蛋白质：蛋白质占总热量的 12% ~ 15%，成人 0.8 ~ 1.2g/（kg·d）体重，儿童、孕妇、乳母、营养不良或伴有消耗性疾病者宜增至 1.5 ~ 2.0g/（kg·d）体重。其中至少有 1/3 来自动物蛋白质，以保证必需氨基酸的供给。

③脂肪：脂肪约占总热量的 30%，其中 1/3 可来自于饱和脂肪酸（动物脂肪）。

（4）各餐热量合理分配：将上述各营养物质的热量换算为食物重量。每克碳水化合物、蛋白质均产热 16.7kJ（4kcal），每克脂肪产热 37.7kJ（9kcal）。可根据生活习惯、病情和配合药物治疗的需要按每日三餐分配为 1/5、2/5、2/5 或 1/3、1/3、1/3，也可按四餐分类 1/7、2/7、2/7、2/7。

（5）食用纤维：纤维素可加速食物通过肠道，延缓糖类食物在肠道的吸收，降低餐后血糖高峰，同时增加肠蠕动，防止便秘。纤维素体积大，进食后使人有饱食感，有利于减肥。含纤维素食物包括豆类、蔬菜、粗谷物、含糖分低的水果等，每日饮食中纤维素含量以不少于 40g 为宜。以上方法适用于住院患者。门诊患者可采用估计法，按体力需要，患者休息状态每日主食 200 ~ 250g，轻体力劳动者 250 ~ 300g，中等体力劳动者 300 ~ 400g，重体力劳动者 400g 以上。每日荤菜约 150g，新鲜蔬菜 250 ~ 500g 或更多些，烹调用植物油 30 ~ 50g。另外，还要吃少量新鲜水果并经常变换食谱以避免维生素、无机盐及微量元素的缺乏。

3. 运动治疗糖尿病患者运动的好处在

（1）运动可增加脂肪细胞中酶的活性，加速脂肪分解及过剩脂肪组织消耗，结合饮食控制可达理想减肥效果。

（2）运动使脂肪细胞表面的胰岛素受体数量及敏感性提高，既降低了血胰岛素水平，又实现了降糖降脂目的。

（3）增强体力，改善精神状况，有利于恢复心理平衡。

运动的形式多种多样，采取的方式因人而异，但应以容易调节运动强度的运动为宜。运动量的大小取决于运动强度和时间，在实施运动计划时应根据个人的具体情况，由轻到重地增加运动强度。运动强度相当于最大运动能力（VO_{2max}）%，VO_{2max}为最大氧摄取量，因检测比较困难，所以常用不同年龄组的心率表示这种强度，并把极限强度定为100%。运动量的计算方法有：

计算法：心率＝安静时心率＋（运动时最大心率－安静时心率）×强度。运动时最大心率＝210－年龄。运动强度以运动时最大心率与安静时心率差作为百分数，即百分负荷强度，由此决定运动强度。一般将80%以上称为强度，40%～60%为中度，20%为轻度。例如，一位60岁的患者，安静时心率76次/分，则中等强度运动。心率＝76＋（210－60－76）×60%＝90次/分（运动时心率）。

简易法：运动时心率＝170－年龄。

开始运动时应从30%～40%开始，适应后可逐渐增加运动量。

（4）运动风险：如引起缺血性心脏病加重、高血压患者诱发心脑血管意外、视网膜病变者发生视网膜出血、肾病者使蛋白尿加重、足溃疡者溃疡加重、1型糖尿病胰岛素用量不足时促使血糖升高甚至诱发酮症，而注射胰岛素后又可使胰岛素吸收过快引起低血糖等。因此，运动要掌握适应证。糖尿病不适应运动的情况有：①严重1型糖尿病；②肾脏并发症；③高血压和各种心脏病；④眼底病变；⑤暂时性脑缺血；⑥严重神经、肌肉及关节病变；⑦极度肥胖等。

4. 口服降血糖药治疗

（1）磺脲类：此类药物直接刺激胰岛B细胞释放胰岛素，此外，还可改善2型糖尿病患者的胰岛素受体和（或）受体后缺陷，从而增强靶组织细胞对胰岛素的敏感性。其作用依赖于尚存在相当数量（30%以上）有功能的胰岛 B 细胞组织。

①适应证：单用饮食治疗不能获得良好控制的非肥胖 2 型糖尿病者，如已使用胰岛素治疗，每日需要量在 20 ~ 30U 以下。

②种类：可分为一代、二代、三代。

③治疗选择：一、二代之间，目前多选用第二代药物。根据各药特点，肾功能不良者选用格列喹酮，有血管病变者以用格列吡嗪和格列齐特较好，对非肥胖 2 型糖尿病者可选用此药，但对于肥胖者及老年人或有肝、肾、心血管病变者不宜应用。

④禁忌证：胰岛素依赖型糖尿病及合并严重感染、应激；有严重肝、肾疾病；妊娠、糖尿病并发酮症酸中毒；外科较大手术等。

⑤不良反应：包括低血糖反应，恶心、消化不良、呕吐、肝功能损害，白细胞减少，皮肤瘙痒、皮疹等。

（2）非磺脲类胰岛素促泌剂：此类药物也作用在胰岛 B 细胞膜上的 KATP，但结合位点与磺脲类不同，降血糖作用快而短，模拟胰岛素生理性分泌，主要用于控制餐后高血糖，可单独或与二甲双胍、胰岛素增敏剂联合使用，有两种制剂。

①瑞格列奈：苯甲酸衍生物，与 36kD 蛋白质特异结合后起作用，餐前或进餐时口服，0.5 ~ 4mg/d，从小剂量开始，按病情逐渐调整剂量，最大剂量不应超过 16mg。

②那格列奈：D - 苯丙氨酸衍生物，其刺激胰岛素分泌的作用有赖于血糖水平，低血糖发生率低，一般 120mg 每次餐前口服。

（3）双胍类

①作用机制：此类药物可促进肌肉等外周组织摄取葡萄糖，加速无氧糖酵解，抑制糖原异生及分解，改善糖代谢、降低体重，但不影响胰岛素水平，单独应用不引起低血糖，

与磺脲类合用则可增强其降糖效果。

②适应证：适用于肥胖或超重的 2 型糖尿病患者；1 型糖尿病血糖波动大者可加用双胍类；可防止 IGI 者发展成临床糖尿病。

③禁忌证：肝肾功能不全、低血容量性休克或心力衰竭等缺氧情况下易诱发乳酸性酸中毒，应忌用。年老患者应小心使用。

④制剂及用法：苯乙双胍，每次 25mg，口服，每日 2～3 次，一般总量为 50～100mg/d，现已少用。目前主要有甲福明（二甲双胍），通常每次 0.25～0.5g，口服，每日 2～3 次、总量 0.5～1.5g/d，最大剂量不超过 2g/d。

⑤不良反应：主要表现在胃肠道，如口干苦、金属味、厌食、恶心、呕吐、腹泻等。进餐时服药，并从小剂量开始可减轻其不良反应；偶有皮肤过敏反应及乳酸性酸中毒。

（4）α-葡萄糖苷酶抑制剂（AGI）：食物中淀粉、双糖（蔗糖）的吸收需要小肠黏膜刷状缘的 α-葡萄糖苷酶，AGI 抑制这一类酶可延迟糖吸收，降低餐后的高血糖，可适用于空腹血糖正常而餐后血糖明显升高者，可单独用药或与磺脲类、双胍类合用。AGI 应在进食第一口食物后服用，且食物成分中应有一定量的糖。单用本药一般不引起低血糖，但如与磺脲类或胰岛素合用，仍可发生低血糖，发生低血糖时，应直接应用葡萄糖处理，进食双糖或淀粉类食物无效。本药在肠道吸收甚微，不引起严重的全身不良反应，但对肝肾功能不全者仍应慎用；不宜应用于有胃肠功能紊乱者，亦不宜用于孕妇、哺乳期妇女和儿童。胃肠反应如腹胀、排气增多或腹泻，经治疗一个时期后可减轻。AGI 有两种制剂：①阿卡波糖，主要通过抑制 α-淀粉酶起作用，每次 50mg，每日 3 次；②伏格列波糖，主要通过抑制麦芽糖酶和蔗糖酶起作用，每次 0.2μg，每日 3 次。

（5）胰岛素增敏剂：即为噻唑烷二酮（Thiazolidinedione，TZD）类，又称格列酮类。主要通过结合和活化过氧化物酶体增殖物激活 γ - 受体（PPARγ）起作用。PPARγ - 受体被激活后通过诱导脂肪生成酶和与糖代谢调节相关蛋白的表达，促进脂肪细胞和其他细胞的分化，并提高细胞对胰岛素作用的敏感性，减轻胰岛素抵抗。可单独或联合其他口服降糖药物治疗，尤其胰岛素抵抗明显者。但不宜用于治疗 1 型糖尿病、孕妇、哺乳期妇女和儿童。本类药物的主要不良反应为水肿，有心力衰竭倾向或肝病者不用或慎用。现在的两种制剂：①罗格列酮，用量为 4 ~ 8mg/d，每日 1 次或分 2 次口服；②吡格列酮，用量为 15 ~ 30mg/d，口服每日 1 次。

5. 胰岛素治疗

（1）适应证：①所有 1 型糖尿病；② 2 型糖尿病经饮食控制、体育锻炼及口服降糖药效果不佳者；③糖尿病伴有急性代谢紊乱如酮症酸中毒、高渗性昏迷患者；④合并重症感染或消耗性疾病，并发进行性视网膜病变、神经病变、肾小球硬化或急性心肌梗死及脑血管意外者；⑤需进行外科大手术前后，尤其是使用全身麻醉的患者；⑥妊娠及分娩时；⑦营养不良相关糖尿病患者；⑧严重肝肾功能不全；⑨药物原发或继发失效者；⑩需长期大量应用皮质醇激素的糖尿病患者。

（2）制剂类型按作用快慢不同，胰岛素制剂可分为超短效、速（短）效、中效、长效四种。

（3）使用原则和剂量调节使用原则为：①急需胰岛素治疗者用超短效、短效，如糖尿病酮症酸中毒等急性并发症、急性感染、大手术前后、分娩等；②1 型或 2 型重症患者初治阶段剂量未明，采用短效类每餐前 1/2 小时皮下注射；③当所需剂量查明后，为减少注射次数可选用中效胰岛素每日早餐前皮下注射 1 次或用中效与短效、超短效胰岛素（按不同比例）混合使用。如早餐前空腹血糖不能满意控制，可以每日注射中效胰岛素2次，早餐前的剂量为全日量的2/3左右，晚餐前胰岛素用量为1/3左右，也可将中效与速效胰岛素混合使用。使用胰岛素治疗后，如早晨空腹血糖仍较高，其可能的原因有：①夜间胰岛素作用不足；②"黎明现象"，即夜间血糖控制良好，也无低血糖，仅于黎明一段短时间出现高血糖；③低血糖后反应性高血糖，即Somogyi现象。夜间多次测定血糖，有助于发现早晨高血糖的原因。

采用胰岛素治疗，剂量必须个体化。充分考虑到各种影响因素如进食量、体力活动、情绪变化、胰岛素制剂类型、注射部位、肝肾功能状态等。生理情况下每日胰岛素分泌量约48U，餐时约24U，初用剂量可据此按病情轻重估计，分3~4次注射，一般早餐前用量最大，晚餐前次之，午餐前最小。然后根据空腹及餐后2小时血糖（或4段尿糖）调整3餐前胰岛素用量。

（4）胰岛素的抗药性和不良反应：胰岛素制剂多为生物制品，有弱抗原性和致敏性，长期接受胰岛素注射（约1个月），循环血液中可出现胰岛素抗体，此外，还因靶细胞膜的胰岛素受体和受体后缺陷，以及胰岛素受体抗体的产生，极少数患者可表现胰岛素抗药性，即在无酮症酸中毒和拮抗胰岛素作用的条件下，每日胰岛素需要量超过200U，此时最好选用单组分人胰岛素制剂，加大剂量甚至给予静脉滴注，同时酌情使用糖皮质激素等免疫抑制剂及口服降糖药联合治疗。

使用胰岛素的不良反应主要有低血糖反应、全身及局部过敏反应、胰岛素性水肿、屈光不良、皮下脂肪萎缩等。通过减少剂量、调整饮食、脱敏及对症治疗、更换人胰岛素、变换注射部位多能治疗及避免。

近年来，心、脑血管并发症是糖尿病患者的主要死亡原因；肾脏、视网膜、神经病变也是致死亡或影响动力的重要因气为进一步改善糖尿病的预后，早期发现和严格控制糖尿病，预防和治疗各种感染，早期发现和治疗各种后期并发症，是其主要措施。

【病情观察】

（1）观察治疗后患者的症状是否缓解，多食、多饮、多尿等症状是否缓解，随访、监测血糖水平，以评估治疗效果。如有糖尿病慢性并发症，如微血管病变、肾病，则应观察治疗后患者的临床表现是否减轻、稳定。

（2）对初次就诊的患者，应进一步检查胰岛素、C肽、GADA、ICA，以进一步明确胰岛功能，并有助于糖尿病分型（1型或2型），决定治疗方案；其间应注意排除继发性糖尿病。一般可予口服降糖药物治疗，一般1~2周随访空腹、餐后血糖，以评估治疗疗效，症状是否缓解，是否需要调整药物剂量；如口服药物治疗血糖仍不能满意控制，或出现严重并发症，应使用注射胰岛素治疗。治疗时同样应注意观察血糖控制与否，评估治疗疗程，以寻找合适的剂量；有糖尿病并发症，如有眼底病变、糖尿病肾病的，应给予相应的治疗。

【病历记录】

1. 门急诊病历 记录患者就诊的主要症状及时间。记录患者多饮、多尿、多食、体重减轻等三多一少的症状以及相应的病程、起病年龄等。记录有无糖尿病的家族史，如有，应记录其相应的亲属关系。记录以往有无诊疗过，如有，应记录相应的诊疗经过、服药情况、效果如何等。记录有无相关的并发症，如心、肾、眼、皮肤改变、神经感觉变化等。体检中应记录其相应的体征。辅助检查中记录血糖测定以及相关的实验室检查的结果。

2. 住院病历 详细记录患者入院前门急诊和外院的诊治过程、用药及治疗效果。记录治疗过程中患者病情的变化、血糖的变化、有无并发症。

【注意事项】

1. 医患沟通 糖尿病是一种经饮食、运动、药物治疗可控制的终身疾病，因此，诊断本病后，应如实告知患者及其家属有关糖尿病的防治知识、饮食治疗的重要性、血糖监测及药物治疗的特点、低血糖的防范措施，使患者及家属对糖尿病有充分的认识和重视，能主动配合治疗，同时医师应做好心理疏导工作，使患者不要过于紧张，树立治疗信心。

2. 经验指导

（1）血糖浓度异常升高是糖尿病的主要诊断标准。目前建议当血糖达 140 mg/dl （7.8 mmol/L） 时，就应该将其降下来，也就是说，不管单纯空腹血糖还是单纯餐后血糖，只要是 2 次超过正常标准，都应作为糖尿病对象加以重视。

（2）肢端肥大症、库欣综合征、嗜铬细胞瘤可引起继发性糖尿病，长期服用糖皮质激素亦可引起类固醇性糖尿病。详细地询问病史，全面、仔细地体格检查，配合必要的实验室检查，一般可以鉴别。

（3）糖尿病慢性并发症的基本病变是动脉硬化、微血管病变和神经病变，主要包括心、脑、肾、眼、皮肤以及下肢血管病变和神经病变。因此，要判断糖尿病患者是否有大血管、微血管、神经方面等并发症，必须行相关检查，如超声心动图、心电图、血管多普勒超声、脑部 CT、肌电图等。

（4）糖尿病的治疗方法很多，首先是糖尿病教育，包括饮食、运动、药物等方面的教育，使患者能了解糖尿病的有关知识，使其自觉与医师配合，达到最佳疗效；其次是根据患者的具体病情、经济状况选择不同的药物治疗。注意，同一种类药物尽量避免叠加使用，不同种类药物的联合应用，也应注意有无协同或拮抗作用。

（5）轻症糖尿病患者应坚持饮食、运动治疗，将血糖将至正常可以阻止糖尿病慢性并发症的发生和发展；而中、重度患者在饮食治疗、适当运动的基础上配合药物治疗，也可以减少并发症的发生、提高生活质量，降低病残率和死亡率。但总体而言，本病尚无根治办法。目前基因诊断治疗以及人工胰、胰岛移植等新的治疗途径是糖尿病研究的重要方向。

第二节 糖尿病酮症酸中毒

糖尿病酮症酸中毒（diabetic ketoacidosis，DKA）是糖尿病最常见的急性并发症之一，临床以发病急、病情重、变化快为其特点。

本症是糖尿病患者在各种诱因的作用下，胰岛素不足明显加重，升糖激素不适当升高，造成糖、蛋白质、脂肪及水、电解质、酸碱平衡失调而导致的高血糖、高血酮、酮尿、脱水、电解质紊乱、代谢性酸中毒等为主要生化改变的临床综合征。1 型糖尿病患者有自发酮症倾向，发病率约 14%。随着糖尿病知识的普及和胰岛素的广泛应用，DKA 的发病率已明显下降。

【诱因】

（1）停用或随意减量胰岛素或口服药。

（2）感染：以呼吸道、泌尿系（尤其女性）、消化道的感染最为常见。

（3）暴饮暴食：进食过多高糖、高脂肪食物或饮酒等。

（4）精神因素：如精神创伤、过度激动或劳累等。

（5）应激：外伤、骨折、手术、麻醉、妊娠、心肌梗死、脑血管病等，均可引起 DKA。应用肾上腺皮质激素治疗，亦可诱发 DKA。

（6）原因不明。

【发病机制】

DKA 的发病机制较为复杂，近年来国内外多从激素异常和代谢紊乱两个方面对本病的发病机制进行认识和阐述。

1. 激素异常 近年来普遍认为 DKA 的发生原因是胰岛素水平降低，拮抗胰岛素的激素如胰高血糖素、肾上腺素、生长激素和皮质醇水平升高。在生理状态下，人体胰岛素与拮抗激素的分泌处于神经内分泌系统的调节控制之下，保持着严密的动态平衡而维持着正常的生命活动。在急性感染、治疗不当、饮食不当、外伤、手术、卒中等应激情况下，胰岛素的分泌相对或绝对不足，拮抗激素的分泌显著增多，破坏了激素分泌动态平衡，造成脂肪代谢紊乱。出现了以高血糖、高血酮、代谢性酸中毒等为特征的 DKA。

2. 代谢紊乱 在生理状态下，体内的糖、脂肪、血酮、电解质、水等物质的代谢处于神经内分泌系统的精确调节控制之下，保持着动态平衡状态，胰岛素作为一种贮能激素，在代谢中起着促进成、抑制分解的作用。当胰岛素的分泌绝对或相对不足时，拮抗胰岛素的一组激素绝对或相对增多而促进了体内代谢分解，抑制合成，尤其是引起葡萄糖的代谢紊乱，能量的来源主要取决于脂肪和蛋白质，由于脂肪和蛋白质的分解加速，而合成抑制，出现了全身代谢紊乱。

酮体由乙酰乙酸、β-羟丁酸和丙酮组成。在生理状态下，游离脂肪酸在肝细胞线粒体中经 β 氧化形成乙酰辅酶 A。乙酰辅酶 A 与草酰乙酸结合后形成柠檬酸经三羧酸循环氧化产生能量、二氧化碳及水。当胰岛素分泌绝对或相对不足时，草酰乙酸减少，乙酰辅酶 A 不易进入三羧酸循环，便滞留堆积，最后在肝脏内转化成乙酰乙酸，乙酰乙酸去羧基成为丙酮，大量的乙酰乙酸在 β-羟丁酸脱氢酶的作用下，还原为 β-羟丁酸。在血酮体中，β-羟丁酸占 65% ~ 70%。乙酰乙酸与 β-羟丁酸为较强的有机酸，其积聚超过一定量时便可发生 DKA。

【病理生理】

DKA 的病理生理过程非常复杂，以下主要从酸中毒，水、电解质代谢紊乱及多脏器病变等几个方面进行认识和阐述。

1. 严重脱水　DKA 患者常伴有严重的失水，失水量可达体重的 10% 左右，失水早期主要为骨骼肌的细胞内液，晚期则主要为细胞外液，后者约占总失水量的一半。

（1）渗透性利尿：DKA 患者的肾糖阈比正常人为高，肾小球滤出的葡萄糖量比正常人高 5~10 倍。近端肾小管未能回吸收的葡萄糖直接影响水和电解质的回吸收，从而引起大量排尿。在渗透性利尿时，尿中电解质浓度比细胞外液小，即尿中水的丢失远超过了电解质的丢失。若水和电解质的摄入量能平衡尿的排出量，患者尚可保持不稳定的平衡；若摄入量不足，脱水就迅速进展。

（2）摄入水减少：DKA 时，患者由于酸中毒往往出现厌食、恶心、呕吐，使水和电解质的摄入量减少，丢失量增多；对于有神志障碍的患者，口渴感觉中枢迟钝，饮水量减少，可使脱水进一步加重。

（3）细胞外液的渗透压增高：DKA 时血糖急骤升高，使细胞外液总渗透压增高，机体为维持细胞内外液的平衡，细胞内液向细胞外转移。这种代偿性的细胞内脱水常不易在临床发现，但却是 DKA 脱水的重要表现。

（4）呼吸失水增多：DKA 时，微血管的通透性增强，使得面或睑部呈现轻度水肿；同时由于血 H^+ 增加和肺泡 PCO_2 增高，刺激呼吸中枢出现呼吸深快，丧失更多水分，可使脱水更加严重。

（5）其他：DKA 时蛋白质分解加速，产生大量的酸性代谢产物，这些酸性物质排出时带走大量水分，使脱水加重。

2. 电解质代谢紊乱

（1）低钠、低氯：渗透性利尿使钠的再吸收受到抑制；酮体排出时结合排出大量的钠离子；一部分钠离子进入细胞内代替丢失的钾离子；呕吐及摄入的不足；胰岛素的不足及高血糖素的增多,可引起失钠性脱水。DKA 时,血清氯化物也可低于正常,但不如钠下降明显。由于钠的丢失比氯化物为多,血氯化物有时可相对性增高。

(2) 低钾:低钾原因:①DKA 时组织分解代谢旺盛,大量的钾离子从细胞内释出;②渗透性利尿排出大量的钾离子;③肾小管钾钠交换增加,使钾丢失更多;④摄入不足,呕吐;⑤应激状态下肾上腺皮质激素、醛固酮分泌增加,促进了钾的丢失。

在治疗前,大量的钾离子由细胞内转移到细胞外,严重的脱水使血液浓缩,肾功能不全等,使患者的血钾可暂时正常甚至高于正常。在用胰岛素及补液治疗后,血容量趋于正常,肾血流量恢复,大量的钾随尿排出。胰岛素发挥生物效应后,促使细胞摄取葡萄糖,钾离子重新返回细胞内,这时血钾将迅速下降,通常在治疗 1~4 小时后明显。若严重的低血钾未被纠正,可出现低钾性麻痹、心律失常、呼吸停止。

(3) 低磷、低镁:DKA 时,由于细胞分解代谢增加,磷从细胞内释放,经肾随尿排出,致机体缺磷。DKA 时,镁代谢与钾、磷相似。由于组织蛋白分解代谢过盛,镁离子由细胞内释放出,随尿排出体外,患者血镁正常或低于正常。

(4) 代谢性酸中毒:DKA 时,血 pH 最低可达 6.8,引起代谢性酸中毒的原因有:游离脂肪酸的代谢产物 β‑羟丁酸、乙酰乙酸在体内堆积。超过肾脏的排泄能力时,血 pH 降低;有机酸阴离子由肾脏排出时,大部分与阳离子尤其是 Na^+、K^+ 结合成盐类排出,因此大量碱基丢失,加重了酸中毒。蛋白分解加速,其酸性代谢产物增加。为了减轻酸中毒对机体的不良影响,体内进行如下代偿调节。

①细胞内外液缓冲系统的动员:尽量维持细胞内外液 pH 不变。

②呼吸系统的代偿:刺激呼吸中枢,呼吸加快加深,使

肺泡的 PCO_2 降低，血 pH 增加。pH 低于 7.1 时，可出现酸中毒呼吸（Kussmaul 呼吸），血 pH 降至 7.0 时，出现呼吸中枢麻痹而呼吸减弱，可引起二氧化碳麻醉及深昏迷。

③肾脏代偿：通过肾小管排 H^+ 量增加，酸中毒可部分被纠正。DKA 时，由于严重脱水及血液黏度增高，常有肾血流量及肾小球滤过率降低等暂时性的肾功能不全，肾小管脱氨的速度降低，肾小管排 H^+ 量降低，酸中毒的代偿机制丧失，酸中毒更为严重。

3. 多脏器病变

（1）心脏：DKA 时，由于脱水、电解质紊乱、酸中毒，开始表现为血容量虽不足但血压暂时正常，尚无休克表现；开始可无心率加快，以后在血压下降等条件时可表现为心率 110～120 次/分。原有心脏病变者，若发生 DKA 易导致心力衰竭。不适当的补碱性液体，使心肌收缩力下降，加重或诱发心力衰竭。

（2）脑：DKA 早期，由于葡萄糖利用失常，能量来源主要为游离脂肪酸及酮体，此二者对 DKA 患者的脑功能均有抑制作用，使脑处于抑制状态。晚期常并发脑水肿而使病情恶化。

（3）肝脏：DKA 时，糖原合成及贮藏减少，分解增多，糖原异生增强，肝糖输出增多。肝内三酰甘油合成减少，而酮体生成增多，引起血糖与血酮水平均明显升高。当大量的游离脂肪酸、葡萄糖及氨基酸分解时，生成大量的乙酰辅酶 A，病态地转化为乙酰乙酸、β-羟丁酸和丙酮，从而发生 DKA。

（4）肾脏：DKA 时，由于葡萄糖、酮体等排出，出现渗透性利尿，引起严重脱水，电解质紊乱。当脱水严重，循环衰竭时可引起急性肾功能不全，以致代偿功能消失、酸中毒及电解质代谢紊乱加重。

【诊断依据】

(一) 临床表现

(1) DKA 的早期症状主要为糖尿病本身症状的加重，多饮、多尿症状突出。患者主诉为乏力、肌肉酸痛，随着病情的进展，可出现消化系统、呼吸系统、神经系统的症状。

(2) 在 DKA 早期常出现食欲减退、恶心、呕吐，可发生肠胀气甚至麻痹性肠梗阻，可出现腹痛，酷似急性胰腺炎等急腹症表现。

(3) DKA 时可能闻到患者呼出的酮味，似烂苹果味，呼吸加快，严重时出现 Kussmaul 呼吸，患者常有呼吸困难，呼吸中枢可处于麻痹状态，出现呼吸衰竭。

(4) 轻度的 DKA 仅有头昏、头痛、烦躁等症状，一般无意识障碍。严重时可出现表情淡漠、反应迟钝、嗜睡、痉挛、肌张力下降、瞳孔对称性扩大、膝腱反射减退或消失，最后昏迷。

几乎所有的 DKA 患者均有不同程度的脱水，病程初期或轻型患者脱水可不明显；随着病情的进展，发展为明显的脱水，表现为黏膜干燥、皮肤弹性减退、眼球凹陷、眼压降低等；严重的脱水可出现心跳加快、血压下降、四肢发凉、体温下降，最后发生严重休克、少尿、无尿，以致肾功能衰竭、心肌收缩力减弱、周围血管扩张、有效血容量减少、诱发或加重心力衰竭。

(二) 检查

1. 尿　尿糖阳性或强阳性，偶可出现弱阳性；尿酮体呈强阳性。肾功能严重损伤者，而肾糖阈及酮阈升高，可出现尿糖与酮体弱阳性，诊断时必须注意血酮检测，可有管型尿与蛋白尿，尿比重常增高，有时可达 1.045 以上，肾小管功能不全时，尿比重多可以不高。

2. 血

(1) 血糖明显升高，多在 16.7 ~ 33.3mmol/L 以上，有时

可达 36.1~55.5mmol/L 以上。

（2）血酮定性强阳性，定量的正常值 <0.5mmol/L（5mg/dl）。

（3）多在 4.8mmol/L 以上，有些危重患者可达 30mmol/L 以上。

（4）二氧化碳结合力（CO_2CP）降低，碱剩余（BE）负值增大，阴离子间隙常增大。

（5）在代偿期，动脉血 pH 可在正常范围。

（6）失代偿时 pH 常低于 7.35，有时可低于 7.0。

（7）血钠多数下降，少数可正常，偶可升高。

（8）血清钾于病程初期正常或偏低，而少尿、失水、酸中毒严重期可升高至 5.5mmol/L 以上，以致出现高钾血症。

（9）经补液和胰岛素治疗后，又可降至 3mmol/L 以下，发生低钾血症。

（10）游离脂肪酸（FFA）显著升高，三酰甘油升高、磷脂、胆固醇均可增高，高密度脂蛋白 – 胆固醇（HDL – C）水平常可降至正常范围的下限以下。

（11）尿素氮、肌酐常因脱水而升高，治疗后常可恢复正常。

（12）白细胞常增高，无感染时也可高达（15~30）×10^9/L 以上，尤以中性粒细胞增高更为显著，在本症中不能以白细胞计数来判断感染的存在。

（13）血红蛋白与血细胞比容常可升高，其升高情况与脱水的程度有关。

（14）血淀粉酶升高者应注意是否伴有急性胰腺炎的存在。

（三）诊断要点

典型 DKA 的诊断并不困难，对于有明确的糖尿病病史的患者突然出现脱水、酸中毒、休克、神志淡漠、反应迟钝甚至昏迷，应首先考虑到 DKA 的可能。对于尚未诊断为糖尿病者突然出现脱水、休克，尿量较多，呼气中伴有烂苹果味者，必须提高警惕。对于可疑诊断为 DKA 的患者，应立即检测尿糖、酮体、血糖、二氧化碳结合力及血气分析等。

1. 无论有无糖尿病史，凡有上述临床症状者，根据下列第 1～4 项实验室检查即可诊断

（1）尿糖、尿酮体：呈强阳性，可同时有蛋白尿、管型尿。有严重肾损害者尿糖、尿酮体可为弱阳性，甚至因肾糖阈提高而为阴性。

（2）血糖：明显升高 > 16.7mmol/L，一般为 16.7～27.5mmol/L，重症 > 27.5mmol/L 时可伴高渗性昏迷。

（3）血酮体：升高一般 > 5mmol/L。血酮体显著增高 > 8.6mmol/L 有确诊价值。

（4）血酸碱度：酸中毒代偿期 pH 在正常范围内；失代偿期常低于 7.35，血 CO_2CP 低于正常值，但 > 15.72mmol/L 为轻度酸中毒，在 8.98mmol/L 以下者为重度，介于两者之间为中度。

（5）K^+、Na^+、Cl^-：可正常、降低或升高。酸中毒治疗后，尿量增加时，血 K^+ 逐渐下降。

（6）血尿素氮、肌酐：可升高，酸中毒得到纠正后，血尿素氮、肌酐仍未降至正常应考虑同时合并有肾功能不全。

（7）白细胞：大多 > 10×10^9/L，合并感染时可达（15～30）$\times 10^9$/L，又以中性粒细胞增高较显著。

2. 糖尿病酮症酸中毒诊断标准

（1）早期表现为烦渴、多饮、多尿及无力，至后期尿量减少或尿闭、消瘦、软弱等。

（2）消化道症状，如食欲不振、恶心、呕吐、腹痛等。

（3）神经系统症状，如头痛、嗜睡、严重者昏迷。

（4）有关诱因的症状。

（5）查体：①神志：轻者清，重者神志模糊、昏迷；②

脱水所致皮肤干燥、弹性差、舌干红、眼球下陷、眼压降低；③呼吸加深、加速，即所谓的 Kussmaul 呼吸，有烂苹果气味；④循环系统可见脉速、细、弱，四肢冷、低血压、休克；⑤体温低于正常，有感染者升高；⑥腹部有压痛，可有腹肌紧张；⑦各种反射迟钝或消失、昏迷。

（四）鉴别诊断

对于已明确诊断为糖尿病者，若发生脱水、低血压或休克与其他原因的脱水、休克鉴别；有急腹症表现者要与胰腺炎、胆囊炎等鉴别；昏迷者，除考虑到 DKA 的可能外，还应与其他原因引起的昏迷相鉴别，如低血糖昏迷、非酮症高渗性昏迷、乳酸酸中毒昏迷。

【治疗】

（一）治疗原则

糖尿病酮症酸中毒治疗的基本原则是：

（1）补充丢失的水分，纠正脱水。改善组织灌注，降低对抗胰岛素激素的水平。

（2）采用胰岛素抑制脂肪分解和肝糖释放，纠正代谢紊乱。

（3）及时补钾，以防止低钾血症所致的并发症。

（4）寻找和去除诱发酮症酸中毒的应激因素，抑制对抗胰岛素激素的产生。

此外医师必须细致地观察患者，了解病情变化并及时调整治疗，以便使患者尽快恢复正常。尤其在酮症酸中毒的早期阶段，医师必须密切随访患者直到病情稳定。

（二）补液

治疗糖尿病酮症酸中毒成功与否，补液是关键。补液量根据患者的失水程度因人而异。病情严重的患者，估计失水量约为体重的 10%。对轻、中度失水的患者，最初 2～4 小时内予以生理盐水（NS）500 ml/h，以便产生快速扩容效应，而后 NS 减少至 250 ml/h。严重失水的患者初始 2 ~ 4 小时中应以 NS 750 ~ 1000 ml/h 的速度输入，尽可能快速建立良好血流动力学反应，此后可予以 NS 500ml/h，或根据持续的临床观察及评价，指导补液量和速度。

选择何种液体纠正容量不足，目前比较一致的意见是一般病例先采用 NS 快速有效地扩充细胞外液容量，此后应根据患者血钠浓度和渗透压变化决定。若血钠 >155mmol/L，血渗透压 >330mOms/L，则可给予 0.45% NaCl 溶液。补液量和速度除视患者失水程度外，尚需根据患者的末梢循环、血压、心血管功能状态而定。老年有冠心病或糖尿病性心脏病者，补液不宜太多太快，以免引起心力衰竭和肺水肿。一般第 1 日补液量为3000 ~ 8000ml，多数 3000 ~ 5000ml 已可纠正脱水。治疗初期因患者血糖已很高，为避免高渗影响循环和细胞内液，一般不给葡萄糖溶液。当血糖降低至 13.88mmol/L（250mg/dl）时，应给予5%葡萄糖溶液静脉输注（3 ~ 4g 葡萄糖加 1U 胰岛素），直到患者可以进食，以防止低血糖发生。对血压明显降低甚至测不出的休克患者，除补液外尚须给予血浆等胶体溶液扩容。

治疗过程中应仔细监测尿量，当少尿或无尿的严重脱水患者尿量增多，提示容量不足得到纠正。当严重多尿的患者治疗过程中尿量减少，则提示患者血糖浓度下降，尿糖减少。若患者持续，则要求更仔细而严格地调整补液治疗。对无尿患者（急性肾小管坏死或终末期肾病）补液治疗受到限制，此时以胰岛素和电解质处理作为主要治疗。

（三）胰岛素

胰岛素治疗酮症酸中毒的目的是：抑制脂肪分解和酮体生成；抑制肝糖产生；增加外周组织摄取葡萄糖及利用酮体。酮症酸中毒患者胰岛素最好静脉给予，目前推荐小剂量胰岛素持续治疗。一般每小时 5 ~ 10U（平均 5 ~ 6U/h）静脉滴注能有效地控制病情。

小剂量胰岛素治疗可采取多种方式。

（1）首次静脉推注 10~20U，继以胰岛素静脉滴注 5~10U/h。该方法可使胰岛素浓度维持较高而均匀的水平，是临床最常用的方法。

（2）分次肌内注射，每 2~4 小时 1 次，首次剂量 20U，继以每小时 4~6U，血胰岛素浓度可达 60~100U/L。肌内注射的半衰期为 2 小时，较静脉滴注的优点是作用较持久，可较少护理，而疗程和疗效与静脉滴注法差别不大。缺点不易随时控制，低血糖机会多。

（3）胰岛素静脉滴注及泵持续皮下注射，胰岛素治疗开始后，应每小时测血糖 1 次。当血糖降到 15mmol/L 或更低时，静脉滴注胰岛素应减少至 2~4U/h，并同时给予 5% 葡萄糖溶液。胰岛素的用量需要不断调整，使血糖维持在 5~10mmol/L，直到患者能够进食。一旦患者开始进食，胰岛素改为皮下注射。大多数患者治疗 5~6 小时内血糖可降到 15mmol/L 以下，若 4 小时后血糖仍不能降低，需检查胰岛素泵工作是否正常、输液管道是否通畅以及滴速是否恰当。若非这些因素的影响，提示严重胰岛素抵抗，胰岛素用量应加倍。

（四）纠正电解质紊乱

1. 钠 酮症酸中毒中虽然失钠与低钠者较多，但经补液（NaCl）及胰岛素治疗水、钠潴留，很易补至正常。补钠时应注意血钾，大量补钠而不补钾，往往引起失钾而导致低血钾，必须注意。

2. 钾 虽然失钾是酮中毒的特征之一，但疾病早期严重酸中毒时通常血钾升高。随着补液和胰岛素治疗，血钾迅速降低，甚至出现低血钾。患者可因严重心律失常或呼吸肌麻痹而危及生命。因此，密切监测钾变化，及时调节钾的补充在治疗中尤其重要。

酮症酸中毒估计患者一般失钾为每千克体重 3～10mmol/L (3～10mEq)，故即使血钾正常者仍需补钾，若初起血钾即 < 3.5mol/L 提示体内失钾严重需积极补钾；若血钾 >5.5mmol/L 并伴少尿或尿闭，有肾功能不全可疑者，可暂缓补钾，密切观察。如无高钾及尿闭者，一开始补液即可同步补钾。补钾的量与速度应视血钾浓度和肾功能状态而定，血钾正常且有尿的患者，于胰岛素治疗一开始，每 500ml 液体中需加 KCl 1～1.5g；血钾 3.5mmol/L，补钾浓度不变，滴速在可耐受的情况下增加一倍；血钾 <3mmol/L 时，甚至每小时需补钾 2～3g；血钾 >5.5mmol/L，暂停补钾；血钾偏高而伴少尿无尿者，待补液后尿量增多时立即补钾。治疗过程中应以心电图监护，可从 T 波变化中灵敏反映血钾高低，有利于及时调整补钾的浓度和速度。

3. 磷 酮症酸中毒时可失磷，但磷与钾一样在酸中毒时从细胞内逸出，引起血磷偏高。治疗过程中磷与钾平行下降，4～6 小时达低磷水平。当血磷 >1mg/dl 时，患者可出现低磷综合征（软弱无力、呼吸功能下降），应及时补磷。补磷可避免低血磷症的有害作用，恢复 2, 3 - DPG 的生成，促使氧离曲线左移，改善缺氧，加速酸中毒的纠正。但有认为如肾功能不全，可诱发低血钙与磷酸钙沉积，加重肾功能损伤，补磷首选 KH_2PO_4。

（五）纠正酸中毒

糖尿病酮症酸中毒的生化基础是酮体生成过多，而非 HCO_3^- 丢失过多，治疗应主要采用胰岛素抑制酮体生成，促进酮体的氧化。酮体氧化后产生 HCO_3^-，酸中毒自行纠正。过早过多地给予 $NaHCO_3$ 有害无益。然而，严重酸中毒可使心肌收缩力降低，心排血量减少；中枢神经和呼吸中枢受抑制；外周血管对儿茶酚胺的敏感性下降，引起低血压；加重胰岛素抵抗。因此，为防止严重酸中毒对机体的威胁，当 pH < 7.1，HCO_3^- < 8 ~ 10mmol/L 或 PCO_2 < 10 ~ 12mmol/L 时，则应给予 $NaHCO_3$ 治疗，pH < 7.1，给予 4.2% $NaHCO_3$ 100ml 静脉滴注；pH < 7.0 时，$NaHCO_3$ 可加至 200ml，此后根据 pH 及 HCO_3^- 调整 $NaHCO_3$ 的用量，直到 pH > 7.1，HCO_3^- > 15mmol/L。补充 $NHCO_3$ 时应同时补钾，以防发生低血钾。

(六) 诱因和并发症的治疗

对酮症酸中毒患者的治疗除积极纠正代谢紊乱外，还必须积极寻找诱发因素并予以相应治疗。例如严重感染、心肌梗死、外科疾病、胃肠疾患等。此外并发症常为死亡的直接原因，必须及早防治，特别是休克、心律失常、心力衰竭、肺水肿、脑水肿、急性肾功能衰竭等。详细询问病史，仔细检查体征，严密观察病情，迅速处理。

(七) 急救治疗重点

1. 液体和电解质

(1) 容量 1L/h，共 3 小时，然后根据需要调整，第 1 个 24 小时，通常 4 ~ 6L。

(2) 体液：①等张盐水 (钠 150mmol/L)；②低张盐水 (钠 75mmol/L)，如果血钠超过 150mmol/L 时可用，总量不超过 1 ~ 2L；如果明显高血钠症，可给予 5% 葡萄糖并液增加胰岛素用量。当血糖降低至 15mmol/L 时，5% 葡萄糖液，1L/h，共 4 ~ 6 小时；③如果 pH < 7.0，碳酸氢钠 1.3% 700ml 或 8.4% 100ml，同时给钾以防低血钾。

(3) 钾：①第 1 升液体即可加钾，除非无尿或血钾 > 5.5mmol/L。②此后每升液体加钾的剂量，如血钾 < 3.5mmol/L，KCl 40mmol (严重低钾需更多)；如血钾为 3.5 ~ 5.5mmol/L，KCl 20mmol；> 5.5mmol/L，不加 KCl (注：KCl 20mmol = 1.5g)。

2. 胰岛素

(1) 持续静脉滴：注开始 5 ~ 10U/h (平均 6U/h) 直到

血糖降低 <15mmol/L。此后输注含糖液体，并调整胰岛素用量（通常 1~4U/h），使血糖维持在 5~10mmol/L，直到患者能够进食。

（2）肌内注射首次 10~20U，然后 5~10U/L，直到血糖降到 10~15mmol/L。此后每 6 小时 10U，直到患者恢复进食。

3. 其他事项 ①详细记录临床和生化变化；②寻找和治疗诱发疾病（感染，心肌梗死等）；③通常，适当的补液可纠正低血压；④老年人或心脏病患者应给予中心静脉压监测；⑤昏迷或开始治疗 4 小时内无尿的患者应置放导尿管；⑥持续心电图监测可预报低血钾或高血钾（但不能取代血钾测定）；⑦脑水肿，甘露醇（1g/kg，静脉给予）或地塞米松（可诱发胰岛素抵抗）；⑧成人呼吸窘迫综合征，间歇性正压给氧（100% O_2），避免补液过多；⑨并发血栓栓塞，如果发生予以治疗，无需预防性治疗；⑩严重酸中毒，特别是心肺功能衰竭者，应采用呼吸机增加 CO_2 排出。

【病情观察】

注意观察治疗后患者口渴、脱水症是否纠正，恶心、呕吐症状及神态等有无改善，以评估治疗效果。注意尿量、血压、心率、呼吸频率等变化。治疗过程中应密切检测血糖及酮体，根据其变化水平调整治疗，同时也要检测血电解质及 CO_2CP，防止水、电解质、酸碱平衡。

【病历记录】

1. 门、急诊病历 记录患者就诊的主要症状及时间；记录患者起病的情况、诱因，有无多饮、多尿、多食、消瘦及恶心、呕吐等症状，原有糖尿病史者，应记录其饮食及用药情况；记录有无家族史；记录以往有无诊疗史，如有，记录相应的诊疗经过、服药情况；记录有无相关的并发症，如心、肾、眼、皮肤改变、神经感觉变化等。体检中记录其相应的体征，尤其是生命体征和脱水情况。辅助检查中记录血糖、尿酮体、电解质、CO_2CP 及其他实验室检查结果。

2. 住院病历　详细记录患者入院前门急诊和外院的诊治过程、用药及治疗效果。记录治疗过程中患者神志及生命体征的变化、血糖及电解质的变化、有无并发症等。

【注意事项】

1. 医患沟通　酮症酸中毒是糖尿病的急诊之一，虽经积极抢救和治疗，仍有一定的死亡率，诊断本病时，应如实告知患者或家属，以征得理解、配合。同时应指导患者和家属，强调口服补液和观察尿量的重要性。对于昏迷期患者，应指导其家属勤翻身拍背，以防止压疮和坠积性肺炎的发生。当患者处于恢复期时，应告知其本病发生的常见诱因，帮助患者建立必要的防范意识。

2. 经验指导

（1）多数患者有糖尿病史，由于感染、外伤等应激而诱发本症，部分患者可以急性感染或急腹症就诊，故易误诊，临床应予重视。部分患者，特别是 1 型糖尿病患者，可以昏迷来院急诊，医师应仔细询问病史，尤其应了解患者以往的糖尿病史，以助于临床诊断。

（2）治疗的主要目的是快速扩容，纠正高血糖症和高血酮症，治疗期间应防止低血钾。一般仅在重度酸中毒时方需补碱，补碱时不宜用乳酸钠，多用碳酸氢钠。多数患者（血浆 pH > 7.2）是不必要的，这种治疗可以诱导碱中毒和低钾血症的严重危险。本病在治疗过程中，医生密切观察是必需的，因为频繁的临床和实验室评估和适当的校准治疗必不可少。

（3）急性脑水肿，这一罕见且常常致命的并发症主要出现在儿童，较少见于青少年和年轻成人。没有证据显示任何本病的治疗能明显改变急性脑水肿的危险性。目前认为应避免血糖的迅速降低（每小时 > 2.78mmol/L），以减缓血浆渗透压的快速变化。

第三节 非酮症高渗性糖尿病昏迷

非酮症性糖尿病高渗昏迷是糖尿病的一种少见而严重的急性并发症，也是糖尿病昏迷的一种特殊类型。以严重高血糖、高血浆渗透压、严重脱水、无明显酮症、伴有进行性意识障碍为主的临床表现。

非酮症高渗性糖尿病昏迷发生率为糖尿病酮症酸中毒的 $1/6 \sim 1/10$，多见于老年糖尿病患者，此症病情危重，病死率极高；以往报道为 $40\% \sim 70\%$。近年来由于诊治水平的提高，病死率显著下降，但仍高达 $15\% \sim 20\%$，所以早期诊断和早期尤为重要。

【诱因】

（1）应激如急性感染、手术、烧伤、外伤、急性心肌梗死、脑血管意外、急性胰腺炎、消化道出血、中暑或低温等，其中急性感染占诱因的首位。

（2）使用引起血糖增高的药物如糖皮质激素、甲状腺激素、免疫抑制剂、利尿剂等。

（3）大量输入葡萄糖液、饮多量橘子水、静脉高营养和高糖饮食等。

（4）合并 Cushing 综合征、肢端肥大症、甲状腺功能亢进症等内分泌疾病。

（5）饥饿、限制饮水、严重呕吐或腹泻，使用利尿剂或脱水剂，腹膜透析或血液透析，大面积烧伤患者或并发尿崩症，引起脱水。老年人由于口渴中枢不敏感，主动饮水少，更易引起脱水。

（6）如急、慢性肾功能不全，急、慢性肾功能衰竭，糖尿病肾病等。由于肾小球滤过率下降，对血糖的清除率亦下降。

【病理生理】

1. 极度高血糖

(1) 体内胰岛素供应不足，葡萄糖利用减少，导致高血糖。

(2) 体内胰岛素降糖作用减弱：可由感染、创伤、手术等应激而致胰岛素拮抗激素如肾上腺皮质激素、儿茶酚胺、高血糖素（胰高血糖素）等分泌增加，拮抗或抑制了胰岛素的作用，并可抑制组织对葡萄糖的摄取，致使血糖升高。

(3) 机体葡萄糖负荷增加：主要由于应激引起皮质醇等胰岛素拮抗激素分泌增加，内源性葡萄糖负荷增加；也可因高糖饮食或腹膜透析而致大量葡萄糖进入人体内，外源性葡萄糖负荷增加，致使血糖升高。

(4) 由于重度脱水，肾脏调节水、电解质平衡功能降低，血糖排出受限，以致血糖极度升高。

2. 高血钠　部分患者有高血钠，造成了细胞外液的高渗状态，造成细胞内脱水。脱水严重者可发生低血容量休克，严重的细胞内脱水和（或）低血容量休克是出现精神－神经症状的主要原因。血容量减少与应激可使醛固酮与肾上腺皮质激素分泌增加，严重脱水可引起继发性高血钠。

3. 重度脱水与血浆高渗透压　脱水的程度与病情轻重呈正比。失水可达 12~14L。极度高血糖而致尿糖重度增加，引起严重的高渗性利尿。因患者常伴有脑血管病变及肾脏病变，可导致口渴中枢不敏感，以致水分摄入减少及肾脏调节水电解质的功能不良，从而进一步加重脱水并导致电解质紊乱，出现少尿或无尿。由于渗透性利尿，使水、钠、钾等从肾脏大量丢失，尤其水的丢失较电解质丢失为多，因而引起低血容量高渗性脱水，形成脑组织细胞内脱水，脑供血不足，产生精神－神经症状，进一步加重昏迷。

4. 轻度酮症或非酮症　患者多为 2 型糖尿病，血浆胰岛素水平比 1 型糖尿病者高。一定量的内生胰岛素可抑制脂肪的分解，减少游离脂肪酸进入肝脏和生成酮体，故血酮无明显升高；且高血糖本身有抗酮体作用。明显的血浆高渗透压可抑制脂肪细胞的脂解，肝脏生成酮体减少；血浆游离脂肪酸水平很高而无酮症，这与患者肝脏的生酮作用障碍有关。

【诊断依据】

（一）临床表现

起病一般比较缓慢，往往表现为糖尿病症状加重，呈烦渴、多饮、多尿、乏力、头晕、食欲不振、恶心、呕吐、腹痛、反应迟钝、表情淡漠等，如得不到及时治疗，则病情继续发展，由于严重的失水引起血浆高渗和血容量减少、体重明显下降、皮肤干燥无弹性、眼球凹陷、血压下降、心率加速，甚至四肢发冷等休克表现状态，有的由于严重脱水而少尿、无尿。神经系统方面可表现为不同程度的意识障碍，从意识淡漠、昏睡直至昏迷；有时有幻觉、胡言乱语、躁动不安等；有时精神症状严重；有时体温可上升达40℃以上。由于极度高血糖和高血浆渗透压，血液浓缩，黏稠度增高，易并发动静脉血栓形成，尤以脑血栓为严重，导致较高的病死率。

（二）检查

1. 血糖 极度升高，通常 > 33.3mmol/L，甚至可高达 33.3 ~ 66.6mmol/L，有的甚至达 266.7mmol/L。

2. 血浆渗透压 可高达 330 ~ 460mOsm/L，多大于350mOsm/L。按公式计算：血浆渗透压（mOsm/L）= 2（钠＋钾）mmol/L ＋血糖（mmol/L）＋尿素氮（mmol/L）。

3. 电解质 血清钠常增高至 >150mmol/L，但亦有轻度升高或正常者。血清钾可升高、正常或降低。血氯可稍增高。

4. 肾功能 尿素氮常中度升高，血肌酐亦可升高。大多属肾前性失水或伴有急性肾功能不全。

5. 血二氧化碳结合力、血 pH 大多正常或稍下降。

6. 尿常规 可出现蛋白尿、血尿及管型尿、尿糖强阳性、尿酮体阴性或弱阳性。

7. 血常规 白细胞可明显升高、血细胞比容增大、血红蛋白量可升高、部分患者可有贫血。

8. 血酮体 大多正常或轻度升高。

9. 脑脊液检查 脑脊液压力与葡萄糖含量均升高，其他无异常。

（三）诊断

凡有糖尿病史、糖尿病家族史或无糖尿病史患者，如出现意识障碍及昏迷，有定位体征，尤其是老年人应考虑此病。

化验：血糖 >33.3mmol/L；血钠 >145mmol/L；血浆渗透压多为350mOsm/L；尿糖强阳性或尿酮体阴性或弱阳性。

（四）鉴别诊断

本病首先应与脑血管意外患者相鉴别，这种患者血糖多不高或有轻度应激性血糖增高，但不可能过高；其次应与糖尿病酮症酸中毒及乳酸酸中毒、低血糖症昏迷相鉴别。

【治疗】

高渗性昏迷病情危重，病死率高达40%～70%，故应特别强调早期诊断和治疗。因患者严重失水，可超过体重的12%，应积极补液。目前认为无休克而渗透压明显增高者应给0.45%～0.60%低渗氯化钠液，但如有休克，则给0.9%等渗盐水，以便较快扩张微循环而补充血容量，纠正休克。补液量需视失水程度，失水超过原来体重1%以上者，应分批于2～3日内逐渐补足。根据患者年龄、心肺功能、尿量、渗透压情况，必要时在中心静脉压监护下调整输液速度。补液不宜过快过多，以免发生脑水肿、肺水肿。胰岛素治疗采用小剂量疗法，给予胰岛素0.1U/（kg·d）。应注意高血糖是维护患者血容量的重要因素，如血糖迅速降低而液体补充不足、将导致血容量和血压进一步下降，反而促使病情恶化。当血糖下降至16.7mmol/L（300mmol/L）时，可开始输入5%葡萄糖液，同时输入钾盐。胰岛素改为皮下注射。治疗同时，应积极治疗诱发病和各种并发症，如感染、心力衰竭、肾功能衰竭等，并加强护理，密切观察病情变化，保持呼吸道通畅，预防尿路和肺部感染等，提高抢救成功率。

【病情观察】

注意观察患者治疗后症状是否缓解，如口渴、脱水症状是否纠正，神志是否转清，以评估治疗效果。严密观察患者尿量、血压、心率、呼吸频率等变化，以利于对症治疗。整个治疗过程中，均须密切检测患者血糖、尿糖、血浆渗透压变化，根据其变化水平调整治疗。同时也要监测血电解质及CO_2CP，注意维持水电解质、酸碱平衡。

【病历记录】

1. 门急诊病历 记录患者就诊的主要症状及时间；记录患者起病的情况、诱因，有无多饮、多尿、多食、消瘦及恶心、呕吐等症状，意识障碍的持续时间等，原有糖尿病史者，应记录用药情况；记录以往有无诊疗过，如有，应记录相应的诊疗经过、服药情况、效果如何等；体检中记录其相应的体征，尤其是生命体征和脱水情况；辅助检查中记录血糖、尿糖、血浆胶体渗透压、电解质、CO_2CP等检查结果。

2. 住院病历 详细记录患者入院前门急诊和外院的诊治过程、用药及治疗效果。记录治疗过程中患者神志及生命体征的变化、血糖及电解质的变化、有无并发症等。

【注意事项】

1. 医患沟通 应告知患者家属，本病是糖尿病最严重的急性并发症、预后较差，死亡率高达15%～20%。应指导患者家属积极配合治疗，强调补液和观察尿量的重要性，对于昏迷期患者，应指导其家属帮助患者勤翻身拍背，以防止压疮和坠积性肺炎的发生。至恢复期，应指导患者开始正规的糖尿病治疗，并告知其本病的常见诱因及危害性，帮助其建立必要的防范意识。

2. 经验指导

（1）非酮症高血糖高渗性昏迷的诊断要点是中枢神经系统的改变、极度高血糖症、脱水、高渗透压以及轻度代谢性酸中毒不伴明显高酮血症。肾前性氮质血症（或先前有慢性肾功能衰竭）。患者就诊时意识状态可从神志模糊至昏迷，与酮症酸中毒不同，可有局限性或全身性癫痫，可有一过性偏瘫。血糖常接近 55.5mmol/L（1000mg/dl），明显高于大多数酮症酸中毒患者。

（2）个别患者的高渗状态可由高血钠而不是高血糖造成，也有的患者血糖可以很高，而无高血钠症。虽然强调要严格根据临床表现或实验室检查诊断标准进行诊断，但上述重叠现象应引起临床工作者的重视。

（3）因为充足的补液往往可使血糖降低，故而胰岛素治疗可能不是必需的，非酮症高糖高渗性昏迷患者对胰岛素十分敏感，大剂量可使血糖明显降低；但许多伴非酮症高血糖高渗性昏迷的肥胖 2 型糖尿病患者需要较大剂量的胰岛素治疗，以降低其明显升高的血糖。胰岛素治疗期间，当血糖降至 13.88mmol/L（250mg/dl）时，应加用 5% 葡萄糖注射液静脉滴注，以避免低血糖危险。有效血浆渗透压 > 320mmol/L，即使血钠不高，只要血糖超过 33mmol/L，均可按本病进行治疗。

第四节　糖尿病乳酸酸中毒

任何原因所致的乳酸产生过多或代谢障碍而使其在体内异常积聚引起的代谢性酸中毒即为乳酸酸中毒。血乳酸浓度常大于 5mmol/L，动脉 pH 常小于 7.2。其病因呈多样性。其中双胍类药物的使用不当是导致糖尿病乳酸酸中毒的主要原因之一。临床上乳酸酸中毒虽不多见，但后果严重，病死率高。

【诱因】

1. 未控制的糖尿病 胰岛素能刺激丙酮酸脱氢酶活性，促进丙酮酸在线粒体内的氧化利用，增强糖异生作用，因而能减少乳酸生成，促进其利用。胰岛素缺乏时，丙酮酸脱氢酶活性降低，线粒体丙酮酸利用减少，糖酵解作用增强，乳酸生成增多。

2. 双胍类降糖药 双胍类药物能抑制糖异生，促进糖酵解，并抑制肝细胞线粒体膜的质子转运，抑制丙酮酸氧化成乙酰辅酶 A。故使乳酸生成增多，且能减少门静脉血流，使乳酸肝脏摄取减少，因而易导致乳酸酸中毒。乳酸酸中毒的发生与血药浓度关系密切。服药剂量大、肝功能受损和（或）肾功能不全时双胍类药物排泄延缓，血药浓度明显上升，使乳酸酸中毒发生率增加。双胍类药物中，苯乙双胍引起乳酸酸中毒病例远多于二甲双胍。由于目前苯乙双胍已基本淘汰，乳酸酸中毒发生率明显较少。

3. 糖尿病急性并发症 在 DKA 为 10% ~ 15% 的患者血乳酸 > 5mmol/L，加之 DKA 常伴有严重的胰岛素缺乏、血容量不足、肝脏和组织灌注减少，以及可能合并的感染等因素可使乳酸水平进一步增加，导致乳酸酸中毒。糖尿病非酮症性高渗昏迷比 DKA 更容易发生酸中毒。因糖尿病非酮症性高渗昏迷时脱水致血容量减少显著，致使组织灌注下降，氧的运送发生障碍，且糖尿病非酮症性高渗昏迷常为老年患者，心肺功能衰竭，动脉硬化常较严重，可能继发肝肾功能不全、合并感染等，常引起严重的乳酸酸中毒，亦见于病程较长的老年糖尿病。这类患者往往合并较严重的心、肺、肾病变，当出现急性心肌梗死、心衰、严重感染等时，心排血量降低、血压下降、组织缺氧加剧，容易发生乳酸酸中毒。

【病理生理】

糖的无氧酵解是重要的代谢途径之一。1mol 葡萄糖经酵解可产生 2mol 乳酸和 2mol ATP。其主要生理意义是保证机体在无氧或缺氧状态下能有效地获得能量，也是机体在应激状态时产生能量以满足生理需要的重要途径。有些组织细胞如红细胞、角膜、晶状体、视网膜、睾丸、肾髓质等，即使在有氧时仍依赖于糖酵解获取能量。然而，当氧的供应不能充分满足代谢需求时，机体任何组织都能产生乳酸。

糖酵解的最终结果可看成：葡萄糖→2ATP + 2 乳酸 + $2H^+$。乳酸产生增加并不仅限于病理状态，运动可促使肌肉乳酸形成增加，这正是运动过度导致肌肉酸痛的原因。当运动结束后，额外的乳酸经转变为丙酮酸而被代谢，在此过程中消耗掉额外的质子并产生重碳酸盐，从而使可能出现的酸中毒自发地得以纠正。

酗酒能增加乳酸的生成，但酗酒本身尚不足以导致严重的乳酸酸中毒，如伴有控制不良的糖尿病、显著的血容量不足或晚期肝病等症时，乳酸酸中毒才可能达相当严重的程度。健康成人基础状况下，机体产生的乳酸必须以相同的速率代谢分解，才不致在体内积聚。许多组织能参与乳酸代谢，其中肝肾的代谢能力最强。肝肾功能不全时乳酸代谢能力下降，可引起乳酸在体内积聚，导致乳酸酸中毒。所以糖尿病患者即使有轻度肝肾功能不全，双胍类药物应禁用。在严重的乳酸酸中毒，心肌收缩力和小动脉张力减弱，常伴低血压甚至休克。后者又进一步引起组织灌注不足，加重乳酸酸中毒，形成恶性循环。多器官功能衰竭是乳酸酸中毒的另一严重后果和死因。

不同病因所致乳酸酸中毒病死率亦不相同。休克所致者预后最差，而双胍类药物所致者预后相对较好。

【诊断依据】

（一）临床表现

早期症状常为突然发生或加重的恶心、呕吐、腹痛、腹泻或肌肉酸痛等，这些症状与双胍类药物的不良反应类似，应提高警惕。酸中毒明显时，有呼吸深快，但呼出气中无酮味，可伴嗜睡、木僵、意识模糊，常在数小时内陷入昏迷。有时血压下降，但周围血管扩张、皮肤温暖。晚期休克加深或有多器官功能衰竭时，可出现发绀、呼吸衰竭。病死率约50%，其他原因所致者病死率高达70%以上。

本病的分类，临床上通常采用 Huckabee 分类法将乳酸酸中毒分成 A 型和 B 型。A 型系由组织缺氧所致；B 型则主要由于代谢异常所致。

1. A 型　由组织缺氧而引起。见于各种原因所致的休克、严重的缺氧状态、组织灌注量不足、CO 中毒或严重贫血等。糖尿病或非糖尿病患者均可发生。

2. B 型　主要由于各种原因引起的代谢异常所致，可分为以下 4 个亚型，其中糖尿病见于 B_1、B_2 型。

（1）B_1：由系统性疾病所致，见于控制不良的糖尿病、恶性肿瘤（白血病、淋巴瘤、实体瘤）、严重的肝功能异常、肾功能衰竭、糖尿病高渗性昏迷和各种原因所致的酮症酸中毒等。

（2）B_2：由药物或毒素所致，见于双胍类降糖药、乙醇、甲醇、水杨酸盐类、异烟肼、果糖、硝普钠、肾上腺素和去甲肾上腺素等药（毒）物的毒性反应。

（3）B_3：由参与糖代谢的酶缺陷代致，系先天性异常，包括葡萄糖 – 6 – 磷酸酶、果糖 1，6 – 二磷酸酶、丙酮酸羧化酶、丙酮酸脱氢酶的缺陷等。

（4）B_4：混合型。

（二）检查

目前国际上普遍接受的乳酸酸中毒生化诊断标准为动脉血乳酸 > 5.0mmol/L，动脉血 pH < 7.35，其他实验室检查指标未规定诊断值。糖尿病乳酸酸中毒除有糖尿病的实验室检

查特点外，尚有血乳酸浓度增高、pH 降低、阴离子间隙增高、碳酸氢盐浓度下降、血乳酸/丙酮酸比值增高。此外血清中氨基酸和磷酸盐水平可能增高。动脉血乳酸水平、pH、动脉收缩压、心源性休克、出血性休克等与乳酸酸中毒的预后关系密切。乳酸酸中毒病死率已很高，对测定值未达诊断标准的高乳酸血症者须密切观察，及时治疗诱因。

(三) 诊断

1. 症状 呼吸深快，伴嗜睡、木僵、昏迷，可有低血压、恶心、呕吐、腹痛。

2. 实验室检查

(1) 血乳酸 >5mmol/L（正常值 <1.3mmol/L）。

(2) pH ≤7.35（2/3 患者 <7.1，1/3 患者 <7.35 ~ 7.11）。

(3) HCO_3^- ≤10mmol/L。

(4) 血浆阴离子间隙 >18mmol/L。当无条件测血乳酸时，可通过阴离子间隙的计算间接了解乳酸是否堆积。阴离子间隙计算公式为：

阴离子间隙（mmol/L）= 阳离子（Na^+ + K^+）（mmol/L）- 阴离子（Cl^- + HCO_3^-）

阴离子间隙正常范围为 12 ~ 16mmol/L。

(四) 鉴别诊断

本病需与糖尿病其他急性并发症鉴别，如与 DKA、非酮症性糖尿病高渗昏迷、低血糖症等鉴别。

【治疗】

应预防为主，及时发现、及时治疗，必要时吸氧。

1. 补液 扩容可改善组织灌注，纠正休克，利尿排酸用生理盐水，避免使用含乳酸的制剂。

2. 补碱 5% 碳酸氢钠 100 ~ 200ml 静脉注射，pH >7.25 时停止输碱，以免发生碱中毒。

3. 胰岛素 胰岛素加入葡萄糖静脉滴注，以减少糖类的无氧酵解，利于血乳酸的消除。

4. 血液透析 常用于水钠潴留不能耐受的患者。

【病情观察】

患者病情危重，病情变化快：应安置于抢救室，有条件时安置于重症监护室。入院后立即予心电监护、吸氧，建立静脉双通道，密切观察患者的意识状态，及时监测生命体征、血糖情况及其动态变化。观察微循环状况，如手足温度、脉搏强弱、皮肤温度及其弹性，尿量及尿色，同时做好准确记录。监测血气分析、电解质、肝肾功能、血常规以及出、凝血时间，凝血酶原时间等，观察有无出血、脱水、低血糖、低血压、休克及神志不清发生。观察药物的不良反应，使用胰岛素有无过敏反应。使用多巴胺有无皮下渗漏等，以便时发现异常情况尽早处理。

【病历记录】

1. 门、急诊病历 记录患者就诊的主要症状及时间。记录患者起病的情况、诱因，有无多饮、多尿、多食、消瘦及恶心、呕吐等症状，意识障碍的持续时间等。原有糖尿病史者，应记录用药情况；记录以往有无诊疗过，如有，应记录相应的诊疗经过、服药情况、效果如何等。体检中记录其相应的体征，尤其是生命体征和脱水情况。辅助检查中记录血糖、尿糖、血浆胶体渗透压、电解质、CO_2CP 等检查结果。

2. 住院病历 详细记录患者入院前门急诊和外院的诊治过程、用药及治疗效果。记录治疗过程中患者神志及生命体征的变化、血糖及电解质的变化、有无并发症等。

【注意事项】

1. 医患沟通 由于本病发病常无特异的症状和体征，且发病迅速，死亡率高，因此，应告知患者家属，指导患者家属做好预防工作很重要，主要有以下几点：①在糖尿病治疗中不用苯乙双胍，其他双胍类降糖药也可代替，糖尿病治不佳者可用胰岛素治疗。②糖尿病患者用戒酒，并尽量不适用可引起乳酸性酸中毒的药物，如乳果糖、山梨醇等。③积极治疗各种可诱发乳酸性酸中毒的疾病，同时对高乳酸血症患者及时治疗各种潜在诱因，密切随访。

2. 经验指导

（1）根据病史、临床表现和生化测定结果进行诊断。糖尿病患者用双胍类药物治疗或有肝肾功能不全、DKA、HHC或其他诱因。

（2）糖尿病乳酸性酸中毒本身没有特殊的临床表现。凡糖尿病患者，在明显诱因的情况下，尤其长期服用降糖灵者，数小时内出现乏力、倦怠、恶心、呕吐、腹痛；酸中毒所致深大呼吸，但无酮味，低体温、低血压、明显脱水、意识障碍甚至昏迷时应考虑本病的可能性，结合实验室检查可以确诊。

（3）双胍类相关的乳酸性酸中毒表现首先有因服用双胍类出现的胃肠道症状，如恶心、呕吐、腹痛，之后可出现严重的代谢性酸中毒表现，如过度换气、神志改变，继而出现昏迷。当患者出现气促时，有可能是乳酸性酸中毒导致的深大呼吸，因此，临床医师需提高警惕，排除乳酸性酸中毒。

第五节　糖尿病肾病

糖尿病肾病（DN）是糖尿病（DM）常见的慢性微血管并发症之一，为 DM 重要死亡原因。广义的糖尿病肾脏病变包括感染性和血管性病变，与 DM 有关的肾病包括糖尿病性肾小球硬化症、肾小管上皮细胞变性、动脉 – 小动脉硬化症、肾盂肾炎及肾乳头坏死等。通常所说的糖尿病肾病，即狭义的糖尿病肾病是指一种以微血管损害为主的肾小球病变，分结节性、弥漫性和渗出性肾小球硬化三种，典型的是结节性肾小球硬化。

【诊断依据】

(一) 临床表现及分期

DN 的临床表现有蛋白尿、水肿、高血压、肾功能减退及肾小球滤过率改变等，因其在不同阶段表现不尽相同，目前国内学者将糖尿病肾病分为五期，故分期叙述。

1. I 期 (肾小球高滤过期) 此期特点为肾脏及肾小球体积增大，肾血流量和肾小球滤过率（GFR）、肌酐清除率均增加，其他生化指标和尿微量白蛋白检查多数未见异常。当 GFR > 140ml/min 时可作为发生 DN 的预兆指标。此期变化是可逆的。

2. II 期 (无临床症状肾损害期) 此期开始出现肾小球结构损害，即肾小球基底膜增厚和系膜膨胀，肾脏体积增大与肾血流量增多，高滤过状态依然存在。无高血压，尿白蛋白排泄率（UAER）正常（<20μg/min 或 <30mg/24h），运动后可出现微量白蛋白尿排泄，休息后消失。运动后出现微量白蛋白尿排泄，可为临床预测 DN 早期损害提供线索。此期变化仍是可逆的。

3. III 期 (微量白蛋白尿期) 即早期 DN，一般出现在糖尿病发病 10～15 年，肾脏结构损害加重，肾小球基底膜增厚和系膜基质增生更明显，已有肾小球结节型和弥漫型病变以及小动脉玻璃样变。其临床特征为持续性微量白蛋白尿，尿白蛋白排泄率（UAER）持续高于 20～200μg/min（相当于 30～300mg/24h），运动后大幅度增加，微量白蛋白尿逐年增加。血压开始时正常，GFR 增加，后期血压逐渐升高，GFR 开始下降。微量白蛋白检测可作为早期 DN 预测的指标。有效治疗大多数本期病变仍是可逆的。

4. IV 期 (临床糖尿病肾病期) 患者出现明显临床症状，

40%的糖尿病患者在15～25年后发展成这一期。典型的病理形态学改变为肾小球基底膜明显增厚，系膜明显增宽，关闭坏死的肾小球数目增加，残余肾小球代偿性肥大，GFR开始下降。本期典型特征是：

（1）蛋白尿：微量白蛋白尿发展为持续性的临床蛋白尿，白蛋白排泄率（UAER）大于200μg/min，尿蛋白定量大于0.5g/24h，常规尿检蛋白阳性，开始常为间歇性，病情控制不良或劳累后出现，以后逐渐呈现持续性，且逐渐增加，可表现为大量蛋白尿（>3.0g/24h）、低蛋白血症等。

（2）高血压：约一半以上的患者出现高血压。多数试验发现，血压升高程度与24小时尿蛋白排泄量及DN的发展速度呈正相关。

（3）水肿：与GFR进行性降低呈正相关。糖尿病肾病患者体液潴留和水肿发生相对较早，常可见于无低蛋白血症者。尤其是老年患者，由于心功能不全和继发于神经病变和周围血管病变而影响血管舒张功能。开始仅清晨眼睑水肿，以后波及全身，与体位关系较大，下肢、会阴、腰背部更易出现。严重水肿多同时伴有低蛋白血症，可表现为多发性浆膜腔积液。

（4）此期常同时存在糖尿病增殖期视网膜病变：糖尿病患者一旦出现临床蛋白尿，其肾脏病变是不可逆转的，肾功能将进行性下降，从大量显性蛋白尿发展到出现氮质血症的间隔一般为1～3年。患者终将发展为需要进行血液透析或肾移植的终末期肾病。

5. V期（肾功能衰竭期） 是DN的终末阶段，为期2～3年，常于患病20～30年后发生。多数肾单位闭锁，GFR明显下降，当GFR降至正常值的25%～50%以下时，含氮物质如尿素氮、肌酐等在体内潴留，出现氮质血症。随着肾脏病理和GFR进一步恶化，蛋白尿、水肿、高血压等临床症状逐渐加重、贫血、肾性营养不良、代谢性酸中毒、高血钾和尿毒症性脑功能障碍相继出现，最终常死于泌尿系统感染、心功能不全和心脑血管意外。

（二）诊断

1. 糖尿病肾病的诊断 DN 的诊断尚无统一标准。肾活检可发现特异性病理改变，因为有创伤性检查，多数患者不能接受。当出现持续性蛋白尿、高血压、水肿甚至肾功能不全表现时，虽然诊断较为明确，但肾病已达不可逆程度，失去了预防和有效治疗的时机，故早期诊断是十分必要的。

（1）肾活检：临床研究表明，即使在常规尿检正常的 DM 患者其肾脏可能已存在着组织学的改变，如①光镜下可见具特征性 Kimnelsteil - Wilson 结节性病变；②电镜下 GBM 增厚；③免疫组化证实白蛋白、免疫球蛋白等在 GBM 的沉积；④早期足突增宽肥大改变。

（2）尿蛋白及尿白蛋白测定：尿蛋白增加是 DN 的临床特征之一，也是临床上 DN 的主要诊断依据。正常人尿蛋白总量应 < 150mg/24h，大部分来源于肾小管和前列腺蛋白。因尿含有很大一部分非肾小球蛋白，所以尿蛋白总量不是一个肾小球损害的敏感、精确的指标。直接测定尿白蛋白量则更能反应肾小球的病变。微量白蛋白尿是糖尿病肾病的最早和最敏感的标志，能用于预测临床性肾病、肾功能衰竭和心血管疾病。

（3）血压测定：糖尿病早期往往血压正常，血压升高是预测肾病的重要标志，晚期肾病可以并发高血压，且不易控制，高血压和肾病的因果关系很难确定。正常人夜间血压较白天为低，糖尿病患者夜间血压降低现象消失。因此糖尿病患者应经常观察血压，注意测定运动后的血压以及超声心动图测定左心室大小。

（4）血肌酐和肌酐清除率：临床上最常用于评估肾功能

的方法是测定血清肌酐水平。但血肌酐并不能正确地反映GFR。尤其是当糖尿病患者伴有明显营养不良、肌肉消瘦时，血肌酐值可明显降低，不能真实反映肾功能的丧失。在酮症酸中毒时，有些测定血肌酐的方法可以假性地增高血肌酐值。因此有时需测定菊粉清除率来判断 DN 患者的肾功能。

（5）糖尿病肾外并发症的检查：DN 往往与糖尿病的其他微血管和大血管病变同时发生，特别是在肾脏病变中、晚期，许多患者具有心血管、眼底及神经系统的并发症。因此 DN 患者求诊时，应做眼底检查，检测自主神经系统和糖尿病膀胱功能，检测心电图、心脏超声波了解心脏情况。

2. 临床糖尿病肾病的诊断标准　糖尿病患者有持续蛋白尿（多次尿总蛋白定量 > 0.5g/24h，临床尿蛋白定性阳性）。尿蛋白排出量介于正常人和临床糖尿病肾病之间者称为早期糖尿病肾病，患者的尿总蛋白定量为 0.15 ~ 0.5g/24h；尿白蛋白排出率为 15 ~ 200μg/min。诊断糖尿病肾病时应排除可导致尿中白蛋白升高的其他因素。

（三）鉴别诊断

糖尿病肾病的鉴别诊断主要是鉴别糖尿病肾病与非糖尿病肾病。有研究表明约 1/3 的糖尿病合并肾病的患者为非糖尿病肾病，如各种肾小球疾病、肾动脉硬化、尿路感染等。

1. 糖尿病患者中非糖尿病引起的肾脏病变　各种肾小球疾病均可出现于糖尿病患者，如 IgA 肾病、微小病变性或新月体型肾小球肾炎、系膜增生性肾小球肾炎、毛细血管内皮增生型肾小球肾炎及肾淀粉样变。糖尿病患者以出现膜型肾病为最常见，多发生于 40 ~ 60 岁，此与 NIDDM 的发病年龄相仿。在老年糖尿病患者中，前列腺肥大和糖尿病膀胱病变引起的尿潴留为最常见。

2. 糖尿病引起的其他肾脏病变

（1）尿路感染：是糖尿病患者常见的一种感染，约 10%

的糖尿病患者有肾间质炎症和瘢痕等组织学证据。糖尿病妇女细菌尿发生率为非糖尿病对照组的 2 倍,大部分可以无症状,但可加重肾功能恶化,故必须努力消除。感染时可出现尿微量白蛋白尿甚至常规尿蛋白阳性,感染控制后可消失,如持续不恢复正常,则提示糖尿病肾病。

(2) 肾乳头坏死:据报道,肾乳头坏死病例中约 50% 以上为糖尿病患者。此病多见于病程较长者,女性更多见,尤其是反复尿路感染者多数影响到双侧肾脏。常见症状为尿路感染和(或)肾绞痛、血尿和脓尿。若无感染时出现脓尿应特别注意有隐性肾乳头坏死的可能。

【治疗】

(一) 控制糖尿病

DN 并发率与 DM 控制效果有较密切关系。HbA1c > 10%,并发率最高,如 < 8.5% 则降低。降糖药物一般选用胰岛素,能延迟 DN 的进展。口服降糖药尤其磺脲类长期应用对肾脏有毒性反应,一般忌用,而格列喹酮(糖适平)主要从胆管排泄,仅 5% 由肾脏,也适用于轻度肾功能不全者,但 GFR < 30% 应禁用。α-葡萄糖苷酶抑制剂主要竞争性抑制小肠内多糖分解为单糖,适用于餐后高血糖者,尤其有反复低血糖发生者。

DM 强化治疗组易伴发低血糖。DN 肾功能不全时更易发,此时血糖不宜控制太严格,低血糖症除出汗、心悸、饥饿感外,肾功能不全时多无典型表现,可以仅有意识淡漠、局限性肢体瘫痪、抽搐甚至昏迷等。

(二) 降压治疗

1. ACEI 为首选降压药物。尽管 DN 时,肾素、血管紧张素 II 浓度可能下降,但 ACEI 仍有降压作用。其不但能降低周身动脉压,由于出入球小动脉对其敏感性不同,出球小动脉舒张作用更显著,故能降低肾小球内灌注量和压力,从而防止肾功能恶化。其尚能抑制肾小球内系膜、间质增生，并能改善肾小球滤过膜效应，减轻蛋白尿，并延缓肾功能恶化。

（1）ACEI分类：目前ACEI制剂类型很多。根据在肝脏活化或代谢可分为三种类型：①不需活化又不代谢者，如赖诺普利（Lisinopril）；②需先激活为活性药物并经肝脏代谢者，如依那普利等；③经肝脏代谢的活性药，如卡托普利（开搏通）。如按结构所含成分不同来区分：如含SH基者为开搏通，含–COON者为赖诺普利、依那普利、苯那普利（洛汀新），含膦酰基者为福辛普利（蒙诺）。其中福辛普利、苯非普利均具有双通道排泄功能，即在肾功能不全时可经肝脏排泄，不易发生蓄积作用。

（2）ACEI不良反应

①肾功能降低：ACEI可使肾小球内灌注压下降，对于肾功能不全者可进一步恶化，应定期观察肾功能变化，DM患者如并发肾动脉粥样硬化和狭窄时须慎用。

②干咳：ACEI抑制后，缓激肽不能降解而蓄积有关。严重干扰生活者，须停药。

③并发急性间质性肾炎、膜性肾病。蛋白尿加重，甚至大量蛋白尿，应用含SH基ACEI制剂时易并发。

④高钾血症：DM时多合并低肾素低醛固酮血症与肾功能不全，合并用保钾利尿药、β受体拮抗药、吲哚美辛等时更易发生。

⑤血管神经性水肿：严重者可发生咽喉水肿，甚至窒息。

⑥低血糖反应：可使耐胰岛素的DM患者，敏感性增强而诱发低血糖反应。

⑦味觉异常、皮疹、血白细胞升高，应用含SH基制剂易发生。

⑧HD时如应用带负电荷的透析器，可吸附较多的缓激肽，并诱发过敏反应。

2. 血管紧张素Ⅱ受体拮抗剂 新开发的制剂，现有氯沙坦（Losartan，科素亚）、缬沙坦（Valsartan，代文）及 Irbesartan 等，其与血管紧张素Ⅱ受体 1（AT_1）亚型特异性结合，因而具有与 ACEI 同样的降低血管紧张素Ⅱ活性的降压作用，且不干扰缓激肽的降解，故缓激肽不升高，而无咳嗽和皮下水肿，而 AT_2 受体亚型不受影响，能有效抑制心、肾细胞的增殖，有利于心、肾等器官重构效应。科素亚尚能促进尿酸排泄作用。临床效应尚有待进一步验证。

3. 钙通道拮抗剂（CCBs） 非双氢吡啶如维拉帕米等，均具有降低蛋白尿，维护肾功能作用。双氢吡啶类如短效硝苯地平、长效氨氯地平等均能有效扩张血管降压，尤其降低舒张压作用。但减少蛋白尿作用不定，有报道反而增多者一般宜选用长效制剂。

4. 利尿降压剂 可有效降低高血容量性高血压，且能增加 ACEI 降压效果，但能引起水电解质紊乱，长期应用可并发高胰岛素血症、胰岛素抵抗性高血糖、高脂血症和高尿酸血症等。

5. β受体阻断剂 如美洛托尔、普萘洛尔、阿替洛尔等，虽可作为一线降压药并有效降低病死率，但可引起糖代谢紊乱，对胰岛素敏感性降低，血糖升高，且有的患者对低血糖反应不敏感，甚至低血糖性昏迷时仍不能察觉；并可增加低密度脂蛋白、三酰甘油，降低高密度脂蛋白，而加重周围血管病变。骤然停药可引起心动过速等反应，故糖尿病患者宜慎用。

6. α受体阻断剂 如哌唑嗪、压宁定，降压效果较强，DN 时高血压较顽固，疗效较差，因此可以适当选用。

（三）蛋白质的摄取

大量蛋白质摄取，可增加肾小球灌注量，促使肾功能恶化。如限制蛋白质为 0.6g/（kg·d），可使 GFR 下降速度减慢 60%~75%，如 GFR 下降速度自每年 12ml/min，降为每年

3ml/min，若 DN 患者 GFR 为 45ml/min，未治疗，3 年后即达到需透析程度，限制蛋白质的摄取，可延缓为 12 年。故 DN 蛋白尿者须适当限制蛋白质摄取。然而过度控制蛋白质，胰岛素分泌少，且蛋白质分解代谢增加，促进负氮平衡，导致营养不良。因此一般蛋白质摄取以 0.8 ~ 1.0g/（kg·d）为宜，并以优质蛋白质为主。

（四）降脂药物治疗

DM 多伴有高脂血症。血脂过高，可促进肾小球系膜细胞增生，基质增殖。除饮食控制外，可口服降脂药物如他汀类药治疗。

（五）抗凝药物治疗

抑制血小板制剂如双嘧达莫等，以改善肾小球内循环。

（六）透析治疗和肾移植

尽管 DN 尿毒症透析效果不如非 DM 者，但仍为肾功能衰竭治疗的有效方法。

一旦出现肾功能衰竭，透析治疗和肾移植是唯一有效的办法。比较理想的治疗措施是同时进行胰 – 肾移植，由于供体来源受限与医疗费用昂贵，接受肾移植者为数不多，而多数终末期糖尿病肾病患者，只能接受透析治疗以延长生命。糖尿病肾病透析治疗目前主要有两种方式：长期血透和不卧床持续腹膜透析（CAPD）。

1. 长期血透 早期透析可选择血透或腹透，血肌酐在 350 ~ 440μmol/L，准备血管径路。关于开始透析时机的选择，宜稍早于非糖尿病患者，有学者推荐以血肌酐 530 ~ 710μmol/L 为指标。血液透析的优点是截肢率低和治疗时间短，缺点是需要多次建立血管内瘘，需肝素化，透析治疗中心血管系统承受的负担较重。

2. 不卧床持续腹膜透析（CAPD） 近年来绝大多数终末期糖尿病肾病已由血透转向 CAPD。这是因为：①避免了血管通路问题；②不增加心脏负荷及应激，心血管系统比较稳定，血压控制较好；③视网膜病变稳定或改善；④可通过腹腔注射胰岛素控制血糖，避免了皮下注射的痛苦；⑤中分子物质清除率高；⑥经训练后患者可自行 CAPD，因为腹透比较方便、需要人力少，不像血透那样需要复杂的机器，也避免了血透时肝素化可能引起的并发症。但是部分患者因长期腹透大量葡萄糖吸收可到高血脂和肥胖，目前正在试用以甘油、氨基酸、木糖醇、明胶或多糖类代替葡萄糖加入透析液作为渗透溶质，但均因比较贵和一些不良反应而未能广泛采用。另外，缺点是易患腹膜炎导管感染和蛋白丢失。腹透每日丢失蛋白质约 10g，要注意蛋白质摄入，腹腔感染后易影响透析效果。糖尿病患者不卧床连续腹膜透析的 1 年、2 年和 4 年生存率分别为 92%、75% 和 30% ~40%，年龄在 55 岁以上者 1 年生存率为 71%。

3. 肾或胰－肾联合移植 肾移植是治疗糖尿病肾病尿毒症的最好办法，患者生活质量优于透析治疗。疗效与年龄及全身情况有关。单纯肾移植并不能防止糖尿病肾病再发生，也不能改善其他糖尿病并发症。胰－肾联合移植既能纠正肾功能不全，又能改善及恢复肾代谢，患者的生活质量均优于单纯肾移植者。尽管胰－肾联合移植目前可能是糖尿病尿毒症患者的最佳选择，但由于供体来源困难和经济上的原因，限制了其使用。

因此对糖尿病肾病最根本的防治措施，还是尽可能早期控制好糖尿病以防止糖尿病肾病的发生和发展。

【病情观察】

（1）对老年糖尿病肾病患者要注意观察有无尿毒症的早期表现，如神志有无疲倦、嗜睡、头痛、烦躁不安、严重失眠、精神恍惚症状，有无持续性恶心、食后呕吐、腹痛腹泻、食欲减退、进食少而不规律症状。

（2）应观察水肿的程度、分布的部位及消长情况。

【病历记录】

每周测体重 2~3 次并记录，可以反映体内液体量的多少。糖尿病肾病轻度水肿者应减少活动，重度水肿者卧床休息并抬高下肢，注意皮肤的护理。尿量白天夜间分别计量，还要记录昼夜小便次数，了解夜尿增多的情况，夜尿增多说明肾脏浓缩功能下降。

【注意事项】

1. 医患沟通　增加糖尿病肾病患者的探视次数，必要时留家人陪伴，通过良好的思想沟通，减轻患者的思想压力，有利于病愈。

2. 经验指导

（1）肾活检病理学诊断具有确切的早期诊断意义。但由于肾活检是一种创伤性检查，技术要求高，且不易被患者所接受。

（2）不用降压药的患者，GFR 一般下降速度约为每年 10ml/min，可因个体差异而不同。某些病理改变使血肌酐突然上升，如造影剂引起的急性肾功能衰竭、尿路感染并发肾乳头坏死、糖尿病神经源性膀胱引起的排尿受阻、血压控制不佳、充血性心衰、某些药物的不良反应（如血管紧张素转化酶抑制剂）以及由于利尿过度或大量呕吐或多发性自主神经疾病引起的腹泻所造成的低血容量等。以上这些因素都可影响肾功能，需与 DN 引起的肾功能减退鉴别。

（3）在出现临床糖尿病肾病之前，也就是在糖尿病早期，严格控制糖尿病，使血糖基本保持正常。DM 如能控制，多能防止微血管并发症发生与发展。DM 早期治疗效果较好，多能防止 DN 发生，即使微量白蛋白尿也能逆转，甚至消失。但出现显性蛋白尿、肾功能障碍者，仅能防止其进展、恶化。

（4）高血压是 DN 进展的要素之一，因之 DN 降压治疗十分重要。降压可显著改进肾功能，在 DN 早期血压正常可使肾功能恶化程度降至最低。早期须积极降压治疗，而晚期降压不宜过快过低，以防肾脏等重要脏器灌注不足。

（5）对于伴有肾损害及 24 小时尿蛋白 >1g 者比蛋白尿较轻者，应严格控制血压，血压宜控制到 125/75mmHg，尿蛋白不足 1g/24h 者，血压宜降到 <130/80mmHg，但应避免使血压过急的下降，同时观察降压时肾功能变化。

第六节　糖尿病视网膜病变

糖尿病视网膜病变（DR）是糖尿病常见的严重并发症，是糖尿病患者致盲的重要原因之一。由于糖尿病发病率正随着人们生活方式的改变而上升，加之人类寿命的延长，视网膜病变正成为新世纪所面临的严峻挑战。糖尿病性视网膜病变的发病率视不同国家、地区及年龄组而有较显著不同，多发生于 40 岁以上的患者，随着生活及饮食结构的改善，总的发病趋势在逐渐上升，我国的糖尿病视网膜病变发生率也不例外。近年来随着糖尿病发病率的上升，DR 的发病率和致盲率也在逐年增加，严重影响了患者的生存质量。

【诊断依据】

（一）临床分期

根据中华医学会第三届全国眼科学术会讨论通过的标准及荧光血管造影分期如下：

Ⅰ期：微血管瘤合并小出血点，后极部或视乳头周围毛细血管扩张，点状荧光遮蔽。

Ⅱ期：黄白色硬性渗出合并出血斑，后极部荧光点集聚成堆，轻度毛细血管外渗漏。

Ⅲ期：灰白色软性渗出（棉絮样白斑）合并Ⅰ期（Ⅱ期）病变，静脉充盈扩张，迂曲，视网膜内微血管异常，有毛细血管无灌注及渗漏，黄斑区可见强荧光，外围渗漏呈以中心窝为中心的花瓣状外观的黄斑囊样水肿。

Ⅳ期：新生血管合并玻璃体出血，视网膜渗漏严重。

Ⅴ期：新生血管和纤维增殖。

Ⅵ期：新生血管和纤维增殖，引起视网膜脱离。

（二）分型及临床表现

临床上通常将糖尿病视网膜病变分为两型，即非增殖型与增殖型，两型的划分以新生血管的出现为界，未见新生血管的视网膜病变都属非增殖型。

1. 非增殖型　糖尿病视网膜病变的眼底表现主要有微血管瘤，出血，水肿，软、硬性渗出物以及视网膜内微血管异常，视网膜静脉扭曲、扩张或呈串珠状等。这些病变在疾病开始阶段好发于后极部视网膜，以后可向周边发展。根据各种病变的数量是少、中或多以及它们分布在眼底的一个或多个象限，又可将视网膜病变分为轻、中、重三大类。

（1）轻症病变：为视网膜上仅有少量出血及微血管瘤，无硬性渗出及软性渗出，可每年复查1次。

（2）中度病变：眼底上有较多的斑点状出血与微血管瘤，并出现软性渗出，应半年复查1次。

（3）重症病变：有分布于四个象限的大量微血管瘤、出血、硬性渗出、软性渗出以及静脉扩张等，应3个月检查眼底1次。

2. 增殖型　除重症病变外并有静脉串珠和视网膜内微血管异常时，表明病变已进入增殖前期。眼底一旦出现新生血管，视网膜病变即进入增殖期。

新生血管可发生在视乳头表面或视网膜，甚至出现在眼前部的虹膜上。视乳头或视网膜上的壁薄而又脆弱的新生血管，易受外部因素如屏气、咳嗽或内在因素如玻璃体牵拉的影响，使血管破裂而出血，出血可突破玻璃体后界膜而进入玻璃体中，这就使原来透明的玻璃体变为浑浊而影响视力。出血发生后，随着时间的推移能逐步自行吸收，视力也逐渐好转。但因新生血管的存在，反复出血颇为常见，导致视力再次下降。

视网膜表面及视乳头的新生血管开始是裸露的，以后渐有纤维胶质组织伴随而成纤维血管膜，一处纤维血管膜与另一处之间的联系，牵拉视网膜产生牵拉性视网膜脱离，当视网膜脱离累及黄斑区时，就有明显的视力下降。眼前节虹膜表面发生新生血管时称虹膜红变，病理标本见虹膜表面有一薄层纤维血管膜，从虹膜延伸到前房角遮盖房角小梁网，阻碍房水的流出使眼内压力增高；纤维膜的收缩使虹膜与周边部的角膜相互粘连，进一步关闭房角，完全阻断房水外流，使眼内压力上升到难以控制的地步，此时患眼不但丧失视力，还因高眼压导致的极度疼痛，有时不得不考虑摘除眼球来解除症状。

（三）诊断

DR 的诊断有赖于根据检眼镜检查及眼底血管荧光造影（FFA）检查所见。按是否发生新生血管这一标志，将 DR 分为非增殖型糖尿病视网膜病变（NPDR）和增殖型糖尿病视网膜病变（PDR）两类。

1. NPDR 表现为静脉扩张、静脉串珠样改变、微血管瘤、视网膜出血、水肿及硬性渗出、视网膜内微血管异常、棉絮斑，病变未突破内界膜。

2. 继续发展即为 PDR 以新生血管形成、神经胶质增生及玻璃体出血、视网膜牵拉、视网膜脱离为特点。视网膜水肿发生于黄斑时，后极部增厚或硬性渗出，眼底血管荧光造影显示黄斑部染料积存。

【治疗】

1. 控制糖尿病 糖尿病长期控制的好坏对糖尿病视网膜病变有一定的影响，糖尿病控制良好者，视网膜病变发生率低，即使发生病变也轻。

2. 防止血栓形成 如服用阿司匹林、双嘧达莫、安妥明、地巴唑等药物可以防止异常血液凝固，有利于改善视网膜微循环。服用低脂肪饮食及抗胆固醇药物，改变血清脂蛋白浓度有利于防止血栓形成。

3. 视网膜营养　服用维生素 C、维生素 B_1 及微量元素锌等有利于视网膜的营养。

4. 其他药物　有人采用以尿激酶、链激酶为代表的促纤溶药物及降脂药来减少硬性渗出，但上述药物的切实效果未令人满意。

5. 激光治疗　这是糖尿病增殖性视网膜病变的首选治疗，并日益推进应用。治疗方法有局部光凝疗法及全视网膜光凝疗法。已证实激光光凝时当今治疗糖尿病视网膜病变的有效疗法。氢离子激光治疗后，微血管瘤于 2 周内萎缩。新生血管约经 6 周至数月萎缩，"硬性渗出"及环形视网膜病变也较自然吸收所需的时间缩短。其原理是借助激光光束在视网膜上聚集产生的热能，对准需治部位以达到烧伤和光凝作用，来凝固封闭微血管瘤或渗漏的血管、新生血管、微小梗死区或局部水肿等，并减少局部缺血刺激引起的血管增生因子产生等，同时保证残留视网膜的较多血流灌注，从而防止或减少视网膜水肿和玻璃体出血。目前有人甚至建议对早期糖尿病视网膜病变行激光治疗。

6. 玻璃体切割术　增生性糖尿病性视网膜病变，当视网膜出血或新生血管出血，在视网膜表面形成薄膜、机化膜或条索时，可做玻璃体切割治疗。对长期存在的玻璃体出血及牵拉性视网膜脱离，可行玻璃体切除术，以除去玻璃体积血及松懈纤维机化组织的牵拉。该手术所选择患者视力多低于0.02，出血已达 1 年，术后 60% 可得到视力改善，但手术并发症较多，包括虹膜玫瑰疹、外伤性视网膜剥离、角膜营养性退行性变及术后数月出现新生血管性青光眼等。

7. 全视网膜冷凝疗法　对于病情严重的增殖型糖尿病性

视网膜病变、玻璃体积血、玻璃体浑浊或伴有白内障、角膜浑浊等屈光间质不清无法窥见眼底病变者或有新生血管性青光眼或全身有严重的心、肾功能不全等不能行全视网膜光凝术及玻璃体切除术者可行全视网膜冷凝术,使玻璃体出血吸收、眼内压下降、疼痛减轻、创造条件,以后再考虑施行氢激光光凝治疗。

由于冷凝术后,血-房水屏障破坏,引起一系列急性炎症表现,如球结膜充血、水肿、房水蛋白渗出含量增加等前部色素膜炎,重者有成形性渗出、前房出血等,还可出现局部缺血、白内障、脉络膜出血或脱离、视网膜脱离、黄斑水肿、视乳头水肿,晚期可出现低眼内压、眼球萎缩。因此冷凝术要适当掌握冷凝时间及点数,不宜过度。

【病情观察】

密切观察患者病情变化,观察患者有无疲乏、消瘦等症状,观察患者治疗前后视力恢复情况。

【病历记录】

1. 门、急诊病历 记录患者就诊的主要症状及时间。记录患者起病的情况、诱因,有无多饮、多尿、多食、消瘦及恶心、呕吐等症状,意识障碍的持续时间等;原有糖尿病史者,应记录用药情况;记录以往有无诊疗过,如有,应记录相应的诊疗经过、服药情况、效果如何等;体检中记录其相应的体征,尤其是生命体征和脱水情况;辅助检查中记录血糖、尿糖、检眼镜及眼底血管荧光造影检查等检查结果。

2. 住院病历 详细记录患者入院前门急诊和外院的诊治过程、用药及治疗效果。记录治疗过程中患者神志及生命体征的变化、血糖及电解质的变化、有无其他并发症等。

【注意事项】

1. 医患沟通

(1) 向患者及家属讲解糖尿病及低血糖的概念,教会患者选择适当的运动方式，指导患者正确测血糖和注射胰岛素的方法。

（2）嘱患者发现有视物模糊、视物重影、出现黑点或漂浮物；感到眼胀，阅读困难；不能看到眼睛两侧的东西时及时就诊。

2. 经验指导

（1）临床观察发现，饭后血糖长期控制在 8.0mmol/L 以下者，基本不发生视网膜病变。但也有人认为糖尿病性视网膜病变与病程长短有关，而较少与病情严重程度及血糖控制情况有关。但大多研究和回顾性分析还是主张有效控制血糖，以防止或延缓视网膜病变发生发展。

（2）光凝疗法的适应证：①中度至严重的非增殖型；②增殖前期；③增殖型无广泛的纤维增殖及视网膜脱离；④黄斑水肿。光凝疗法的禁忌证：①眼底有广泛的纤维增殖；②荧光血管造影有过度的毛细血管闭锁，光凝术后能加重黄斑水肿，甚至引起玻璃体大出血；③严重的肾病性或高血压性视网膜病变。

第七节　糖尿病性白内障

糖尿病性白内障，临床上可分为两类，一类为真性糖尿病性白内障，另一类为假性糖尿病性白内障，后者与老年性白内障难以区别。真性多为双侧性，发生在 40 岁以下。但老年性白内障在糖尿病中的发病率较高。

【病因】

1. 高渗机制　糖尿病白内障与半乳糖血症形成的白内障具有同样的机制。糖尿病患者房水中的糖含量较正常人为高，并渗入晶体内，而晶体内原先存在的醛糖还原酶将葡萄糖还原成山梨醇。大量的实验研究表明，醛糖还原酶是产生实验性糖尿病性白内障的关键酶。由于血糖浓度增高，大量的葡萄糖通过多元醇代谢途径增加，因而晶状体纤维细胞中的大量葡萄糖变成山梨醇而积聚，造成细胞内高渗状态，山梨醇一旦在晶体内形成，就不能通过代谢而消除，也不能排除晶状体之外。随着时间的延续而逐渐积聚，造成晶状体的高渗状态，故吸收水分进入晶状体囊内，造成晶状体纤维的水化和肿胀，晶状体透明度减退。如果血糖和房水中糖的浓度突然降低，就会扩大晶状体和房水渗透压的差异，使晶状体水肿加剧。严重时，出现晶状体浑浊，形成白内障。而且血糖浓度越高，白内障出现得越早。近来研究表明，2 型糖尿病患者白内障形成并非由于 AGE 的形成所致，而是由于细胞的破坏所致。由于渗透压改变，导致了离子泵的形成。

2. 晶状体蛋白糖基化 目前对糖基化血红蛋白（GHb）的研究已远远超出在监测糖尿病患者血糖控制上的应用。糖基化反应是葡萄糖与蛋白质中的自由氨基起非酶促反应，此反应在红细胞的寿命期内继续发生，并且能够从对血红蛋白作分析而检测出来。由于糖基化反应是缓慢和不可逆的，正常红细胞的生物半衰期为 120 日，糖基化的升高必然反应在 2 ~ 3 个月前血糖浓度的升高。因此，测量 GHb 是选择适宜时间控制血糖的一个良好临床指标。

研究发现糖尿病患者的血清蛋白、细胞内的蛋白以及胶原蛋白、角蛋白、晶状体蛋白均有不同程度的糖基化反应，显示糖尿病患者的非酶蛋白糖基化并非限于血红蛋白，而是有全身糖尿病性白内障倾向。这种组织蛋白内蛋白质以在红细胞内形成 HbA1c 的相同方式和葡萄糖进行非酶学反应，可导致蛋白质变性及功能改变。晶状体蛋白的糖基化，使晶状体蛋白的溶液易于形成高分子聚合，从而使晶状体浑浊，形成白内障。

3. 巯基理论 晶状体内有较高水平的还原型谷胱甘肽

（GSH），使某些酶在其活性部位带有必需的－SH基。游离的－SH基对调节和维持机体及眼组织，特别是晶状体稳定的内环境起重要作用。它发挥还原剂作用，保护晶体内不同巯基成分，使氧化型谷胱甘肽GSSH被NADPH作用又恢复为还原型GSH，使氧化型维生素C转为还原型维生素C。

实验发现，白内障形成时晶体内谷胱甘肽浓度迅速降低，亦有实验报道，谷胱甘肽可以推迟实验性半乳糖性白内障、放射性白内障和二硝基苯白内障的形成。

4. 营养平衡失调　由于糖尿病患者的新陈代谢失调，组织氧化异常导致微血管的功能改变，微血管增生扩大，毛细血管周细胞退行性变，基膜增厚与内皮细胞增殖。虹膜及睫状体肿大，睫状体上皮退变，房水产生和循环发生障碍。供应晶状体的营养失调而引起晶状体纤维变性。

【诊断依据】

（一）临床表现

真正的糖尿病性白内障临床上比较少见，多见于青少年。典型的糖尿病性白内障主要发生在30岁以下严重的糖尿病患者，发病率为10%左右。在白内障患者总数中此种白内障不超过1%～2%，并且这种白内障也可发生于小儿，成人少见。年龄越大发展越慢。

这种白内障的发病特征为双眼同时发病，进展迅速，晶状体很快变成完全浑浊，色白，有的病例可在48小时内完全浑浊。在白内障形成之前，糖尿病患者常会感到屈光的改变。血糖的高低可影响眼的屈光度，血糖较高时，房水中的葡萄糖浓度升高，随着葡萄糖进入晶状体内，水分也随同进入，结果晶体膨胀，使晶状体的屈光度增加，导致近视。

血糖浓度降低，会变为远视。这种屈光度的波动与白内障发生与否并无关系。在中年以上的糖尿病患者发生白内障则很难在糖尿病或老年因素之间做出准确判断，据临床统计，糖尿病患者的老年性白内障患病率较高，其发病年龄较正常人群提前 10 年左右，但据这些还都不能单纯诊断为糖尿病性白内障。在其形态学上也无特异性改变。

真正的糖尿病性白内障是以密集的囊下小空泡形成开始，继而迅速发展成典型的灰白色雪花状浑浊，位于前后囊膜下皮质浅层，随后晶状体高度水肿膨胀，水隙大量形成，最终全面浑浊，形成膨胀期白内障。当白内障进入晚期时，晶状体蛋白已经过分解、凝固，就不会再出现上述一时性肿胀现象。

另一种为伴发性糖尿病性白内障，即指老年人糖尿病白内障和老年性白内障合并存在。晶状体浑浊演变时间较长，可长时间停留在后囊阶段，也可先单眼后双眼发病。老年性白内障在糖尿病患者中占 19.1%，非糖尿病患者中为 11.6%，在糖尿病诊断患者中白内障可高达 57%，仅次于糖尿病视网膜病变，为第 2 位，本病多发生于 45 岁以上患者。其中从晶状体皮质周边部开始出现楔形浑浊，并逐渐蔓延至整个晶状体者，称为皮质性白内障；而从晶状体胚胎核浑浊开始，逐渐发展而使成年核完全浑浊者，称为核性白内障。糖尿病性老年性白内障发病早，成熟快，实际上是合并老年皮质型白内障。

（二）诊断

根据糖尿病的病史和白内障的形态可做出诊断。

【治疗】

很好地控制糖尿病有利于防止或延缓白内障的发生和发展。目前没有任何药物可以使浑浊的晶状体再变为透明。可以滴用法可林、卡他林、白内停、睛可明等眼药水，每日 3～4 次，但疗效都不肯定。也可口服维生素 C、维生素 B_2、维生素 E 等。

发展到成熟或近成熟时，在控制好糖尿病的前提下，可进行白内障摘除术。对未成熟双侧白内障或核性白内障患者，如对生活工作影响较大也可考虑手术治疗。随着人工晶体植入及白内障摘除手术的发展，手术期可以相应提前。

【病情观察】

（1）密切观察血糖变化和药物的不良反应，积极治疗糖尿病，血糖控制正常后方可手术。

（2）术后密切观察病情变化，治疗及手术中严格注意无菌操作。

【病历记录】

1. 门、急诊病历 记录患者就诊的主要症状及时间；记录患者起病的情况、诱因，有无多饮、多尿、多食、消瘦及恶心、呕吐等症状；记录以往有无诊疗过，如有，应记录相应的诊疗经过、服药情况、效果如何等；辅助检查中记录血糖、尿糖、检眼镜及眼底血管荧光造影检查等检查结果。

2. 住院病历 详细记录患者入院前门急诊和外院的诊治过程、用药及治疗效果。手术患者记录手术相关记录。

【注意事项】

1. 医患沟通 向患者讲解治疗原发病的重要性，并指导患者进行糖尿病的治疗，如药物、饮食、运动的治疗。

2. 经验指导

（1）关于白内障的手术选择目前多采用白内障囊外摘除或超声乳化白内障吸出及后房型人工晶体植入术，国内外学者都认为糖尿病性视网膜病变不再列为后房型人工晶体植入的禁忌证。大多数有活动性或非活动性糖尿病性视网膜病变患者都能很好地接受手术，而且在相当长的时间内能保持良好的视力。

（2）糖尿病患者在手术前应对可能存在的视网膜病变做全面的检查，因患者术后视力的恢复与视网膜病变的程度和黄斑部是否受累有关。糖尿病患者术后炎症反应发生率较高，且容易发生新生血管或糖尿病性视网膜病变加重，故术后应长期密切观察视网膜病变的情况，及时发现和治疗可能出现的并发症。

第八节 糖尿病足

糖尿病足是由于糖尿病血管、神经病变引起下肢异常的总称，因合并感染引起肢端坏疽者称糖尿病肢端坏疽，是糖尿病足发展的一个严重阶段。糖尿病患者入院治疗的主要原因之一是足部溃疡。大量的调查资料表明，糖尿病足不但导致糖尿病患者的生活质量下降，而且造成巨大的经济和社会负担。

【发病机制】

糖尿病足萎缩性病变的基础是神经和血管病变，而感染则使其加重。在 1 型 DM 患者中，以神经病变为主，而在老年控制不理想的 2 型 DM 患者中，常同时存在周围血管病变和神经病变。导致截肢的糖尿病足部溃疡起病于多种途径。对于糖尿病足溃疡的发生来说，周围神经病变和周围血管病变是各自独立的危险因素。

对预测糖尿病足部病变发生具有重要临床意义的独立指标为：跟腱反射消失，对 5.07 级 Semmes - Weinstein 纤维感觉消失，跨皮肤氧分压 <4.0kPa（30mmHg）。其中最危险的因素为皮肤氧化的受损。

踝 - 臂血压指数（踝/臂收缩压比值）并非是一种具有重要临床意义的独立危险因素；值得注意的是，一旦出现踝/臂收缩压指数降低，动脉搏动消失。表明存在血管病变，需行外周血管分流手术。周围神经感觉消失和周围血管病变以及在此基础上产生的感染为糖尿病足部病变的致病因素，可单独致病，亦可联合致病。在评估糖尿病足病变程度时，应同时考虑这三种因素。

1. 周围神经病变 是糖尿病最常见的并发症之一，也是导致糖尿病肢端坏疽的重要原因。糖尿病肢端神经病变主要为多发性、对称性感觉运动神经病变。大约有 10% 的患者在发现糖尿病时已有神经病变，病程 25 年以上者几乎均有周围神经病变的患病率为 50%。

（1）感觉神经病变：在周围神经病变所致的糖尿病足部病变患者中，虽感觉减退甚至消失，足部神经病变可使患者感觉异常，临床上可出现麻木、疼痛、灼痛或组织放射痛。不管是否存在足部溃疡，感觉消失病例中常出现痛觉。这样痛觉和感觉消失并非不相关的两个状态，可同时存在。周围神经病变导致的感觉消失，使患者失去自我保护机制，易受到外部的损伤，在出现足部病变时也难以早期察觉，及时就诊，甚至在已有足部溃疡的情况下，仍可行走而无痛觉，以致溃疡恶化，出现病菌感染发展为严重肢端坏疽。当已感染的无痛性溃疡出现疼痛时，提示感染的恶化，虽然溃疡表面可能无改变，但感染可穿透至足的深部组织。足部感觉障碍或消失，常导致穿通性神经性溃疡，并常伴随胼胝，因此凡伴随胼胝的足部溃疡一般称为神经性溃疡。

（2）运动神经病变：由于运动神经损伤，足部的伸肌和屈肌之间张力不平衡，足内骨间肌萎缩无力，肌肉失平衡，导致足部结构破坏，出现如"弓形足""锤状趾""爪样趾"等。足的负重部位可导致无痛性畸形，韧带撕裂，小的骨折或形成"夏科足"。这些畸形的足趾在来自鞋或鞋垫共同增加的压力作用下，出现趾尖溃疡，可能与第 1 跖骨头下脂肪垫变薄或移位有关。足趾头和第 1 跖骨头下易形成溃疡和感染，可导致骨髓炎甚至截肢。

（3）自主神经病变：自主神经可控制皮肤微血流，对周围温度改变的自主神经介导的生理效应是通过保温或散热来调节，当自主神经受损伤，导致皮肤血流增加尤其是下垂部的皮肤血流灌注量增加，可导致皮肤表面温度升高，肢体远端缺血，增加跗骨骨质吸收，下肢皮肤水肿或萎缩而发生坏疽。糖尿病自主神经病变导致肢端皮肤少汗或无汗，患者足部皮肤干裂，很容易受细菌感染引起溃疡、蜂窝织炎、深部脓肿。

2. 周围血管病变 从动脉粥样硬化板块的组成来说，糖尿病和非糖尿病患者几乎相同，均由脂肪沉积、平滑肌细胞、单核细胞、巨噬细胞和钙化组成。但糖尿病和非糖尿病患者的区别在于病变血管的部位，糖尿病患者的病变部位常为胫前、胫后和腓动脉分叉以下，有时累及远侧股浅动脉，表现为这些动脉的广泛管腔狭窄或闭塞，足背动脉及足部的动脉多不受累，足部微循环亦无闭塞性病变，同时糖尿病患者下肢和足部动脉常有内膜钙化，年龄大或病程长者动脉中层也可钙化。而非糖尿病者常累及近端血管，如股动脉、颈动脉、主动脉等。另一区别在于糖尿病患者出现粥样硬化的时间较早，进展较快，男女发病情况相似，无明显性别差异。

糖尿病肢端坏疽的病因病理基础是微血管病变，其主要特征是微血管壁内皮细胞损伤，基底膜增厚，导致微血管腔狭窄或闭塞，形态改变及功能异常，造成微循环障碍。组织缺血、缺氧、代谢紊乱、营养物质不易吸收，代谢产物不易排出，局部容易感染而发生坏疽。

糖尿病足趾坏疽形成的原因有：

（1）在动脉粥样硬化的基础上血栓形成。

（2）继发于感染后微血栓形成。

（3）来自近端大血管溃疡斑块的胆固醇栓塞，局部表现为青紫，且与正常组织分界明显，如果为双侧，表面栓塞来自主动脉及以上部位，如果为单侧，则来自股动脉或以下部位。

（4）影响外周血管活性药物的使用，使局部发生坏疽，故在糖尿病患者中应慎用缩血管药物。如患者出现休克，应酌情使用血管活性药物，但应每日进行足部检查。这些血管活性药物包括抢救休克时使用的多巴胺和常用于治疗心绞痛和高血压的 β 受体拮抗药。

3. 感染 由于糖尿病患者胰岛素相对或绝对不足，患者机体组织及血液中含有高浓度的糖，有利于某些细菌的生长。高血糖可使血液渗透压增高，白细胞的活动和吞噬细菌功能受到抑制，淋巴细胞转化率降低，细胞免疫功能及抗体生成均有所降低，因此，容易发生感染。一旦感染，又容易进一步发展，反过来又促进糖尿病病情加重，如此反复地相互影响，形成恶性循环，感染不易控制，甚至可发展为严重的肢端坏疽。

酮症酸中毒时酮体生成过多，粒细胞的活动受到抑制，白细胞吞噬能力显著降低，减弱对炎症的反应。抗体生成能力降低，有利于细菌生长。有研究表明，正常人在炎症部位的乳酸积聚，可以使细菌迅速死亡，而在酮症酸中毒时，酮体可以降低乳酸的杀菌能力。使患者对感染的抵抗力显著下降，机体防御能力降低。

糖尿病控制不佳时，机体内蛋白质合成减少，分解加快，体内蛋白质进行性消耗，使免疫球蛋白、补体生成能力降低、淋巴细胞转化明显下降，T 细胞、B 细胞和抗体数量减少，有利于细菌生长，同时也改变了白细胞依赖氧的杀菌能力，降低了吞噬细胞的功能，细菌容易生长，导致肢端溃烂、坏疽或坏死。

微循环障碍导致组织缺血缺氧是感染容易发生的另一种原因。机体受到某种刺激或损伤，在致病因子作用下，机体对损伤的基本反应是炎症，而炎症反应的实质是微循环障碍。微血管处于应激状态，而应激反应导致微动脉痉挛性收缩，微循环陷入断流状态，如果致病因子过于强烈或持久，带来的是血流动力学改变。微血管壁通透性增强，血浆外渗增多，红细胞变形后而失去带氧能力。白细胞由管壁游出，而吞噬细菌的能力下降，血小板聚集，黏附能力增强，加重微循环障碍，组织缺血缺氧，细菌容易感染。加之机体被损伤后，局部组织水肿、出血、渗出、炎症和红肿使局部张力增加，可机械性直接压迫微血管血流，加重局部缺血、缺氧，各种致病菌容易感染，导致坏疽。

由此可见，感染是糖尿病足的主要威胁。感染可以是浅表的，也可是广泛深层的，并且感染易于扩散。糖尿病患者伤口肉芽组织形成不好、愈合不良，使细菌容易侵入，感染持续时间延长。感染可由细微的皮肤损伤引起，并很快沿着肌肉、筋膜层扩散到脚和小腿的腱鞘和肌肉，甚至引起骨髓炎，具有很高的肢体坏疽率和截肢率。糖尿病足感染最常见的致病菌为革兰阳性菌（尤其是金黄色葡萄球菌、链球菌），其次为革兰阴性杆菌、厌氧菌。有时从1份标本中可以培养出3~6种致病菌。多数情况下，伤口表面的细菌和伤口深部的不一样，因此不能简单根据从伤口表面培养的细菌来选用抗生素。可首先选用广谱抗生素，等取自伤口深部的细菌培养和药敏结果出来之后，再针对性地更换敏感药物。

【诊断依据】

（一）临床表现

1. 症状　患者除有糖尿病"三多一少"症状外，还可出现皮肤瘙痒、肢端感觉异常，包括刺痛、灼痛、麻木以及感觉迟钝或丧失，可出现脚踩棉絮感、常有鸭步行走、间歇性跛行、休息痛、无力、下蹲起立困难。

2. 体征　糖尿病足部病变为萎缩性病变，基础病变为溃疡和坏疽，局部可出现红、肿、热，血糖控制较困难，当感染严重时可出现发热等全身症状。其临床表现可不同，主要视致病原因是神经病变缺血或是感染。病变可以是单一的，也可能是混合的。

3. 查体　可发现肢端皮肤颜色变黑伴有色素沉着、肢端凉、水肿，可有趾间真菌感染、红癣、甲沟炎和趾甲内陷。皮肤干裂，无汗，毳毛少，或形成水疱、血疱、糜烂、溃疡，可出现足的坏疽和坏死，当有产气菌感染时，可闻及捻发音。肢端肌肉营养不良、萎缩、张力差，易出现韧带损伤、骨质破坏，甚至病理性骨折，可出现跖骨头下陷，跖趾关节弯曲，形成弓形足、锤状趾、鸡爪趾、Charcot 关节等。肢端动脉搏动减弱或消失，血管狭窄处可闻及血管杂音，深浅反射迟钝或消失。

Charcot 关节是典型的神经病变性糖尿病足畸形，可分为四期：

第 1 期：又称急性期。患者可能有轻度外伤史，足部出现红、肿、热和相关搏动，但这必须与蜂窝织炎鉴别。此时的处理主要为减轻重力负荷，有效的方法是石膏托，直至皮肤温度回降至正常。正常的皮肤温度是病变处于非活动期的标准。

第 2 期：常由于患者在急性期仍经常活动所致。此时可出现骨质溶解和骨折。虽然起初患者就诊时 X 线检查可正常，但在 2～3 个星期后可出现骨折，重复 X 线摄片，可发现骨折迹象，常为跖趾关节和跗骨间关节。

第 3 期：由于关节的骨折和塌陷出现关节的畸形，足弓塌陷使足外形出现畸形。此时患者需穿特殊模型的鞋，偶尔需手术治疗。

第 4 期：常由于第 3 期患者继续用未做特殊保护的足行走所致。足弓塌陷使此处压力增加，出现足底溃疡。溃疡的感染可导致足坏疽和截肢。

以外周小动脉病变为主的足部缺血性病变的临床特征如下。

（1）病变局部疼痛明显，为黑色干性坏疽，病变可局限于足趾或足跟，可伴有广泛浅表感染。

（2）足缺血，当足抬高时可出现足部苍白，受压部位可出现青紫。

（3）足部萎缩、消瘦，趾甲增厚，汗毛稀少。

（4）外周动脉搏动减弱或消失。

（5）外周静脉充盈缓慢，常大于 15 秒。

（6）可出现其他缺血性病变的临床症状。

（7）感觉神经和腱反射经常减弱或正常。

足部的浅表性感可表现为：①趾间真菌感染、红癣、甲沟炎和趾甲内陷，而足的深部感染的发生往往是隐匿的，可以是趾甲根部感染所致的足背蜂窝织炎，表现为足背广泛性水肿、红斑，常与远端的坏疽有关；②足弓深部感染危险的是足底动脉弓血栓性闭塞，影响骨间动脉血液供应，如有气体或腐败味产生，表明有厌氧菌感染。严重的感染可累及趾骨和距骨，形成骨髓炎。

（二）检查

1. 实验室检查　实验室检查除有关糖尿病及其并发症的常规检查外，需注意感染迹象，如白细胞增多，血沉、C - 反应蛋白增加等，可做坏疽、病灶分泌物的细菌培养及药敏试验。

2. 多普勒超声检查　可发现股动脉以至足背动脉病变，可作定位和定量分析。由于仪器型号和操作方法的不同，结果亦不同。

（1）早期病变：血管腔狭窄低于正常人的 25% 以下，血流量少于正常人的 35%，加速度/减速度比值 >1.2 ~1.4。

（2）轻度病变：血管腔狭窄低于正常人的 25% ~50%，血流量少于正常人的 35% ~50%，加速度/减速度比值 >1.4 ~1.6。

（3）中度病变：血管腔狭窄低于正常人的 50% ~70%，血流量少于正常人的50%～70%，加速度/减速度比值＞1.6～1.8。

（4）重度病变：血管腔狭窄低于正常人的75%以上，血流量少于正常人的70%以上，加速度/减速度比值＞1.8或等于"0"。

3. 血压指数 血压指数是一种非创伤性的检查。踝/臂收缩压比值，正常人为1.0～1.4，＜0.9提示有轻度供血不足，0.5～0.7可有间歇性跛行，0.3～0.5可有缺血性休息痛，＜0.3可发生坏死。一般认为，踝/臂收缩压比值＜0.5提示严重缺血，但如果动脉搏动不能触及，比值＞0.5可能掩盖了足部严重缺血。踝/臂收缩压比值是一种更可靠的指标，比值＜0.5是足部缺血的信号。

4. 肌电图、神经传导速度、诱发电位和震动感觉的检测 可作为诊断下肢有无周围神经病变和评估神经病变程度的方法。

用纤维检测糖尿病足简单易行，1g纤维（Semmes – Weinstein 4.17级）能被正常人感觉到，能检测早期感觉神经病变。此期病变不须特殊处理，10g纤维（5.07级）能鉴别需特殊保护的区域；75g纤维（6.10级）能鉴别失去保护性感觉的区域。

5. 跨皮肤氧分压（$TcPO_2$）测定 是用Clark极谱仪电极放置在保温于43～45℃的足背皮肤，虽然电极可放置于皮肤的任何部位，但常放置于接近萎缩部位以预测伤口愈合的潜能和建议截肢的部位。$TcPO_2$与皮肤缺血有关。正常人$TcPO_2$接近PaO_2，$TcPO_2$＜4.0kPa（30mmHg），意味着萎缩性病变难以愈合。在吸入100%氧气10分钟后，如$TcPO_2$提高1.3kPa（10mmHg）以上，说明预后较好。

6. X线检查 可发现骨质疏松、脱钙、骨髓炎、骨质破坏、死骨形成、骨关节病变以及动脉钙化，也可发现气性坏疽时的软组织变化。

7. 动脉造影 可确诊血管腔内的各种病变，常用于截肢或血管重建术前血管病变的定位。但检查本身可导致血管痉挛，加重缺血。

（三）诊断

糖尿病患者凡上述检查证实有肢端病变者均可诊断为糖尿病足。根据病变程度和参照国外标准，糖尿病足坏疽的临床分型与分级为：坏疽的性质可分为湿性坏疽、干性坏疽和混合性坏疽三种临床类型。

1. 湿性坏疽 糖尿病湿性坏疽较多，占糖尿病肢端坏疽的78.0%。多因肢端循环及微循环障碍，常伴有周围神经病变，皮肤损伤感染化脓。坏疽轻重不一，浅表溃疡或严重坏疽。局部常有红、肿、热、痛及功能障碍，严重者常伴有全身不适、毒血症或败血症等临床表现。

（1）湿性坏疽前期：常见肢端供血正常或不足，局部水肿，皮肤颜色发绀、麻木、感觉迟钝或丧失，部分患者有疼痛，动脉搏动正常或减弱，常不能引起患者的注意。

（2）湿性坏疽初期：常见皮肤水疱、血疱、烫伤或冻伤、鸡眼或胼胝等引起的皮肤浅表损伤或溃疡，分泌物较少。病灶多发生在足底、足背、小腿或前臂。

（3）轻度湿性坏疽：感染已波及皮下肌肉组织或已形成轻度的蜂窝织炎，感染可沿肌间隙蔓延扩大，形成窦道，脓性分泌物增多。

（4）中度湿性坏疽：深部感染进一步加重，蜂窝织炎融合形成大脓腔，肌肉肌腱韧带破坏严重，脓性分泌物及坏死组织增多。

（5）重度湿性坏疽：深部感染蔓延扩大，骨与关节破坏，可能形成假关节，坏疽可累及部分足趾或部分足坏疽。

（6）极重度湿性坏疽：足或手的大部或全部感染化脓、坏死，并常波及踝关节及小腿。

2. 干性坏疽　糖尿病患者干性坏疽较少，仅占坏疽患者的6.8%。多发生在糖尿病患者肢端动脉及小动脉粥样硬化，使血管腔狭窄或动脉血栓形成，致使血管腔阻塞，血流逐渐或骤然中断，但静脉血流仍然畅通，造成局部组织液减少，导致血流中断的远端肢体发生不同程度的干性坏疽，其坏疽的程度与血管阻塞部位和程度相关。较小动脉阻塞则坏疽面积较小常形成灶性干性坏死，较大动脉阻塞干性坏疽的面积较大，甚至整个肢端完全坏死。

（1）干性坏疽前期：常有肢端动脉供血不足、患者怕冷、皮肤温度下降、肢端干枯、麻木、刺疼或感觉丧失。间歇跛行或休息痛，多为持续性。

（2）干性坏疽初期：常见皮肤苍白、水疱、冻伤等浅表干性痂皮。多发生在指趾末端或足跟部。

（3）轻度干性坏疽：常见手足指（趾）末端或足跟皮肤局灶性干性坏死。

（4）中度干性坏疽：常见少数手足指（趾）及足跟局部较大块干性坏死，已波及深部组织。

（5）重度干性坏疽：常见手或足的多个指（趾）或部分手足由发绀色逐渐变灰褐色，继而变为黑色坏死，并逐渐与健康皮肤界限清楚。

（6）极重度干性坏疽：手或足的大部或全部变黑坏死，呈木炭样，部分患者有继发感染时，坏疽与健康组织之间有脓性分泌物。

3. 混合性坏疽　糖尿病患者混合性坏疽较干性坏疽稍多见，占坏疽患者的15.2%，常见于糖尿病2型患者。肢端某一部位动脉或静脉阻塞，血流不畅，引起干性坏疽，而另一部分合并感染化脓。

（1）特点：混合坏疽是湿性坏疽和干性坏疽的病灶，同时发生在同一个肢端的不同部位。混合坏疽患者一般病情较重，溃烂部位较多，面积较大，常涉及大或全部手足。感染重时可有全身不适、体温及白细胞增高及毒血症或败血症的发生。肢端干性坏疽时常并有其他部位血管栓塞，如脑血栓、冠心病等。

（2）坏疽的临床分级：临床分级的依据，通过临床观察，当皮肤层损伤后，感染的程度依次表现的部位是肌肉、肌腱韧带、骨膜、骨质。由此认为，肌腱韧带的抗感染能力强于肌肉，而骨质的抗感染能力又强于肌腱和韧带。当肌腱韧带、骨质均受到感染破坏，其坏疽感染已发展到一定深度广度和严重程度。因此，结合国外分级标准，将糖尿病肢端坏疽病变程度划分为 0~5 级。

0 级：皮肤完整，皮肤无开放性病灶。常表现肢端供血不足、皮肤凉、颜色发绀或苍白、麻木、感觉迟钝或丧失。肢端刺痛或灼痛，常兼有足趾或足的畸形等高危足表现。

1 级：肢端皮肤有开放性病灶。但尚未波及深部组织，可有水疱、血疱、鸡眼或胼胝、冻伤或烫伤及其他皮肤损伤所引起的浅表溃疡。

2 级：感染病灶已侵犯深部肌肉组织，常有轻度蜂窝织炎、多发性脓灶及窦道形成，或感染沿肌间隙扩大，造成足底、足背贯通性溃疡或坏疽，脓性分泌物较多；足或指趾皮肤灶性干性坏疽，但肌腱韧带尚无破坏。

3 级：肌腱韧带组织破坏。蜂窝织炎融合形成大脓腔，脓性分泌物及坏死组织增多，足或少数趾（指）干性坏疽，但骨质破坏尚不明显。

4 级：严重感染已造成骨质破坏，骨髓炎，骨关节破坏或已形成假关节、Charcot 关节，部分趾（指）或部分手足发生湿性或干性严重坏疽或坏死。

5 级：足的大部或足的全部感染或缺血，导致严重的湿性或干性坏疽、肢端变黑，常波及踝关节及小腿。一般多采取外科高位截肢手术。

【治疗】

（一）预防

由于糖尿病本身与糖尿病足的发病机制尚未彻底阐明，至今尚缺乏特异的病因治疗，因此教育患者主动对足部进行护理，防止足部损伤及感染极为重要。除积极饮食及降糖药治疗控制血糖外，预防的具体措施包括：①每晚温水洗脚，水勿过热，泡脚时先用手或肘部试水温，以免患者感觉障碍发生烫伤，泡足后要特别将趾间缝隙处轻揉擦干；②皮肤干燥可涂羊毛脂，每周 2～3 次；③避免足部损伤，不宜赤足行走；④如视力不好，不要自己剪趾甲；⑤治疗鸡眼应找有经验的足医或外科医师；⑥冬季注意保暖，提倡穿羊毛袜，为缓解夜间足凉可穿袜套，但不宜用热水袋或小火炉暖脚；⑦勿长时间双腿交叉，以免压迫血管和神经。

（二）外科治疗

1. 动脉重建术　是治疗糖尿病肢端坏疽患者大血管阻塞的重要方法之一。它可使部分大血管病变引起的肢端坏疽免予截肢手术。常用的方法有以下几种。

（1）血管搭桥术：术后血管通畅率约 80%，病死率 2.3%，70 岁以上病死率约 7.5%；胫部小血管移植后通畅率约 68%，截肢率约 56%，病死率约 2.3%，但手术失败后很难避免截肢。

（2）动脉内膜切除术：只限于大血管和局限性动脉阻塞或狭窄口由于术后血管内膜不光滑，部分患者容易形成血栓，再次阻塞血管。

（3）经皮腔内血管成形术：对腘动脉较好，对股动脉较差，而且动脉钙化严重者不易成功。

2. 介入放射治疗　血管介入放射学治疗，是近年来新兴的一门边缘学科，是将放射学和治疗学结合在一起的学科。

对治疗糖尿病血管病变引起的肢端缺血性坏疽有重要的临床价值。目前常用的方法有以下几种。

（1）经皮血管腔内成形术。

（2）血管内支架成形术。

（3）血管内血栓胶囊取除术。

（4）动脉粥样硬化斑旋切术。

（5）激光血管内成形术。

以上治疗方法均有一定的适应证和禁忌证。如果操作不熟练，可能发生局部血肿、血管破裂、动脉夹层瘤及远端小血管栓塞等并发症。但此方法创伤性较小，为了保全肢体仍是一种较好的、有效的治疗方法。

3. 截肢术 截肢虽然给患者造成终身残疾，但为了挽救生命，当动脉重建术或血管介入放射学治疗失败后，仍是不得不采用的最终手段。最重要的是截肢平面的选择，在不影响截肢断端愈合的原则下，尽量保留患肢的术后功能，并为手术后安装假肢提供更好的方便条件。

（三）内科综合治疗

1. 内科综合治疗的三个阶段 糖尿病肢端坏疽是一种全身性疾病。它既有糖尿病、血管病变、神经病变等内科疾病的临床表现，又有肢端坏疽、坏死、局部感染外科疾病的症状和体征，而且往往在糖尿病肢端坏疽的同时，常伴有心、肾、脑等急、慢性并发症。如果不能有效地全面综合治疗，将会严重影响坏疽愈合。因此在治疗过程中，需要掌握三个治疗阶段。

（1）基础治疗阶段：这一阶段的治疗用药多需要贯穿始终。如控制糖尿病高血糖、抗感染、大血管再疏通、改善微循环、纠正其他急慢性并发症及支持疗法，但对于坏疽局部除保持引流畅通外，不宜过分清创处理。

（2）去腐阶段：患者经基础治疗后一般情况好转，血糖及感染得到控制，循环与微循环得到改善，并发症得到纠正，在此基础上重点放在去腐，手术清创，逐渐清除坏死组织，加大引流深度，保持创面清洁，为生肌创造条件。

（3）生肌阶段：患者经过以上两个阶段的治疗全身情况明显好转，局部分泌物明显减少，坏死组织逐渐清除。治疗的重点是运用各种生肌手段，促进坏疽局部肉芽新生，使创面早日愈合。以上两个阶段不是绝对分开，要根据患者具体情况，具体对待。

2. 内科综合治疗的原则及方法 在三个治疗阶段过程中，需要根据患者具体情况运用治疗原则及方法。

（1）控制高血糖利用，节制饮食，口服降糖药或注射胰岛素等，将血糖降低到接近正常水平，有利于坏疽愈合。

（2）抗感染：选用有效的抗生素控制感染，常用青霉素、庆大霉素、先锋霉素等静脉滴注或肌内注射，直至感染控制。

（3）扩管抗凝溶栓：活血化瘀，改善循环与微循环。常用药物有山莨菪碱、蝮蛇抗栓酶、曲克芦丁等分期分批静脉滴注。一般每 21 日为 1 个疗程，以改善循环，促进侧支循环形成，降低血液黏度。打开微循环通道，改善微循环障碍，促进肉芽新生，使坏疽早日愈合。

（4）恢复神经功能：对周围神经病变者可加用康络素、前列腺素 E_1、山莨菪碱、维生素 B_1、维生素 B_{12}、ATP、激光多功能治疗仪。

（5）支持疗法及纠正其他急慢性并发症：为坏疽愈合创造条件。其并发症如酮症酸中毒，低蛋白血症，心、脑、肾并发症及影响坏疽愈合的各种不良因素，确保治疗糖尿病肢端坏疽顺利进行。

（6）坏疽局部处理：以往采用外科彻底清创手术，但对于糖尿病肢端坏疽患者很难奏效。应待全身和局部循环及微循环障碍得到改善，感染炎症得到控制，并发症得到纠正的之后采取蚕食的方法清创处理。对湿性坏疽要保持深部窦道引流通畅，且不宜过分冲洗，以免细菌沿肌腱、肌膜间隔蔓延扩大。对干性坏疽的处理，在常规消毒下切除坏死组织，局部选用山莨菪碱、康复新、苯妥英钠、生肌膏、表皮生长因子等局部贴敷，促进肉芽生长。对大血管病变导致的坏疽者除了利用血管重建术、血管介入放射治疗外，可采用苯甲唑林、山莨菪碱股动脉注射。局部有气性坏疽感染者可采用高压氧舱治疗，每日 1 次，两周为 1 个疗程。有人应用高压氧舱治疗下肢慢性溃疡有效率 86.4%。总之，局部治疗需要在全身综合治疗的基础上，根据坏疽性质和程度，分期处理为宜。

【病情观察】

检查双足，注意足跟、趾间有无裂口；观察治疗后患者的症状是否缓解。

【病历记录】

1. 门、急诊病历 记录患者就诊的主要症状及时间。记录以往有无诊疗过，如有，应记录相应的诊疗经过、服药情况、效果如何等。

2. 住院病历 详细记录患者入院前门急诊和外院的诊治过程、用药及治疗效果。记录治疗过程中患者神志及生命体征的变化、血糖及电解质的变化、有无其他并发症等。

【注意事项】

1. 医患沟通 糖尿病是一种终身的疾病，患者对治疗的依从性和掌握相关的自我保健知识对疾病的发展有重要的作用。医护人员向患者讲解糖尿病足形成的原因、治疗原则和预后。加强足部护理，积极防治诱发因素。糖尿病足坏疽因足缺血，神经病变、感染诱发因素所致。适当的防护，尤其对足的防护措施十分重要，应积极开展宣教工作，帮助患者提高防护能力。①每天检查双足，注意足跟、趾间有无裂口，发现足部皮肤的任何损伤或颜色的变化均应及时就医；②指导患者不要赤脚走路，以防刺伤，外出不可穿拖鞋，以免踢伤；③每天用温水洗脚或泡脚，水温不宜超过体表温度（<35℃），浸泡时间 20~15 分钟为宜，如泡水时间过长易致皮损；④指、趾甲不能过长；⑤不要自行修剪鸡眼或水疱，不要用化学药消除鸡眼或胼胝；应找有经验的医师诊治，并说明自己患有糖尿病；冬天使用热水袋、电热毯时谨防烫伤，同时应注意预防冻伤；⑥保持足部清洁，避免感染，嘱患者勤更换鞋袜；⑦选择合适的鞋，不宜过宽或过窄，鞋的质料应柔软，保持通气，避免起泡，每次穿鞋前，注意鞋内有无异物，以防扎伤脚；保持足趾间干燥，如足跟皮肤过于干燥，可使用软化膏，如脚汗过多可扑无香味的滑石粉；⑨指导和协助患者采用多种方法促进肢体血液循环。如步行运动，三餐后 1.5 小时快步行走 15~30 分钟。腿部运动，包括提脚跟、坐椅运动、甩腿等。

2. 经验指导

（1）糖尿病足是糖尿病患者严重并发症之一，可累及多种器官损伤，严重影响患者生活质量。积极预防和处理糖尿病足感染是疾病治愈的重要难点。注意饮食结构，增强体育锻炼，合理指导患者日常足部的正常护理，控制感染，避免感染扩散，保证足部新生组织的再生和修复，降低截肢的险情指数。

（2）要定时随访患者，做到早期发现、早期诊断、早期治疗，降低糖尿病足的发生率及患病后截肢率降低至消除。

第五章

代谢性疾病 ◆●●

第一节 痛风

痛风（gout）是尿酸过量生产或尿酸排泄不充分引起的尿酸堆积造成的，尿酸结晶堆积在软骨、软组织、肾脏以及关节处。在关节处的沉积会造成剧烈的疼痛。

痛风是一种由于嘌呤代谢紊乱所导致的疾病，过去我国发病率较低，随着人们生活水平的提高，近年来痛风已成为常见病和多发病。其中95%为男性，临床发现我国痛风患者有年轻化发展的趋势，引起医学界的高度警惕和关注。

【病因】

血液中尿酸长期增高是痛风发生的关键原因。人体尿酸主要来源于两个方面。

（1）人体细胞内蛋白质分解代谢产生的核酸和其他嘌呤类化合物，经一些酶的作用而生成内源性尿酸。

（2）食物中所含的嘌呤类化合物、核酸及核蛋白成分，经过消化与吸收后，经一些酶的作用生成外源性尿酸。

尿酸的生成是一个很复杂的过程，需要一些酶的参与。这些酶大致可分为两类：促进尿酸合成的酶，主要为5-磷酸核酸-1-焦磷酸合成酶、腺嘌呤磷酸核苷酸转移酶、磷酸核糖焦磷酸酰胺转移酶和黄嘌呤氧化酶；抑制尿酸合成的酶，主要是次黄嘌呤 - 鸟嘌呤核苷转移酶。痛风就是由于各种因素导致这些酶的活性异常，例如促进尿酸合成酶的活性增强，抑制尿酸合成酶的活性减弱等，从而导致尿酸生成过多；或者由于各种因素导致肾脏排泄尿酸发生障碍，使尿酸在血液中聚积，产生高尿酸血症。

高尿酸血症如长期存在，尿酸将以尿酸盐的形式沉积在关节、皮下组织及肾脏等部位，引起关节炎、肾脏结石或痛风性肾病等一系列临床表现。

本病为外周关节的复发性急性或慢性关节炎，是因过饱和高尿酸血症体液中的单钠尿酸盐结晶在关节，肌腱内及其周围沉积所致。

【诊断依据】

（一）分期

根据痛风患者的自然病程及临床表现大致可分下列四期。

（1）无症状高尿酸血症期。

（2）急性痛风性关节炎发作期。

（3）痛风发作间隙期。

（4）慢性痛风石性关节炎。

（二）分型

1. 原发性痛风 为遗传性的。

2. 继发性痛风 大多发生于某些恶性肿瘤或血液病，如真性红细胞增多症、白血病等患者，特别是在化疗药物治疗之后，初次出现症状时往往在原发病出现之后数年。

（三）临床表现

急性痛风性关节炎发病前没有任何先兆，轻度外伤，暴食高嘌呤食物或过度饮酒、手术、疲劳、情绪紧张、内科急症（如感染，血管阻塞）均可诱发痛风急性发作。常在夜间发作的急性单关节或多关节疼痛通常是首发症状。疼痛进行性加重，呈剧痛。体征类似于急性感染，有肿胀、局部发热、发红及明显触痛等。局部皮肤紧张、发热、有光泽，外观呈暗红色或紫红色。大趾的跖趾关节累及最常见（足痛风），足弓、踝关节、膝关节、腕关节和肘关节等也是常见发病部位。全身表现包括发热、心悸、寒战、不适及白细胞增多。

开始几次发作通常只累及一个关节，一般只持续数日，但后来则可同时或相继侵犯多个关节，若未经治疗可持续数周，最后局部症状和体征消退，关节功能恢复。无症状间歇期长短差异很大，随着病情的进展愈来愈短。如果不进行预防，每年会发作数次，出现慢性关节症状，并发生永久性破坏性关节畸形。手足关节经常活动受限，在少数病例，骶髂、胸锁或颈椎等部位关节亦可受累。黏液囊壁与腱鞘内常见尿酸盐沉积。手、足可出现增大的痛风石并排出白垩样尿酸盐结晶碎块，环孢素引起的痛风多起病于中央大关节，如髋、骶髂关节，同样也可见于手，甚至破坏肾小管。

（四）诊断要点

1. 原发性痛风的诊断

（1）血尿酸高，其正常值为 $76 \sim 89.25\mu mol/L$（女性略低）。

（2）突发单关节红、肿、热、痛（如趾、踝、膝、肘等处）。

（3）关节腔穿刺取滑囊液检查有尿酸钠结晶。

（4）痛风石活检有尿酸钠结晶。

（5）受累关节 X 线检查呈凿孔样缺损，边缘有增生反应。

以上（1）、（2）项或加（3）～（5）项中任一项即可诊断痛风。

2. 继发性痛风的诊断

（1）继发性痛风患者中女性的比例较原发性痛风高。

（2）继发性痛风患者初次发病的年龄较大。

（3）继发性痛风患者有阳性家族史者较少。

（4）肾结石的发病数比原发性痛风高，继发性痛风患者的血清尿酸比原发性痛风患者高出 1～2mg/dl，24 小时尿内尿酸超过 800mg 和 1000mg 的人数较多。

（5）继发性痛风的痛风石发病率也比原发性痛风高。

【治疗】

本病的防治，不论原发性或继发性，除少数由于药物引起者可停用外，大多缺乏病因治疗，因此不能根治。临床治疗要求达到以下四个目的：①尽快终止急性关节炎发作；②防止关节炎复发；③纠正高尿酸血症，防治尿酸盐沉积于肾脏、关节等所引起的并发症；④防止尿酸肾结石形成。

（一）一般治疗

调节饮食、控制总热量摄入，限制高嘌呤食物（如心、肝、肾、脑、鱼虾、海蟹、肉类、豆制品、酵母等）；严禁饮酒（包括含有大量嘌呤的啤酒）；适当运动可减轻胰岛素抵抗，防止超重和肥胖；增加尿酸的排泄，多饮水，每日在 2000ml 以上；不使用抑制尿酸排泄的药物，如噻嗪类利尿药等；避免诱发因素和积极治疗相关疾病等。

（二）急性期处理

绝对卧床休息，抬高患肢，避免受累关节负重。休息应至关节疼痛缓解 72 小时后始恢复活动。早期用药疗效较好，如延迟用药，疗效可随时间的推移而下降。

1. 秋水仙碱 应用在痛风反复发作的患者，慢性炎症不易控制，虽经治疗，有时仍有局部关节酸痛或急性发作，此时可用小剂量秋水仙碱维持，0.5～1mg/d 足以使症状得到控制，但应注意秋水仙碱对骨髓的抑制和对肝肾功能的损害，应用时必须慎重，国内极少应用。目前以口服法使用最广泛，90% 患者口服秋水仙碱后 48 小时内疼痛缓解。症状缓解后可继续给药，每次 0.5mg，每日 2～3 次，维持数日后停药。口服秋水仙碱不良反应一般以恶心、呕吐、厌食、腹胀和水样腹泻多见，发性率高（40%～75%）。此外，该药还可以引起白细胞减少、血小板减少等骨髓抑制表现以及脱发。胃肠道不良反应可先于或与临床症状缓解同时发生。

2. 非甾体抗炎药（NSAID） NSAID 共同的作用机制为抑制花生四烯酸代谢中的环氧化酶活性，进而抑制前列腺素的合成而达到消炎镇痛的作用。应用 NSAID 时注意活动性消化性溃疡、消化道出血等禁忌证。最广泛应用的药物有吲哚美辛，初始剂量 75～200mg，随后每次 50mg，每次 6～8 小时。其他如双氯芬酸口服每次 50mg，每日 2～3 次；布洛芬每次 0.3～0.6g，每日 2 次；罗非昔布 25mg，每日 1 次；可选择其中任何一种，禁止同时服用两种或多种 NSAID，否则疗效不增加而不良反应增加。一旦症状缓解渐减量，5～7 日后停用。

3. 糖皮质激素 上述药物常规治疗无效或因严重不良反应不能使用秋水仙碱和 NSAID 时，可考虑使用糖皮质激素或 ACTH 短程治疗。该类药物的特点是起效快、缓解率高，但容易出现症状的"反跳"现象。如泼尼松，起始剂量为 0.5～1mg/（kg·d），3～7 日后迅速减量或停用，疗程不超过 2 周。或 ACTH 50U 溶于萄糖溶液中缓慢静脉滴注。可同时口服秋水仙碱每日 1～2mg，以防止症状"反跳"。

（三）间歇期和慢性期的处理

目的是持续控制高尿酸血症，防止痛风急性发作和痛风石形成，减轻肾损害，把血尿酸降低至 350μmol/L（6.0mg/L）以下。

1. 促进尿酸排泄药 本类药主要是抑制肾小管对尿酸的再吸收，适用于尿酸排泄减少的原发性痛风患者。有尿路结石及每日尿酸排泄量高于 3.57mmol/L（600mg）时不宜使用，因尿酸排出过多会加重肾损害和尿路结石形成，用药期间需多饮水或加服碳酸氢钠碱化尿液。常用口服药如下。

（1）羟苯磺酸（Probenicid）：主要抑制肾小管对尿酸的再吸收而致利尿酸作用。为防止尿酸自肾脏大量排出时有引起肾脏损害及肾结石的不良反应，应用此药常自小剂量开始，初用0.25g，每日2次，2周内增至0.5g，每日3次，最大剂量不超过每日2g，约5%患者发生皮疹、发热、胃肠刺激、肾绞痛及引起急性发作等不良反应。

（2）苯磺唑酮（Sulfinpyrazone）：是保泰松的衍生物，抑制肾小管对尿酸的再吸收，排尿酸作用较丙磺舒强，自小剂量开始50mg，每日2次，渐增至100mg，每日3次，最大剂量为每日60mg，和丙磺舒合用有协同的疗效，此药对胃黏膜有刺激作用，溃疡病患者慎用。

（3）苯溴马龙（Benzbromarone）：为强有力的利尿酸药，在欧洲广泛应用已有多年，每次25mg，每日1次，逐渐增至100mg。毒性作用轻微，不影响肝肾功能，很少发生皮疹、发热，但可有胃肠道反应、肾绞痛及急性关节炎发作。

2. 抑制尿酸合成　目前只有别嘌醇（Allopurinol，别嘌呤醇）。机制是抑制黄嘌呤氧化酶，阻断黄嘌呤转化为尿酸。适用于尿酸生成过多者及不适于使用促进尿酸排泄药者。用法：每次0.1g，口服，每日3次，渐增至每次0.2g，每日3次。可与促进尿酸排泄药物合用，增强疗效。主要不良反应有胃肠道刺激、皮疹、发热、肝损害、骨髓抑制等。

3. 其他　①保护肾功能：对于急性尿酸性肾病者，可大量补液并碱化尿液，增加尿流量，冲开结晶阻塞的肾小管腔；②防治冠心病：高尿酸血症可损伤血管内皮细胞、血小板和其他体细胞，促发心血管疾病的发生；③关节活动障碍者可进行理疗；④痛风石较大或溃破者可手术剔除。

【病情观察】

（1）观察服药或补液等治疗后患者症状（主要是疼痛）

是否缓解，并定期复查血尿酸及肾功能，以评估治疗疗效，如继发肾功能损害者，应观察治疗后临床表现是否改善，肾功能有无恢复。注意观察治疗药物本身的不良反应，以便及时处理。

（2）明确诊断的，在急性关节炎期，可予非甾体抗炎药或秋水仙碱治疗，对间歇期、慢性关节炎期的患者，则予以抑制尿酸生成药和（或）促排尿酸药物的维持治疗。治疗中，应注意观察临床症状是否控制，有无药物治疗本身的不良反应，以便及时调整，治疗无效或病情加重者，应注意反复检查血尿酸变化，并做类风湿因子、抗 O 等检查，以排除类风湿关节炎、风湿性关节炎等疾病。若治疗后关节肿痛缓解，血尿酸正常，则可逐步停用非甾体抗炎药、秋水仙碱，而以抑制尿酸生成药和（或）促排尿酸药做维持治疗。

【病历记录】

1. 门急诊病历 记录患者就诊的主要症状，如关节痛的特点，有无规律性，有无发热、乏力等伴随症状，有无酗酒、高嘌呤饮食史等；以往有无类似发作史，如有，记录其诊疗经过；体检记录关节肿痛部位，有无痛风石形成，有无关节畸形等；辅助检查记录血尿酸、血沉等检查结果。

2. 住院病历 记录患者门急诊或外院的诊疗经过。记录本病与类风湿关节炎、强直性脊柱炎等疾病的鉴别诊断要点。记录患者入院治疗后的病情变化、治疗效果，记录血尿酸、关节 X 线、血常规、血沉等检查结果。

【注意事项】

1. 医患沟通 医师应告知患者或其直系家属有关痛风性关节炎的临床特点、治疗药物、疗程以及低嘌呤饮食、忌饮暴食和酗酒、休息、多饮水等注意事项。应告知患者或其直系亲属，痛风性关节炎患者急性关节炎其治疗 1 周后应及时复查血尿酸，间歇期、慢性关节炎其亦应定期得查血尿酸，以调整治疗药物及剂量。有关治疗药物的调整或需手术治疗的，均须征得患者及家属的同意。

2. 经验指导

（1）本病多以突发性关节炎肿痛为首发症状，为非对称性关节痛，且以夜间发病为多，最常发于第一跖趾关节，疼痛剧烈，局部红肿、发热，不能触碰。发病前往往有暴饮、暴食或酗酒史。

（2）本病的诊断一般依据临床关节疼痛特点、血尿酸升高等特点，如患者关节痛不发生于特征性的第一跖趾关节，而出现在足背、踝、膝等关节，同时血尿酸升高、对秋水仙碱治疗有特效者，也可明确诊断。若患者急性关节疼痛症状典型，但血尿酸水平不升高，需反复多次检查，同时检查类风湿因子、抗 O 因子等以排除其他关节炎，避免误诊或漏诊。

（3）痛风性关节炎的治疗一般是根据患者的病情变化，分为急性关节炎期、间歇期及慢性关节炎期而选择治疗方案。急性关节炎期治疗以秋水仙碱为主，往往有特效，但 24 小时总量不超过 6mg，注意治疗药物的不良反应；关节肿痛明显者，可合用非甾体抗炎药物治疗，以减少秋水仙碱的剂量。间歇期及慢性关节炎期的治疗予抑制尿酸生成药、促排尿酸药、治疗期间应定期复查血尿酸，以调整用药量，同时应碱化尿液、多饮水，防止形成尿酸盐结晶。

第二节 血卟啉病

血卟啉病（血紫质病）系由先天性卟啉代谢紊乱，卟啉前体或卟啉在体内聚积所致，常有遗传因素。临床表现有腹痛、神经－精神症状、光感性皮肤损害等。卟啉主要在红骨髓和肝内合成，根据卟啉代谢紊乱出现的部位，分为红细胞生成性卟啉病和肝性血卟啉病二类。前者较少见，属儿科学范围。

肝性血卟啉的临床表现可分为：①急性间歇型，以腹痛、神经－精神症状为主要表现，临床较多见；②迟发性皮肤型，卟啉及其衍生物吸收光波后被激活而放出荧光，破坏皮肤表皮细胞溶酶体，因而产生皮肤病变、红斑、水疱、湿疹、瘢痕形成和色素沉着；③混合型，兼有前二型症状；④遗传性粪卟啉型，有家族史，临床特点是粪便中排出粪卟啉Ⅲ增多而无症状，但在巴比妥、甲丙氨酯等药物诱发下可出现急性间歇型症状，个别可有光感性皮肤损害的表现。

【发病机制】

本病的病因尚未完全明了。可能是由于卟胆原不能转变为尿卟啉原而只形成尿卟啉原Ⅰ，以致产生多量的型异构体，或尿卟啉原Ⅰ合成酶缺乏，卟胆原不能转变为尿卟啉原等，均可产生多量的卟啉和卟啉前体，而导致本病。

【诊断依据】

（一）分类

根据各病型的酶异常部位与主要的临床症状分类如下：

1. 红细胞生成性血卟啉病　①先天性血卟啉病（CP）；②红细胞生成性原卟啉病（EPP）。

2. 肝性血卟啉病

（1）迟发性皮肤血卟啉病（PCT）：①遗传性PCT；②症状性PCT。

（2）急性间歇性血卟啉病（AIP）。

（3）变异性血卟啉病（YP）。

（4）遗传性粪卟啉病（HCP）。

（二）临床表现

各型血卟啉病的酶异常见表5-1。

表 5 – 1　各型血卟啉病的酶异常

疾病	酶活性测定脏器		血红素合成酶活性的异常	
	主要	次要	上升	下降
红细胞生成性 CP	脊髓		δ – 氨基酮戊酸合成酶（ALA – Sym）	尿卟啉原Ⅲ辅合成酶
EPP	骨髓	（肝）	原卟啉原Ⅰ合成酶 ALA – Syn	血红素合成酶
肝性 AIP	肝	周围血	ALA – Syn，ALA 脱氢酶	尿卟啉原Ⅰ合成酶
VP	肝	周围血	ALA – Syn，ALA – deh	血红素合成酶
HCP	肝	周围血	ALA – Syn，ALA – deh	类卟啉原氧化酶
PCT	肝	周围血	ALA – Syn	ALA – deh 尿卟啉原脱羧酶

（三）诊断

本病诊断依据为临床综合征（皮肤综合征、腹部综合征及神经 – 精神综合征），实验室检查大小便中出现大量尿卟啉及粪卟啉，间歇性急性型还可有肝功能损害，卟胆原测验阳性。

血卟啉病各型间的区别主要根据临床表现与卟啉排泄形式来鉴别。

1. 迟发性皮肤型卟啉病的诊断标准

（1）本病由于尿卟啉原脱羧酶缺乏所引起，可分为遗传性和获得性两型，前者为常染色体显性遗传；后者主要由于一些肝脏毒性因子如酒精、雌激素、卤素等激发后导致了肝内卟啉代谢障碍，常继发于酒精性肝病、病毒性肝炎、肝癌、系统性红斑狼疮、溶血性贫血、难治性贫血、慢性粒细胞白血病和苯巴比妥、苯妥英钠、雌激素、白消安等药物以及六氯苯等毒物中毒。

（2）皮肤曝光部位出现发红、水疱、糜烂、溃疡等，最后结痂和瘢痕形成，此外，有多毛和皮肤色素沉着。

（3）尿液呈明显红色，尿中尿卟啉大量增加。

（4）粪中粪卟啉明显增多。

（5）遗传性患者红细胞内及肝内尿卟啉原脱羧酶活性降至正常人的 50% 左右，获得性者肝内该酶活性降低，但红细胞内该酶正常。

2. 肝性红细胞生成型卟啉病的诊断标准

（1）本病由于尿卟啉原脱羧酶严重缺陷所引起，是一种常染色体隐性遗传性疾病，实际上是遗传性迟发性皮肤型卟啉病的遗传纯合子型。

（2）多在幼儿时期发病，临床表现和迟发性皮肤型卟啉病相似，但病情更为严重。

（3）尿液中尿卟啉增加。

（4）粪便中粪卟啉、异粪卟啉的排出量增多。

3. 先天性红细胞生成型卟啉病的诊断标准

（1）常染色体隐性遗传，由于尿卟啉原Ⅲ合成酶缺陷所引起。

（2）出生后不久或幼年时即出现尿色发红。

（3）幼年时开始有严重的皮肤对光过敏，阳光暴露部位皮肤出现发红、烧灼感、水疱、溃疡，最后形成瘢痕、多毛和色素沉着常见。

（4）牙齿呈棕红色，紫外线照射检查时出现红色荧光。

（5）可出现轻度溶血性贫血。

（6）尿中含有大量尿卟啉Ⅰ及粪卟啉Ⅰ，尿色淡红至深红。

（7）粪中含有大量粪卟啉Ⅰ。

（8）血液中的红细胞、网织红细胞和骨髓中幼红细胞的细胞核都含有较多的尿卟啉Ⅰ，在紫外线照射检查时都发出深红色荧光。

4. 红细胞生成型原卟啉病（又称原卟啉病）的诊断标准

（1）常染色体显性遗传，由于体内亚铁螯合酶（又称血红素合成酶）缺陷所引起。

（2）自幼年开始皮肤对日光过敏，暴晒后皮肤烧灼感、发痒、刺痛、出现皮疹、红斑或水肿。

（3）粪中原卟啉正常或增多。

（4）红细胞内游离原卟啉高度增加，这是诊断的主要依据，血浆中游离原卟啉也增高。

（5）荧光显微镜检查，骨髓有核红细胞的胞浆经紫外线照射发出红色荧光，这是诊断本病简便和可靠的方法。

（6）除外红细胞内游离原卟啉增高的其他疾病，如铅中毒、缺铁性贫血等，后两者血浆中无游离原卟啉。

5. 急性间歇型卟啉病的诊断标准

（1）常染色体显性遗传，由于卟胆原脱氨酶缺陷所引起。

（2）部位不定的腹部剧痛为其突出症状，不伴腹肌紧张和腹膜刺激征为其特点，可伴恶心、呕吐、腹胀和便秘，肠鸣音大多减弱，甚至消失。X线检查可见小肠充气或液面。

（3）周围神经受累类似末梢神经炎，有下肢疼痛、感觉异样或减退。自主神经症状以窦性心动过速和暂时性高血压最为常见，中枢神经损害可出现脑神经受累表现。

（4）精神症状有精神紧张、烦躁不安、忧郁焦虑、幻视幻听、癫痫样发作等。

（5）发作时尿呈咖啡色，有时尿色正常，但在体外曝光后因尿中含有的大量卟胆原转变为尿卟啉或粪卟啉而使尿呈紫红色。

（6）尿卟胆原试验阳性为主要的实验室诊断依据。

（7）除外可引起症状性卟胆原尿的其他疾病，如肝硬化、溶血性贫血以及服用巴比妥、磺胺药等患者。

6. 混合型卟啉病（又称杂色卟啉病）的诊断标准

（1）常染色体显性遗传，由于原卟啉原氧化酶缺陷所引起。

（2）腹痛和神经系统表现与急性间歇型卟啉病相似。

（3）皮肤损害多限于面部及双手暴露部位，轻微损伤可引起水疱，易破溃、糜烂、继发感染，愈合缓慢而遗留瘢痕及色素沉着。

（4）粪中原卟啉大量增加，为主要的实验室诊断依据，粪卟啉也增多。

7. 遗传性粪卟啉病的诊断标准

（1）为常染色体显性遗传，由于卟啉原氧化酶缺陷所引起。

（2）临床表现类似急性间歇型卟啉病和迟发性皮肤型卟啉病的综合，大约80%的患者出现腹痛，而约1/3的患者有皮肤症状。

（3）粪中粪卟啉高度增多，但粪中原卟啉正常或仅轻度增加。

（4）尿中粪卟啉显著增多，卟啉原和 δ - 氨基酮戊酸也增多。

8. 三羧基卟啉病的诊断标准

（1）为常染色体隐性遗传，由于粪卟啉原氧化酶缺陷所引起，是遗传性粪卟啉病的一种变型，只有纯合子才发病。

（2）出生后起病，日晒后皮肤出现红斑、水疱等光敏性损害。

（3）有明显的黄疸、溶血性贫血和肝脾大。

（4）粪中卟啉显著增多，以三羧基卟啉为主，占总量的60%以上。

【治疗】

（一）肝性血卟啉病

肝性血卟啉病预防急性复发甚为重要。

1. 预防急性发作 对象是缓解期患者和无症状病理基因

携带者。①避免使用可诱发急性发作的药物，如巴比妥类、氯喹、磺胺、苯妥英钠、氯霉素等；②避免饥饿和采用减肥措施，禁忌饮酒；③避免过度劳累、精神紧张和感染。

2. 急性血卟啉病的治疗

（1）立即去除诱发因素，并予高糖饮食纠正饥饿状态。

（2）癫痫一般出现于急性发作的早期，静脉注射或肌内注射地西泮效果好。

（3）腹痛发作对症治疗：氯丙嗪 12.5～25mg，每日 3～4 次，必要时使用人工冬眠。葡萄糖溶液：急性腹痛发作时有主张静脉滴注葡萄糖溶液，滴入 10～15g/h，持续 24 小时，可缓解疼痛（"葡萄糖效应"）。对有恶心、呕吐或进食量少者尤为需要。摄入高碳水化合物可阻断肝脏 ALA 合成酶的诱导生成；饥饿状态可促使本病发作。0.1% 普鲁卡因 400ml，静脉滴注，对疼痛有效。

（4）血红蛋白：是抢救危重急性血卟啉病的有效手段。一般剂量为每次 3～6mg/kg，静脉注射，24 小时内总量不大于 40mg。一般耐受较好，大剂量静脉注射时可发生短暂的肾损伤。

（二）红细胞生成性血卟啉病

红细胞生成性血卟啉病主要治疗严重皮损和溶血性贫血。

1. 皮肤损害 避免阳光照射和创伤；应用 3% 二羟基丙酮（Dihydroxyacetone）和 0.13% 散沫花素（Lawsone）的霜剂外用，可使皮肤角质层的性质发生改变，减少紫外线的透过性，应穿防护衣。每日口服 β-胡萝卜素 60～180mg，或核黄素 20～40mg，或隔日口服阿的平 50mg，对防止某些病例的感光过敏可能有效。

2. 溶血性贫血 溶血可刺激红细胞生成而加重卟啉的产生；因此，防止溶血的处理颇为重要。严重的和长期的溶血是脾切除的明确指征，可能有良效，且对光敏感性也有持久的降低。减少皮肤光敏为预防溶血的另一措施；不透光的火棉胶外用可能有益。

此外，考来烯胺（消胆胺）每次 4g，每日 3 次，餐前服用。其在肠道与原卟啉结合，阻断原卟啉的肠 – 肝循环，促进原卟啉从肠排除；同时加用抗氧化剂维生素 E，对防止肝病的进展，初步证明有效。静脉输注血红素或输血可抑制红细胞系和肝脏生成原卟啉。伴有溶血和脾大者可考虑施行脾切除术。

【病情观察】

观察患者皮肤症状，有无红斑、疱疹及溃烂；口腔黏膜有无红色斑点；有无结膜炎等眼部症状；有无紫色面容。

【病历记录】

1. 门、急诊病历　记录患者就诊的主要症状，以往有无类似发作史，如有，记录其诊疗经过。

2. 住院病历　记录患者门急诊或外院的诊疗经过。记录患者入院治疗后的病情变化、治疗效果，记录辅助检查结果。

【注意事项】

1. 医患沟通　医师应告知患者或其直系家属有关血卟啉病的临床特点、治疗药物、疗程，有关治疗药物的调整均须征得患者及家属的同意。

2. 经验指导　临床上 AIP 表现为全身多系统多脏器症状，且复杂多样。由于缺乏特异性检查手段极易误诊误治。对于不明原因的腹部绞痛、黄疸、肝功能异常、肝脾大及自主神经损害者，要高度警惕 AIP 的可能，不要轻易下结论甚至剖腹探查，应尽快到大医院明确诊断及治疗。

第三节　原发性骨质疏松症

骨质疏松症（ostedporosis）是最常见的代谢性骨病，绝经期后 1/3～1/2 的妇女及超过 75 岁的老人几乎半数患有骨质疏松症。目前国际上接受了 1990 年在哥本哈根及 1993 年在中国香港召开的两次国际研讨会上提出的骨质疏松的定义，即骨质疏松是以低骨量及骨组织微结构退行变为特征的一种全身性骨骼疾病，伴有脆性增加，容易发生骨折。

【诊断依据】

（一）临床表现

本病常见于中年后期和老年人，尤以绝经后女性多见。

1. 病情　进展缓慢，早期常无明显症状或症状轻微，主要表现为乏力、腰背及四肢酸痛不适。随着病情的进展，上述症状逐渐加重。

2. 骨痛　多为深部广泛性钝痛，以腰背部、髋部、肩部、大腿等部位多见。很少有剧痛或闪电样疼痛，但若发生这些症状多提示有骨折或脊神经受压迫等。

3. 骨折　骨折可见于任何部位，但多发生于承受压力大的部位，如脊柱胸腰段、髋部、股骨颈、肱骨近端、桡骨下端、肋骨等。骨折可在无意中或受轻微外力时发生，弯腰、负重、下楼梯、打喷嚏、挤压、跌倒等均可引起，损伤轻微者无明显症状或仅轻微疼痛，但大多数骨折时均有局部剧烈骨痛。

4. 骨骼畸形　表现为驼背、脊柱侧弯、胸廓畸形等，严重者影响呼吸运动。椎体骨折可有身高变矮。

（二）辅助检查

1. 血钙、磷、碱性磷酸酶　多正常，尿钙、磷也多正常或偏高。

2. 骨代谢转换指标

（1）骨形成指标：血清碱性磷酸酶（ALP）、骨性碱性磷酸酶（BALP）、骨钙素（BGP）及血清 I 型胶原展开肽（PICP）多在正常范围或稍偏高。

（2）骨吸收指标：血清酸性磷酸酶（ACP）、抗酒石酸酸性磷酸酶（TRACP）活性增高。清晨第二次尿钙/肌酐比值、尿羟脯氨酸/肌酐比值、尿吡啶酚（PYD）和尿脱氧吡啶酚（DPD）排量增高。

3. X 线骨摄片　早期的骨质疏松，其敏感性较低。若骨量减少达 30% 以上时，可出现变化。主要表现为：骨皮质变薄，髓腔增大，骨小梁变细、稀少或消失，骨密度降低。脊柱骨折主要为压缩性骨折，多为楔形压缩、平行压缩或双凹畸形三种，以 T_{11}、T_{12}、L_1、L_2 最多见。其他部位骨折多为线形骨折，偶见成角畸形。

4. 骨密度（BMD）测定　采用无创技术测定骨矿物含量，是明确有无骨质疏松的主要影像学依据。常用的有单光子吸收法（SPA）、双光子吸收法（DPA）、双能 X 线吸收法（DEXA）、定量体层扫描（QCT）、超声骨密度测定等方法，各有优势。如单光子骨密度测定方法简便、价廉、适合初筛或普查。DEXA 是近年应用较为成熟的方法，可以直接测定脊柱、股骨颈及全身各部位的 BMD，精度高，辐射剂量小。QCT 可以测定全身各部位骨密度，可对皮质骨和松质骨进行分别测定，能更敏感地反映骨质疏松后皮质骨和松质骨的形态、功能状态及治疗后的变化，优于 DEXA。超声骨密度变化外，尚可部分反映骨显微结核（骨质量）的变化，但精确度尚待进一步提高。

（三）诊断标准

（1）好发于中老年及围绝经期的女性。

（2）有不明原因的骨痛或全身酸痛，伴全身无力；中年后期及老年人出现脊柱后突或驼背，有轻度外力或自发性骨折。

（3）辅助检查示血钙偏低、AKP 升高，骨密度测定提示骨量低于同种同性别正常年轻人骨量均值的 2 个标准差以下，诊断即可成立。

(四) 鉴别诊断

1. 骨质软化症 除临床表现类同外，X 线表现对骨软化有诊断价值，骨骼呈毛玻璃样改变、变形，有假性骨折。

2. 类风湿关节炎 抗 O、类风湿因子阳性，关节有晨僵 >1 小时以上，表现为双侧对称性关节病变。

3. 强直性脊柱炎 起病缓慢，有不明原因的腰痛及腰部僵硬感，行走、活动后减轻。X 线检查可能有竹节样脊柱改变，HLA – B27 阳性可以鉴别。

4. 肌纤维质炎 有长期固定姿势工作史，体位变换后，症状减轻。

【治疗】

原发性骨质疏松症的防治应采取综合措施、预防为主；同时应积极治疗，达到有效改善临床症状、增加骨密度、降低骨折发生率的目的。

1. 教育 骨质疏松症是一种与衰老过程明显相关的疾病，因此全民教育必不可少。教育内容包括正确认识骨质疏松症；提倡合理的膳食结构及运动、改变不良生活习惯、不滥用药物等，以积极预防本病的发生、发展；坚持定期体检，早期发现和积极治疗。

2. 药物治疗 应注意从多个环节调节骨代谢，即抑制骨吸收，促进骨形成；并改善临床症状。协同用药，提高疗效。主要的治疗药物及方法如下。

（1）钙剂：增加钙摄入可以纠正负钙平衡，有利于骨重建，大剂量钙剂尚可抑制骨吸收。肠道吸收功能正常时，每日可给予元素钙 1000～1500mg。不同钙剂所含元素钙量不同，常用制剂中，葡萄糖酸钙含钙为 9%，乳酸钙为 13%，枸橼酸钙为 21%，磷酸氢钙为 23%，碳酸钙为 40%。益钙灵每片含元素钙 300mg，钙尔奇 D 每片为 600mg。钙剂是治疗原发性骨质疏松症的基础药物，但单纯补钙骨密度常难以增加。

（2）维生素 D：老年人常有肠道吸收功能减弱，补充维生素 D 可以促进肠钙吸收，增加血钙，抑制甲状旁腺功能，降低血 PTH 水平，减少骨吸收。维生素 D 需经肝脏 25 - 羟化酶、肾脏 1α - 羟化酶作用转化为 1，25 - $(OH)_2D_3$ 后才有强大的生物活性。由于老年患者肾功能低下，常用 1α - $(OH)D_3$ 或 1，25 - $(OH)_2D_3$。前二者用量为每日 0.25～0.75μg，后者为每日 0.25～0.5μg。补充维生素 D 时，应同时补钙，并定期监测血钙，避免高钙血症。

（3）雌激素：可明显抑制破骨细胞介导的骨吸收，增加骨量，是绝经后骨质疏松症的首选用药，并可减轻围绝经期症状和减少冠心病的发生率。常用的制剂有：①结合雌激素，又称倍美力（Premarin），由雌二醇及雌酮等组成，每日口服 0.625mg。为防止子宫内膜增生过长，可在用药第 11 日加服孕激素，如安宫黄体酮每日 4～6mg，连续 10～12 日，停药后可能有少量撤药性阴道出血。②尼尔雌醇（Nilestml）是合成的雌三醇长效衍生物。每月口服 2～5mg，分 1～2 次用药，连用 3～6 月后，加孕激素，如安宫黄体酮每日 6mg，共 7～10 日，部分患者撤药后有少许阴道出血。③利维爱（Livil）为炔诺酮衍生物，兼有雌激素、孕激素、雄激素的作用。剂量为每日 2.5mg 口服。一般不引起子宫出血。④其他还可用盖福润（Gevrine）、炔雌醇等。在服用雌激素期间，应加服钙剂，并定期做妇科及乳腺检查。有子宫内膜癌、阴道癌、乳腺癌家族史、子宫内膜异位症、活动性血栓性静脉炎、肝功能损害者应慎用或禁用。

（4）二磷酸盐：能抑制破骨细胞介导的骨吸收，增加骨密度，缓解骨痛。常用制剂有：①羟乙磷酸钠（Etidronate），剂量为 200mg，每日 2 次，第一次可在早餐前 1 小时服，或在两餐之间服用，连续服 15 日，停药 2.5 月，如此连续 2 年。在治疗期，连续每日补充元素钙至少 500mg。②阿仑磷酸钠

(Alendronate)，剂量每日 10mg，于清晨早餐前 1 小时口服，不可与食物、饮料、药物等同服，否则会影响药物吸收。③其他制剂尚有骨膦（Clodronate）、帕美磷酸钠（Pamidronate）等，二磷酸盐制剂不良反应较少，主要为胃肠道反应，但症状轻。

（5）降钙素：通过抑制破骨细胞活性而抑制骨吸收；促进钙在骨基质的沉着；与中枢神经组织的降钙素受体结合后，提高脑内内啡肽水平、产生阿片样效应，提高痛阈，缓解骨痛。常用制剂：①密钙息（Miacalcic），为人工合成的鲑鱼降钙素，针剂每周 2～3 次，每次 50U 肌内注射；或鼻喷雾剂，每日左右鼻孔各喷 1 次，每日 50～100U。②益钙宁（Elcitonin），为人工合成的鳗鱼降钙素，每次 10U 肌内注射，每周 2～3 次。适用于严重骨质疏松或骨折、骨痛明显的患者，可根据病情选择适当的剂量及疗程。不良反应少而轻，偶有恶心、食欲减退、面色潮红、发热等，若有过敏则禁用。

（6）伊普拉封（Ipriflavone，IP）：为人工合成的异黄酮衍生物，是一种非激素类化合物。它能抑制骨溶解，促进骨胶原合成，有良好的镇痛效果。用量：每次 200mg，每日 3 次口服。胃肠道反应较大，偶见血清氨基转移酶增高、皮疹等。

（7）氟化物：氟对骨有强亲合力，进入骨后可取代羟基，形成氟磷灰石，拮抗骨吸收作用较强，并刺激成骨细胞有丝分裂，促进新骨形成。此类药物虽可增加骨密度，但骨脆性常同时增加，对骨折的预防作用不明显，不宜首选。常用制剂有：①氟化钠（NaF），剂量每日 20～30mg，对胃肠刺激大，不易被吸收；②单氟磷酸二钠（Na_2FPO_3）是新一代的氟制剂，可溶性好，易吸收，对胃肠刺激小，剂量每日 15～20mg，疗程为 1 年或更长。如与钙剂联合应用，可增强疗效。但不可过量，以免引起氟中毒。

（8）男性激素及同化激素：可抑制骨吸收，促进骨形成，但作用较雌激素弱。常用制剂及方法：丙酸睾酮 25mg，肌内注射，每周 1～2 次，或甲睾酮每日 10～20mg 口服，或司坦唑醇 2mg，1 日 2～3 次。剂量应视睾酮降低水平酌情增减。女性患者可酌用苯丙酸诺龙，以避免女性男性化现象的发生。在用以上药物时，应注意定期复查肝功能。

(9) 抗骨质疏松药物的组合或联合应用：由于原发性骨质疏松症的发生涉及多种病理生理学变化，因此其防治宜相应采取多种药物联合治疗。其组合形式应根据病情而定：①钙剂＋维生素 D，钙剂是治疗原发性骨质疏松症的基础药物，而维生素 D 可促进钙的吸收；②钙剂＋维生素 D 和（或）雌激素，主要用于绝经后骨质疏松症；③钙剂＋维生素 D 和（或）二磷酸盐类药物，可用于 I 型（特别是愿接受雌激素治疗者）及 II 型骨质疏松症；④在上述联合应用中，如患者骨痛严重，可加用降钙素；⑤如何选用氟制剂、伊普拉封或加用男性激素，可根据患者情况及经治医师经验加以确定；⑥序贯疗法（ADFR）：是根据骨代谢周期规律来安排治疗。骨单位再建是从破骨细胞对骨吸收形成陷凹，到成骨细胞形成新骨填满陷凹，即一个再建周期结束，共需 3～4 个月。A 期激活骨吸收，亦刺激骨形成，可用中性磷酸盐口服或小剂量甲状旁腺激素注射；D 期抑制破骨细胞活性，可用二磷酸盐类或降钙素；F 期停药或加用有助于骨形成的药物，如钙剂、活性维生素 D 或黄酮类。每个周期 90 日或更长，R 期为重复上述治疗方法，至于序贯疗法是否优于其他疗法尚待进一步探索。

(10) 疗效估计：如果治疗有效，于治疗 3 月时，前述骨吸收及骨形成生化指标常有明显下降，下降幅度为 20%～50%。于第 6 月可见 BMD 增高，一般较治前增加 3%～4% 以上，治疗 1 年 BMD 增加 6% 以上，治疗 3 年增加可达 8% 左右。椎体 BMD 增加较股骨颈、Ward 三角区更明显。在骨量增加的同时，骨显微结构也可得到改善。

3. 物理疗法　如增加日光照射、适当运动等。应坚持每日 2 小时以上的户外活动，包括散步、老年操、太极拳等活动方式。

4. 中药治疗　可能在增加钙摄入、促进钙吸收、抑制破骨细胞活性、促进骨形成等环节有一定作用，但尚需进一步探讨。

5. 骨折的预防及处理　骨折是骨质疏松症的严重后果，可致残、致死，它的发生与骨量减低直接相关，同时与骨脆性的增加、容易跌倒等也有一定关系。因此，预防骨折应从增进骨量、提高运动能力等方面着手。有骨质疏松性骨折史者再发骨折的风险极大，应特别注意。骨折的处理应坚持抗骨质疏松药物与外科手术相结合，综合应用，提高疗效。

总之，骨质疏松症的防治应遵循预防为主的原则，采取综合措施，针对不同的发病情况、病情轻重，选用不同的治疗方案。

【病情观察】

1. 观察内容　观察患者治疗后症状是否缓解，以评估治疗效果。骨质疏松患者合并骨畸形及骨折者，应观察治疗后的恢复情况；定期复查血钙、血清骨源性碱性磷酸酶、骨密度及 X 线片等，以了解病情发展程度及治疗效果。

2. 动态诊疗　治疗 2～4 周后应随访、评估疗效，观察症状是否改善，从而决定下一步的治疗方案；若症状加重应调整治疗方案；骨质疏松患者合并骨畸形及骨折者，应在积极补充钙剂等药物治疗的基础上，给予局部固定、矫形、牵引、固定、复位或手术治疗，同时辅以物理疗法和康复治疗。

【病历记录】

1. 门急诊病历　记录患者骨痛发生的部位、程度，有无自发性骨折的发生。检查骨压痛的部位、辅助检查记录血钙、血磷及骨密度测定结果，记录 X 线摄片的检查结果等特征性改变。

2. 住院病历 记录患者的发病过程、门急诊或外院的诊疗经过。记录与骨质软化症、类风湿关节炎、强直性脊柱炎等需要鉴别的要点。记录患者入院治疗后的病情变化，尤其是治疗后症状、体征及辅助检查的改善情况。

【注意事项】

1. 医患沟通 应告知患者及家属有关骨质疏松常见的临床特点、治疗药物和疗程以及运动可增加和保持骨量，并可以增强老年人的应变能力，以减少骨折的意外发生。建议患者有规律而积极地锻炼、避免过度吸烟、饮酒，生活方式干预及长期补钙可改善骨痛及骨折的发生率。接受治疗过程中，应建议患者定期行血钙、血清骨源性碱性磷酸酶、骨密度的测定，以评估疗效。

2. 经验指导

（1）原发性骨质疏松症患者的血清钙、磷、血清蛋白电泳和血沉正常。血清碱性磷酸酶一般正常，但在骨折时轻度升高。

（2）单及双光束吸收光度计（DXA）和定量 CT 可用以测定腰椎的骨密度，故可用于诊断和追踪观察治疗效果。世界卫生组织（WHO）用 DXA 结果定义骨质疏松：与 35 岁性别、种族配对的对照组平均值相比，>1 个标准差为骨质减少，提示骨质疏松；>2.5 个标准差可诊断为骨质疏松。DXA 检查通常取脊柱，但髋部更好，因为它可同时显示皮质骨和小梁骨，但检查脊柱更简单，更迅速。

（3）治疗目的在于预防骨折、减轻疼痛及维持功能。治疗可分为药物治疗和非药物治疗，前者用于减少进一步的骨丢失，后者则降低骨折风险，包括保持合适体重，多散步和增加耐力练习。

（4）须注意的是，目前的治疗方法尚不能明显逆转患者已丢失的大量骨量和重连断裂的骨小梁，所以预防比治疗更重要。预防措施分为两个阶段；一是青年期获得最佳峰骨量，这可通过在生长期补钙和体力锻炼达到目的；二是绝经后或老年期阻止或减少骨丢失。

第四节 肥胖症

人们对疾病性肥胖即肥胖症的印象还是体重达一百几十千克的高度肥胖，但到最近，生活习惯病这一词语已在日本流行，肥胖被认为是生活习惯病的最大诱因，对肥胖或"肥胖症"的认识已经发生变化。在欧美也日益重视肥胖者的生活质量（QOL），对肥胖的治疗也开始转向其肥胖合并疾病病情的改善。

在国际公认的肥胖判定标准中，日本历来最常使用的是标准体重法，即将相对于标准体重的过剩体重视为体内脂肪量增多，计算肥胖度的方法是：肥胖度 =（实测体重 − 标准体重）/标准体重×100（%），但标准体重的计算方法并未统一。

1993 年第一次肥胖症研究委员会，将应作为治疗对象的肥胖症定义为：

（1）肥胖度≥20% 或 BMI≥26.4，可见起因于肥胖的健康障碍；临床可明确预测发生起因于肥胖的健康障碍。

（2）表现为可见到或预测肥胖相关健康障碍的上半身肥胖或内脏脂肪型肥胖，以及所有的症状性肥胖。

【诊断依据】

（一）分类

1. 按程度分类 一般指超过标准体重 10% 为超重；超过 20% 为肥胖；超过 30% 为中度肥胖；超过 50% 为重度肥胖。

2. 按脂肪分布分类 肥胖可分为中心型肥胖和周围型肥胖两型，中心型肥胖对人类健康危害最大。

3. 按起病年龄分类 肥胖可分为幼年起病型肥胖和成年起病型肥胖。

（1）幼年起病型肥胖：又称体质性肥胖、脂肪细胞增生肥大型肥胖。其主要特点：起病于婴幼儿期；发病原因主要是遗传因素，也存在后天的过营养；增多的脂肪呈全身性分布；脂肪细胞变化，数量增多，体积肥大；对胰岛素不敏感；治疗效果差。

（2）成年起病型肥胖：又称获得性肥胖、脂肪细胞肥大型肥胖，其主要特点是：起病多在 20～25 岁以后；发病原因存在遗传因素，但后天过营养显得更突出；增多的脂肪主要分布在躯干；脂肪细胞的变化主要以体积增大为主；相对治疗效果好，饮食可控制。

4. 按脂肪组织分类 肥胖可分为如下两种。

（1）黄色脂肪组织增多型肥胖：其主要特点为病理所见呈单泡脂肪细胞，细胞呈圆形或卵圆形，直径 $25～200\mu m$，常密集呈多边形，细胞质内含一个大的脂肪滴，其他成分被推向细胞的一侧；脂肪分布主要在皮下组织、网膜、肠系膜、黄骨髓等；其主要功能为储脂、保温、参与脂肪代谢、缓冲保护内脏、产热、产生并分泌脂肪细胞源性活性因子等；含量约占成人体重的 10%，为体内最大的"能量库"。

（2）棕色脂肪细胞增多型肥胖：其主要特点为病理所见为多泡脂肪细胞，含多个较小的脂肪滴和较多的线粒体，细胞核圆形居细胞中央部，富含丰富的血管和神经；脂肪分布主要在肩胛间区和腋窝等处；其主要功能是产热、抗寒、保温；其含量成人很少，新生儿含量多，1 年后开始减少，占体重的 2%～5%。

5. 病型分类

（1）单纯性肥胖：单纯性肥胖症无明显内分泌、代谢病病因可寻者称单纯性肥胖症。根据发病年龄及脂肪组织病理又可分两型：

①体质性肥胖症（幼年起病型肥胖症）：本症又称幼年起病型肥胖症，此类肥胖有下列特点：a. 有肥胖家族史；b. 自幼肥胖，一般从出生后半岁左右起由于营养过度而肥胖至成年；c. 呈全身性分布，脂肪细胞呈增生肥大；d. 限制饮食及加强运动疗效差，对胰岛素较不敏感。

②获得性肥胖症（成年起病型肥胖症）：本症又称成年起病型肥胖症，其特点为：a. 起病于 20~25 岁，由于营养过度及遗传因素而肥胖；b. 以四肢肥胖为主，脂肪细胞单纯肥大而无增生；c. 饮食控制和运动的疗效较好，胰岛素的敏感性治疗可恢复正常。

（2）继发性肥胖

①先天性：性幼稚 – 色素性视网膜炎 – 多指（趾）畸形（Laurence – Moon – Biedl）综合征、Prader – Willi 综合征等。

②额叶性：额叶切除后、肿瘤。

③间脑（下丘脑）性：肿瘤、炎症等，肥胖性生殖无能（Frohlich）综合征。

④内分泌性：Cushing 综合征、胰岛素瘤、多囊卵巢综合征。

⑤药物性：胰岛素、糖皮质激素、苯噻嗪、赛庚啶等。

注：继发性肥胖症继发于神经 – 内分泌代谢紊乱基础上的肥胖症有下列 7 组，分别为：①下丘脑；②垂体病；③胰岛病，由于胰岛素分泌过多，脂肪合成旺盛；④甲状腺功能减退症；⑤肾上腺皮质功能亢进症；⑥性腺功能减退症；⑦其他，水钠潴留性肥胖及痛性肥胖（Decum 病）等。

（二）诊断

当进食热量多于人体消耗量而以脂肪形式储存体内，使体重超过标准 20% 者称肥胖症，超过标准 10% 者称超重；亦可根据身高、体重按体重质量指数〔体重（kg）/身高的平方

（m²）］计算，如超过 24，不论性别均属肥胖症。

WHO 及美英等国的标准：以男性 > 27，女性 > 25 为肥胖症。

一般认为超过理想体重［理想体重（kg）= 身高 − 105］> 20% 为超重，> 30% 为轻度肥胖，> 40% 为中度肥胖，> 50% 为重度肥胖。

美国国家卫生统计中心/疾病控制中心（NCHS/CDC）1990 年制订的诊断标准为：体重 > 10% ~ 19% 为超重，20% ~ 29% 为轻度肥胖，30% ~ 49% 为中度肥胖，> 50% 为重度肥胖。

单纯性肥胖病的诊断：本病主要指因机体内热量的摄入大于消耗，造成脂肪在体内积聚过多，导致体重超常的病症。

1. 诊断为单纯性肥胖病需具备以下条件

（1）病史、体检和实验室检查可除外症状性肥胖（继发性肥胖）。

（2）实测体重超过标准体重的 20% 以上，脂肪百分率超过 30%，体重指数超过 26 以上者，3 项均符合者可诊断为肥胖病，或 3 项中有 2 项符合者亦可诊断。

（3）为估计肥胖病预后，应同时测腰臀周径比值。

2. 为除外症状性（继发性）肥胖病可考虑做以下检查

（1）X 线检查蝶鞍是否扩大，骨质有无明显破坏。

（2）检查血清皮质醇。

（3）T_3、T_4、TSH 以除外间脑性、垂体性、肾上腺皮质功能、甲状腺功能和自主神经紊乱等。由于肥胖病引起的一系列内分泌功能障碍而引起的上述的检查不正常者不包括在内。

【治疗】

1. 饮食控制

（1）对于肥胖症的治疗，最有效的方法就是饮食疗法。以减肥为目的的饮食疗法的基本原理就是摄取的总热量小于消耗热量，以求促进脂肪动员，减少蓄积脂肪量。通常将基础代谢定为每日每千克24kcal，乘以标准体重，然后再加上运动热量300kcal（轻度）或500kcal（中度）求出维持热量。例如，在标准体重为60kg时，维持热量就是60 × 24 + 300 = 1700kcal。如果比这一热量少就是低热量饮食。当然，基础代谢随年龄而降低，故必须减去这一部分。虽然饮食疗法的基本原理是摄取的总热量比消耗的热量要少，但是蛋白质、维生素和矿物质则要按必需量充分摄取。

（2）肥胖症者食品选择的注意事项包括：充分摄取蛋白质、维生素和矿物质。每餐在肉、鱼、蛋、乳类和大豆制品中摄取2种以上；蔬菜类要绿黄色和淡色蔬菜相配合，约各占一半；海草、蘑菇、魔芋类要充分摄取；每餐食品种类要在8种以上。

（3）要努力使副食的体积不减少：肉要选用瘦肉部位；鱼类的热量按白肉、红肉和青鱼的顺序增加；贝、虾、蟹类因热量低可充分摄取；使用食用果酱、调味汁、蛋黄酱、甜味剂等。

（4）要设法获得饱腹感：摄取汤类食品；品种要多；选用耐嚼的食品。

2. 运动治疗 能量摄入控制与消耗增加相结合是最好治疗肥胖的方法。运动可以促进能量的消耗，但必须因人而异，逐步增加运动量，并要持之以恒，才能使体重逐渐减轻。

3. 药物治疗 减肥药是饮食、运动治疗的辅助手段，2003年公布的中国成人超重和肥胖症预防控制指南建议用药物减重的适应证为：①食欲旺盛，餐前饥饿难忍，每餐进食量较多；②合并高血糖、高血压、血脂异常和脂肪肝；③合并负重关节疼痛；④肥胖引起呼吸困难或有阻塞性呼吸困难暂停综合征；⑤BMI≥28不论是否有并发症，经过3～6个月单纯控制饮食和增加活动量处理仍不能减重5%，甚至体重仍有上升趋势者，可考虑用药物辅助治疗。药物减重的目标：①使原体重减轻 5% ~ 10%，最好能逐步接近理想体重；②减重后维持体重不再反弹和增加；③使降血压、降血糖、调节血脂药物能更好地发挥作用。下列情况不宜应用减肥药：①儿童；②孕妇、乳母；③对药物有不良反应者；④正在服用其他选择性血清素再摄取抑制剂。理想的减肥药应能够减少能量摄取，增加能量消耗并改善与肥胖相关情况的危险因素，且安全性好。

减肥药可分两大类，即非中枢作用和中枢作用减肥。以往曾用过的代谢增强剂，如甲状腺激素制剂，因其心血管系统的不良反应已停用。

（1）非中枢性减肥药：这类药主要是脂肪酶抑制剂。饮食中的脂肪必须经过胃肠道中的脂肪酶水解后，才能通过黏膜吸收。奥利司他（Orlistat）通过竞争性抑制作用，选择性地抑制胃肠道脂肪酶（主要是膜脂肪酶），服药后可使三酰甘油的吸收减少 30% 而以原型随粪便排出，减少能量的摄取而达到减重的目的。该药对胃肠道的其他酶类（如淀粉酶、膜蛋白酶、糜蛋白酶和磷酸酯酶）无抑制作用，不影响碳水化合物、蛋白质和磷脂的吸收。用量为 120mg，每日 3 次，进餐时用药，该药不被胃肠道吸收，对脂肪酶的抑制作用为可逆性。主要不良反应为胃肠胀气、大便次数增多和脂肪便。

（2）中枢性减肥药：这类药物主要通过 5 - 羟色胺（血清素 5 - HT）通路、去甲肾上腺素能（NA）通路或两者均有的双通路而起效，这类药中的一些制剂如芬特明、马吲哚、安非拉酮、芬氟拉明等因不良反应和成瘾性已退出市场，目前临床上主要有西布曲明（Sibutramine），是 5 - HT 和 HA 再摄取抑制剂，用药后降低食欲，增加饱腹感，使摄食减少，体重减轻，剂量范围 5 ~ 15mg/d，常用剂量 10 ~ 15mg/d，每日服 1 次，不良反应主要有头痛、口干、畏食、失眠、便秘、心率加快，一些受试者服药后血压轻度升高，故禁用于有冠心病、充血性心力衰竭、心律失常和脑卒中的患者。大型临床研究表明其效果安全、无成瘾性。

（3）中药：番泻叶、大黄等轻泻剂，各种减肥茶、防风通圣丸、防己黄芪丸等中成药都可用于肥胖症的治疗。

4. 心理治疗　情绪有时对饮食生活习惯有一定影响，如果导致过多饮食而运动减少等。适当的心理治疗可以改变这种不良习惯，从而保持正常体重。

5. 外科治疗　除非极度顽固性肥胖或上述方法效果不佳时才考虑手术。通常行空肠回肠旁路手术，减少消化道的吸收。术后腹泻常见，可有严重脱水和电解质紊乱，须严密监护。术后第 1 年体重下降最快，逐年变慢；也有行胃成型术及脂肪切除术，较少应用。

6. 中医治疗　针灸可通过针次阳池、三焦俞等穴位，达到减重的目的。

【病情观察】

1. 观察内容　观察患者治疗后体重变化情况，计算其热量摄入及运动量。定期检测血脂、皮下脂肪厚度等指标。同时应观察治疗药物本身有无不良反应，以利于及时调整治疗用药。

2. 动态诊疗　符合肥胖诊断标准时，应首先排除继发性肥胖，如皮质醇增多症，胰岛 B 细胞瘤等疾病。明确诊断者，应努力帮助患者减轻体重，主要以饮食控制及运动锻炼为主，根据个人饮食习惯、环境因素、食欲和体力活动强度制订个体化和长期治疗方案，并做到长期坚持。需使用药物减肥的，应按照疗程服药，如有不良反应，则应注意停药或换药，外科手术及腹部去脂治疗应极为慎重，必须在患者本人或其直系亲属知情同意后方可实施。

【病历记录】

1. 门、急诊病历　记录患者的体形、外观特点。记录有无家庭史，记录辅助检查结果，如血、尿皮质醇测定结果等。记录以往的诊治经过。

2. 住院病历 记录患者发病过程、以往的诊疗经过；记录与水潴留性肥胖、皮质醇增多症、甲状腺功能减退症和垂体功能低下性肥胖等鉴别要求；记录治疗后的病情变化，包括体重、皮下脂肪厚度及血脂等的改变情况。

【注意事项】

1. 医患沟通 应告知患者及家属肥胖的危害性，强调饮食和运动疗法的重要性，告知减少总热量摄入、增加运动量是治疗的关键，并对其进行具体指导；如一般治疗无效而需用药物治疗时，应告知药物可能的不良反应，使其明白药物治疗并非长久之计。

2. 经验指导

（1）诊断本病时，必须先根据患者的年龄及身高查出标准体重，如患者实际体重超过标准体重20%即可诊断为肥胖症，同时应排除引起的相关疾病。

（2）肥胖的治疗不能依靠药物，重在饮食控制和加强锻炼；这一点必须得到医师和患者的共同认识。药物治疗时，需注意有无副作用，因长期服药可能产生副作用。

第五节 低血糖症

低血糖症（hypoglycemia）是多种病因引起的血液葡萄糖浓度过低综合征。通常以血糖浓度低于能产生临床症状的水平即血浆葡萄糖浓度低于2.5mmol/L（或全血葡萄糖浓度低于2.2mmol/L）作为低血糖症的标准。临床上最常见的是糖尿病患者治疗中并发的低血糖症，约占低血糖急诊患者的80%。

【诊断依据】

（一）病因

1. 空腹低血糖症

（1）药物性低血糖：是临床上低血糖症最常见的病因，多见于糖尿病患者应用磺脲类药物或胰岛素不当所致。偶尔见于人为用降糖药物造成低血糖者。另外，水杨酸盐、普萘洛尔、秋水仙碱、利血平、甲基多巴、对氨基水杨酸等药物也可引起或诱发低血糖症。

（2）胰岛素瘤：包括胰岛 B 细胞腺瘤、良性增生和约10% 的恶性肿瘤。异位胰岛素分泌瘤多位于胃肠道，但临床罕见。低血糖不能抑制胰岛 B 细胞瘤自主性分泌胰岛素，而使血糖持续降低，以恶性肿瘤所致低血糖症最为严重。

（3）肝病性低血糖：各种肝病如肝硬化、重症肝炎、肝癌、肝淤血和重症脂肪肝等，由于影响糖异生、糖原的形成和贮存以及肝脏对胰岛素的灭活作用减退而引起低血糖。

（4）升血糖激素不足：腺垂体功能减退、肾上腺皮质功能低下症、儿茶酚胺缺乏症、甲状腺功能低下症、胰升血糖激素不足等，使拮抗胰岛素的激素减少，组织对胰岛素的敏感性增高，可在饥饿、劳累或用常规剂量的胰岛素后发生低血糖。

（5）胰腺外肿瘤：一些胰外肿瘤可产生类胰岛素活性的多肽（如胰岛素样生长因子）而引起低血糖。这些胰外肿瘤有纤维肉瘤、平滑肌肉瘤、横纹肌肉瘤、脂肪肉瘤、间皮细胞瘤、神经纤维瘤、肝细胞癌、胆管细胞瘤、胃癌、肾上腺皮质癌、支气管肺癌以及淋巴瘤、白血病等。

（6）胰岛素或胰岛素受体抗体阳性的自身免疫性疾病：胰岛素抗体具有结合容量小的高亲和力位点和结合容量大的低亲和力位点；当大量胰岛素与胰岛素抗体低亲和力位点解离时，血游离胰岛素水平可突然明显升高而使血糖骤降。胰岛素受体抗体既能封闭胰岛素受体，阻碍胰岛素发挥生物效应而产生糖尿病；又有与胰岛素受体结合模拟胰岛素样作用，且可比胰岛素降血糖生物活性强 10 倍，故常引起严重的低血糖症。这两种类型的自身免疫性低血糖可发生在系统性红斑狼疮、毒性弥漫性甲状腺肿和黑棘皮病等许多自身免疫性疾病中。

(7) 营养缺乏性低血糖：可见于严重营养不良、妊娠、慢性腹泻、长期发热、空腹剧烈运动以及慢性重病如尿毒症和消化道恶性肿瘤等病理生理状况下。

(8) 特殊食物与乙醇性空腹低血糖：部分人尤其是儿童可因进食大量荔枝或蘑菇而引起突发性低血糖症，其发病机制尚不清楚；患者常清晨急骤发病，重者出现低血糖昏迷。乙醇性空腹低血糖症多发生在饮酒后 8~12 小时，为大量饮酒后不吃食物，而乙醇在肝脏氧化为乙酸时又消耗了大量辅酶Ⅰ，辅酶Ⅰ是乳酸氧化成丙酮酸进入糖异生的必需辅酶，从而阻碍了糖异生过程，待原来存储的肝糖原消耗后即可出现低血糖。

2. 餐后低血糖症

(1) 功能性低血糖症：又称为特发性低血糖症，目前病因尚不清楚，可能与组织对正常量的胰岛素反应过度有关。多见于女性患者，常表现为餐后早发性低血糖反应（餐后 2~3 小时发病）。

(2) 早期糖尿病反应性低血糖：见于糖耐量低减和早期 2 型糖尿病患者。由于患者进餐后胰岛 B 细胞分泌胰岛素延迟而引起高血糖，高血糖刺激迟分泌的胰岛素显著增多，以致出现晚发性低血糖反应（进食后 3~5 小时发作）。

(3) 滋养性低血糖症：见于 5%~10% 的胃大部切除术或胃空肠吻合术患者，表现为餐后早发性低血糖。这是因为患者胃排空过快，使血糖急剧升高，从而刺激胰岛 B 细胞释放过量胰岛素所致。

(4) 乙醇性餐后低血糖：乙醇性餐后低血糖症多发生在饮酒后 3~4 小时，与乙醇刺激胰岛 B 细胞分泌胰岛素过多有关。

3. 糖尿病无警觉症状性低血糖 多见于1型糖尿病以及合并神经系统病变的2型糖尿病患者。其机制可能与中枢神经系统对低血糖的适应而未能识别血糖降低，自主神经病变对低血糖的刺激反应低下以及周围组织β-肾上腺素能受体的敏感性下调等有关。

（二）临床表现

低血糖症的典型表现为Whipple三联征，即：①低血糖的症状和体征；②血浆葡萄糖浓度<2.5mmol/L；③服糖后症状减轻或消失。由于受患者原来血糖水平、血糖下降的幅度和速度、低血糖持续的时间以及低血糖的病因与伴随疾病等因素的影响，患者低血糖的症状和体征也表现不一。

低血糖症的临床表现主要有如下两类：

1. 交感神经系统兴奋综合征 由交感神经受刺激和肾上腺素大量释放所引起，主要有紧张、焦虑、恐惧感、心悸、心动过速、出汗、苍白、畏寒、震颤、血压轻度增高等表现。血糖下降速率快时，此组症状明显。

2. 神经低血糖综合征 神经低血糖症群是低血糖症的特异性表现，是脑细胞因缺乏能量供应而出现的功能紊乱综合征。最初表现为心智活动轻度受损症状，表现为注意力不集中、反应迟钝、思路混乱；继之出现以脑功能抑制为主神经精神症状，表现为视力障碍、复视、听力减退、嗜睡、意识模糊、行为改变、眩晕、头痛、木僵、感觉异常、运动失调、语言含糊，有时有轻度偏瘫、体温不升，儿童可出现抽搐或癫痫样发作，最后导致昏迷；延髓受累时出现大脑强直、反射消失、呼吸循环衰竭，甚至死亡。慢性低血糖可致痴呆或精神病样发作。

（三）辅助检查

1. 血糖测定 低血糖是一种危急病症，首先须迅速准确地测定患者血糖。正常人静脉血浆葡萄糖浓度，在禁食过夜

后 > 3.3mmol/L，一般血糖 > 3.9mmol/L 不考虑低血糖，在 2.5 ~ 3.9mmol/L 范围内有低血糖可能性，若 < 2.5mmol/L，则提示低血糖存在。对可疑患者不必等待生化分析结果，治疗应在留取标本后立即进行。试纸比色微量法测定血糖是简便快捷的诊断方法，但与静脉血生化测定值存在一定误差，通常不会影响低血糖症的诊断。必要时快速测定与生化检测同时进行。

2. 糖基化血红蛋白（GHb） 其中 HbA1c 是血红蛋白与葡萄糖结合的主要产物，可反映近 2 个月来的平均血糖水平。HbA1c 正常值为 4% ~ 6%。经强化治疗的糖尿病患者，HbA1c 值与低血糖的发生率呈负相关。HbA1c < 6.0%，低血糖发生率明显增加。

3. 肝肾功能测定 肝肾功能不全可显著增加低血糖的发生机会。对糖尿病患者须全面了解肝肾功能，选择合理治疗，减少低血糖发生率。

4. 血酮体、乳酸和渗透压测定 有助于与 DKA、高渗昏迷和乳酸酸中毒相鉴别。

（四）诊断

1. 低血糖症的临床诊断

（1）血糖 < 2.5mmol/L。

（2）有低血糖的症状和体征，尤其重要的是神经 - 精神系统的异常表现。

（3）服糖后症状减轻或消失。

应符合以上三条才能诊断低血糖症。因为正常人在饥饿、妊娠或糖耐量试验时血糖可 < 2.5mmol/L 而无任何症状出现，并且不需要特殊治疗；糖尿病患者在血糖迅速大幅度下降时，尽管血糖在正常范围，但可出现明显的低血糖症状，而且服糖后可缓解症状；以上情况实际上并不属于真正的低血糖症，不会引起神经系统的病理性损害。所谓糖尿病无警觉症状性

低血糖，通过仔细询问病史和查体仍然可发现一些隐匿的神经 – 精神症状。

2. 低血糖症的病因诊断

（1）空腹低血糖症：过夜饥饿 12 小时抽血测定血糖和胰岛素，如果血糖正常，可延长饥饿至 72 小时，如饥饿 72 小时加 15 分钟运动仍无低血糖发作，则不必再延长试验。饥饿试验中如血糖 <2.2mmol/L，并且胰岛素/血糖比值 >0.3，提示病理性高胰岛素血症，可见于胰岛素或磺脲类药物过量、自身免疫性低血糖、胰岛细胞增生和胰岛素瘤；如仅血糖 <2.2mmol/L，胰岛素/血糖比值正常，则考虑与肝病、酒精中毒、胰腺外肿瘤以及胰升血糖激素不足等疾病有关。

（2）餐后低血糖症：餐后低血糖症可发生在餐后 1~5 小时，故对于可疑餐后低血糖症者应观察 5 小时糖耐量或特殊餐后血糖，每半小时抽血 1 次，共 5~6 小时，如有低血糖症状发作应随时抽血检测血糖。任何一点血糖 <2.5mmol/L，并有相应症状可诊断为餐后低血糖症。然后根据病史、糖耐量曲线和血胰岛素等特征进一步确定为滋养性低血糖症、糖尿病或糖耐量低减伴低血糖症、酒精性餐后低血糖症及特发性低血糖症等。

（五）鉴别诊断

1. 其他疾病所致昏迷 临床上引起昏迷的疾病有重症感染、中枢神经系统疾病、糖尿病酮症酸中毒昏迷、非酮症高渗性昏迷、乳酸酸中毒昏迷、肝性昏迷尿毒症昏迷以及中毒性昏迷。这些昏迷根据血糖水平易于与低血糖昏迷鉴别。垂体、甲状腺和肾上腺皮质功能低下昏迷可伴有血糖降低，但一般不低于 2.5mmol/L，并且补充高渗葡萄糖无明显效果有助于区分低血糖昏迷。

2. 酒精中毒 单纯酒精中毒伴发神经 – 精神症状者血糖正常，血乙醇浓度 ≥100mg/dl。乙醇性低血糖者血糖 <

2.5mmol/L，血乙醇浓度＜100mg/dl，静脉注射葡萄糖有效。

3. 神经－精神疾病 亚急性或慢性低血糖症患者由于缺乏交感神经兴奋表现，以脑功能障碍为主而表现为一些神经－精神症状，易被误诊为神经症、精神病、癫痫以及癔症等神经－精神疾病，对于有类似表现之患者应多检测血糖，以避免误诊。

4. 倾倒综合征 应与滋养性低血糖症鉴别。倾倒综合征是由于胃肠吻合术后大量渗透性负荷通过胃肠引起液体迅速移动所致，常在餐后半小时内出现上腹胀痛不适、恶心、无力、头晕、出汗和低血压等表现。

【治疗】

低血糖症的治疗应包括纠正低血糖和对因治疗。低血糖症原因不明者应首先予以纠正低血糖，在积极寻找病因的同时，密切观察病情变化，防治严重低血糖发作。

1. 纠正低血糖

（1）补充含糖制剂或含糖饮食：患者神志清楚者可通过口服糖水或含糖饮料来纠正低血糖。患者意识模糊或抽搐者应立即静脉注射50%的葡萄糖溶液60～100ml，症状若无改善可重复注射1次，然后持续静脉滴注10%的葡萄糖溶液500～1000ml，并根据血糖水平调整滴速，一般以每小时静脉滴注12g葡萄糖的速度即可维持血糖水平在正常范围，直至患者能口服或进食为止。若患者不能静脉注射或长时间昏迷时，可鼻饲糖水和流食。

（2）无效胰高血糖素或肾上腺素的应用：严重低血糖发作无条件注射高渗葡萄糖溶液抢救时，可选用胰高血糖素1～2mg肌内注射或1‰的肾上腺素注射液0.5ml皮下注射，以促进糖原分解，提高血糖浓度。病情好转后再口服糖水或静脉滴注葡萄糖液维持。该应急方法对于肝病性和乙醇性低血糖症无效。

（3）低血糖纠正后的监护：低血糖昏迷患者经抢救苏醒

后，应鼓励尽快进食。此后 12~48 小时应多次检测患者的血糖。因为患者还可能多次重复发生低血糖，尤其是应用优降糖（消渴丸）和长效胰岛素的患者易反复发生低血糖，而且致低血糖的效应持续时间可长达 36 小时。

2. 空腹低血糖症的病因治疗

（1）药物性低血糖：临床上主要见于糖尿病患者用磺脲类药物和胰岛素治疗过程中，因此合理应用这些药物是防治这类低血糖的最有效措施。在用这类药物治疗时一定要从小剂量开始，并准备好低血糖发作时的应急含糖饮食，密切监测血糖，根据血糖水平逐渐增加药量。由于约 20% 的患者可在无明显低血糖警觉症状的情况下突然发生低血糖昏迷和抽搐，故要仔细观察患者对降糖治疗的反应，以发现一些隐匿征象，而及时采取防治手段。若患者合用一些可促发低血糖的药物如水杨酸盐、普萘洛尔等时，更要警惕发生低血糖。

（2）胰岛素瘤：手术切除肿瘤是本病最有效的治疗方法。单发小肿瘤位置表浅者可行腺瘤摘除术；单发肿瘤位置处于胰腺实质内者多行胰腺部分切除术；胰岛细胞增生、胰体尾部小而多发肿瘤或大而深的肿瘤可采取胰体尾部切除术；胰头部恶性胰岛素瘤常行胰 – 十二指肠切除术。

（3）其他原因所致空腹低血糖症：肝病性低血糖可随肝病的改善而好转，故保肝治疗是基础，患者应进食高碳水化合物食物，最好在睡前或半夜加餐以免发生清晨低血糖。对于乙醇性低血糖、自身免疫性低血糖和升血糖激素不足性低血糖，在补充葡萄糖的同时，适当补充糖皮质激素有利于病情的迅速恢复和稳定。酒精性低血糖仅在低血糖时短期使用糖皮质激素即可，病情恢复后可立即停药。

3. 餐后低血糖症的对因治疗

（1）滋养性低血糖症：患者应少吃多餐，避免高糖饮食，以进食消化较慢的碳水化合物，吸收较慢的脂肪和蛋白质食物为宜。餐前半小时口服抗胆碱药物如丙胺太林15mg，每日4次，可降低迷走神经张力，使胃排空减慢。

（2）早期糖尿病性反应性低血糖：患者应限制热能的摄入，多摄入粗纤维饮食，禁食糖类食品。如饮食控制无效，可根据患者病情选用双胍类、α-糖苷酶抑制剂或磺脲类药物辅助治疗。

（3）特发性餐后低血糖症：由于本症发病机制不明，可能与组织对正常量的胰岛素反应过度有关，多见于自主神经不稳定的年轻女性，故治疗上包括少吃多餐、高蛋白低碳水化合物饮食、忌食含糖食物，必要时给予自主神经调节剂和镇静剂如谷维素、地西泮等。

【病情观察】

观察治疗后患者的症状是否缓解，如中枢神经系统或交感神经症状有无改善；治疗过程中注意监测患者的血糖水平，以评估治疗效果，必要时调整治疗方案。对继发于其他疾病者，应观察其基础疾病的表现及控制情况。

【病历记录】

1. 门、急诊病历 记录患者就诊及发病时间，记录有关交感兴奋的症状；记录患者症状出现前有无的诱因、发病时间及缓解方式等；记录患者发作时的血糖水平变化；记录以往发作情况，其与进餐的时间关系；记录以往有无肝病、胃大部切除术及糖尿病史；记录患者所用降糖药的用量情况，记录血胰岛素、甲状腺功能、皮质醇等辅助检查的结果。

2. 住院病历 详细记录患者发作时的临床表现特点，记录患者入院后的病情变化、治疗效果如何，尤其是记录患者发作时的血糖测定结果。

【注意事项】

1. 医患沟通 低血糖症是一种可防可治的疾病，医师应告知患者和家属本病的常规预防和急救措施，如建议应用胰岛素治疗的患者随时携带糖果或葡萄糖片。对于需进一步检查明确病因的患者，应告知患者和家属相关的检查方法和注意事项，以争取能配合检查。需手术治疗的，应告知手术的必要性和风险，征得同意。

2. 经验指导

（1）当一患者出现上述症状，首先应多次、反复测定发作时血糖，如血糖多次 <2.8mmol/L（50mg/dl），则低血糖症诊断可以确立。

（2）通常情况下，急性交感神经症状和早期中枢神经系统症状，如给予口服葡萄糖或含葡萄糖的食物时能够缓解。胰岛素瘤或服用磺脲药的患者若突然出现意识混乱、行为异常，建议饮用 1 杯果汁或加 3 匙糖的糖水，可帮助缓解症状；胰岛素治疗的患者应随时携带糖果或葡萄糖片，以免低血糖发生。

（3）对口服葡萄糖疗效不好而静脉推注葡萄糖有困难的严重低血糖症，可采用高血糖素治疗，对紧急情况下的急症治疗很有效。高血糖素使用时须用稀释剂稀释。成人常用剂量是 0.5~1U，皮下、肌内或静脉注射，若高血糖素治疗有效，低血糖症的临床症状通常在 10~25 分钟内缓解；如患者对高血糖素 1U 治疗 25 分钟内无反应，则不主张行第 2 次注射。

第六节　高脂血症和高脂蛋白血症

血浆中胆固醇（TC）和（或）三酰甘油（TG）等的异常增高称高脂血症。临床上较常见的高脂血症有高胆固醇血症、高三酰甘油血症及混合型高脂血症（TC 与 TG 均升高）。脂质在血浆中的转运是通过与载脂合白结合形成脂蛋白复合物进行的。

根据脂蛋白的密度不同，按照超速离心法可分为 5 类，即乳糜微粒（CM）、极低密度脂蛋白（VLDL）、中间密度脂蛋白（IDL）、低密度脂蛋白（LDL）和高密度脂蛋白（HDL）。血清中脂质异常必然伴随脂蛋白异常，如 LDL-C 升高、HDL-C 降低等。与脂质结合的球蛋白又称载脂蛋白（Apo），Apo 又分为 A、B、C、D、E 五个亚型。脂质与 Apo 结合后的复合物叫脂蛋白（LP），LP 具有水溶性。脂蛋白是由蛋白质、胆固醇、三酰甘油和磷脂组成的球形大分子复合体。含三酰甘油多则密度低，少则密度高。载脂蛋白是一种特殊蛋白，因与脂质结合担负在血浆运送脂类的功能，故称为载脂蛋白。血浆中的脂蛋白呈微粒状，外层由磷脂胆固醇构成，核心为三酰甘油。

【血脂蛋白的代谢】

三酰甘油和胆固醇都是疏水性物质，不能直接在血液中被运转，也不能直接进入组织细胞中。它们必须与血液中的特殊蛋白质和极性类脂（如磷脂）一起组成一个亲水性的球状巨分子，才能在血液中被运输，并进入组织细胞。这种球状巨分子复合物被称作脂蛋白。

脂蛋白主要是由胆固醇、三酰甘油、磷脂和蛋白质组成，绝大多数是在肝脏和小肠组织中合成，并主要在肝脏中进行分解代谢的。位于脂蛋白中的蛋白质称为载脂蛋白，现已发现有 20 余种载脂蛋白。载脂蛋白能介导脂蛋白与细胞膜上的脂蛋白受体结合并被摄入细胞内进行分解代谢。在脂蛋白的代谢过程中，有几种酶也起很重要的作用，主要包括脂蛋白酯酶和肝脂酶，所以血中脂代谢就是脂蛋白代谢。

1. 乳糜微粒（CM）　　CM 是运输外源性 TG 的脂蛋白。空肠和十二指肠黏膜的上皮细胞吸收食物的脂类后形成的 CM，经淋巴系统进入血循环，在微血管壁的内皮细胞膜上的 LPL 的作用下分解为脂肪酸和甘油，CM 逐渐脱脂变小，最终降解为 CM 残基，可参与 VLDL 和 HDL 的合成。

2. 极低密度脂蛋白（VLDL）　　VLDL 是运输内源性 TG 的主要脂蛋白。VLDL 主要由肝细胞合成，其次是小肠。主要功能是将内源性 TG 运输至肝外组织。糖是合成内源性三酰甘油 (TG) 的重要原料，故过量进食糖类食物易引起 VLDL 合成增加。VLDL 和 CM 一样，在 LPL 的作用下，核心部分的 TG 被不断水解，颗粒逐渐变小，最后逐渐变成颗粒较小而胆固醇较多的 LDL。此外，一部分 VLDL 当其核心 TG 被不断去除后，过剩的表面膜成分脱下后可形成新生的 HDL。血浆中的 VLDL 水平升高是心脑血管疾病的危险因素。

3. 低密度脂蛋白（LDL） LDL 在血浆中由 VLDL 转变而来，是运输胆固醇和胆固醇酯的主要脂蛋白，也是空腹血浆中的主要脂蛋白。LDL 又可分为两个亚型，即 LDL_1 和 LDL_2。LDL_1 又称为中密度脂蛋白（IDL）。LDL_2 易进入动脉壁，沉积于动脉内膜，故其在动脉粥样硬化过程中起主要作用。LDL 可与细胞膜上的 LDL 受体结合，经过胞饮作用转入细胞内，并与溶酶体融合。在溶酶体中，LDL 的各种成分降解。通过细胞受体的代谢不断调节血浆中的 LDL 浓度，防止胆固醇在细胞内及血管中的积蓄。这对避免动脉粥样硬化的发生起着积极而重要的作用。

4. 高密度脂蛋白（HDL） HDL 主要由肝脏和小肠壁细胞合成。新生的 HDL – C 主要来自 VLDL 和 CM 的代谢产物。初合成的 HDL 具有磷脂双层结构，呈盘形，分泌入血液后，激活了 LCAT，在 LCAT 不断催化下，盘形 HDL 表面的磷脂和胆固醇不断转化为溶血磷脂酰胆碱和胆固醇酯。胆固醇酯一部分转移到 VLDL 颗粒中，作为 VLDL 核心结构成分；另一部分转入盘形 HDL 磷脂双层的中间疏水区，形成疏水核心，使磷脂双层变为磷脂单层，此时，盘形 HDL 转变为成熟的球形 HDL。肝外组织细胞膜上的游离胆固醇和磷脂等转移至 HDL 上，磷脂和胆固醇再进行酯化反应。这种交换反应对于球形 HDL 的形成、VLDL 转化为 LDL 以及外周组织胆固醇的清楚都是十分有意义的。HDL 在肝内分解。HDL 的功能一方面是将肝内合成的胆固醇运送至血液，通过 VLDL 变成 LDL，为肝外组织提供胆固醇；另一方面将肝外组织中的胆固醇运送至肝脏进行代谢，起着清道夫的作用，这也是 HDL 之所以具有抗动脉粥样硬化作用的主要机制。

5. 载脂蛋白 目前已发现有 20 余种。用于动脉粥样硬化风险度估计的指标主要有载脂蛋白 A_1（$ApoA_1$），载脂蛋白 B（ApoB）。$ApoA_1$ 是 HDL 的主要蛋白质，它的血清浓度变化代表着 HDL 水平。HDL 主要在肝脏内合成，初合成的 HDL 呈盘形，故称为盘形 HDL。它分泌入血后可激活磷脂酰胆碱 – 胆固醇脂酰转移酶（LCAT），此酶可使盘形 HDL 转变为成熟的球形 HDL，球形 HDL 与外周血中的胆固醇形成可逆性结合，运送至肝脏，与载脂蛋白 A_1 结合，使胆固醇在肝脏内重新参与代谢。因此，HDL 具有抗动脉粥样硬化的作用（详见前述 HDL）。ApoB 是血浆中 LDL 和 VLDL 的主要载脂蛋白。通常，ApoB 占 LDL 中蛋白质的 97% 左右，所以 ApoB 水平可以准确地反映 LDL 的水平。ApoB 带有负电荷，能刺激巨噬细胞内的胆固醇酯化作用，促使泡沫细胞形成，导致动脉壁的脂肪浸润，引起动脉粥样硬化。

6. 酶活动的调节 载脂蛋白通过参与酶活动正反两方面的调节而对脂蛋白进行调控。

（1）脂蛋白脂肪酶（lipoprotein lipase, LPL）：是由所有实质性组织（包括肾脏、心肌、骨骼肌和脂肪组织）所合成、分泌的。LPL 到达局部毛细血管的内皮细胞，与酸性黏多糖结合在一起。当食物在肠道内经消化、吸收后以 CM 形式通过淋巴管进入血循环时，血浆中的 CM 被 LPL 所催化，脂肪被水解，释放出脂肪酸和甘油，弥散进入细胞内。LPL 的合成过程需要胰岛素参与。故糖尿病患者该酶可能缺乏。ApoC I 是 LPL 激活剂。ApoC I 缺乏时，LPL 的活性显著降低，导致血液中的 CM 含量增加。

（2）三酰甘油酯酶（HTGL）：存在于肝脏和肾脏毛细血管内皮细胞中，它可将三酰甘油水解。HTGL是三酰甘油水解过程中的限速酶，活性大小直接影响脂动员的速率。HTGL能水解HDL上磷脂分子的脂肪酸－三酰甘油酶，所以在HDL相互转换和分解代谢中具有十分重要的意义。

（3）磷脂酰胆碱酰基转移酶（LCAT）：是由肝细胞合成，分泌入血后，受盘形HDL中的ApoAⅠ的激活，可催化HDL表面的磷脂和胆固醇不断转变为溶血磷脂酰胆碱和胆固醇酯。非极性的胆固醇酯一部分转入盘形HDL中间的疏水区，形成疏水核心，使磷脂双层的盘形HDL变为磷脂单层的球形成熟HDL。在这一过程中LCAT的作用至关重要。

【病因及发病机制】

1. 高胆固醇血症　高胆固醇血症的原因包括基础值增高、高胆固醇和高饱和脂肪酸摄入、热量过多、年龄及女性围绝经期的影响、遗传基因的异常、多基因缺陷与环境因素的相互作用。

（1）基础血浆低密度脂蛋白－胆固醇（LDL－C）水平高：与各种属的动物相比，人类的基础血浆低密度脂蛋白－胆固醇水平较高，可能与人体内的胆固醇转化为胆汁酸延缓，肝内胆固醇含量升高，抑制血浆低密度脂蛋白受体活性有关。这种较高的基础血浆低密度脂蛋白－胆固醇是人类临界高胆固醇血症的主要原因之一。

（2）饮食中胆固醇含量高：胆固醇摄入量从200mg/d增加到400mg/d，血中的胆固醇含量可升高0.13mmol/L。其机制可能与肝脏胆固醇含量增加，低密度脂蛋白受体合成减少有关。临床研究表明，在健康青年人中，每日饮食中胆固醇摄入量增加100mg，女性血胆固醇水平上升较男性明显。

（3）饮食中饱和脂肪酸含量高：每人每日摄入饱和脂肪酸理想的量应为每日总热卡的7%，若每日摄入饱和脂肪酸占每日总热卡的 14%，可导致血胆固醇升高大约 0.52mmol/L（20mg/dl），其中主要是低密度脂蛋白－胆固醇（LDL－C）。研究表明，饱和脂肪酸可抑制血浆低密度脂蛋白受体活性。

2. 高三酰甘油血症 血浆中乳糜微粒和 VLDL 富含三酰甘油。血浆中三酰甘油浓度增高，实际上反映了乳糜微粒和 VLDL 浓度的增高，凡引起血浆中乳糜微粒和极低密度脂蛋白（VLDL）浓度升高的原因均可导致高三酰甘油血症。

（1）继发性高三酰甘油血症：许多内分泌及代谢性疾病、某些疾病状态、激素和药物均可引起高三酰甘油血症。

（2）基因异常：主要有乳糜微粒和 VLDL 装配的基因异常、酶和 ApoCⅡ基因异常、ApoE 基因异常等。

（3）原发性高三酰甘油血症：常见的类型有乳糜微粒血症（Ⅰ型高脂蛋白血症）、Ⅴ型高脂蛋白血症、肝脂酶缺乏、家族性异常 β－脂蛋白血症、家族性高三酰甘油血症、家族性混合型高脂血症、HDL 缺乏综合征、家族性脂质异常性高血压。

【诊断依据】

（一）分型

目前仍沿用 1970 年世界卫生组织的建议，将高脂蛋白血症分为 6 型：

Ⅰ型：表现为 TG 增高，TC 增高。

Ⅱa 型：表现为 LDL 增高，TC 增高。

Ⅱb 型：表现为 LDL 及 VLDL 同时增高，TG 增高，TC 均高。

Ⅲ型：IDL 增加，TG 增高，TC 增高。

Ⅳ型：VLDL 增高，TG 增高。

Ⅴ型：VLDL 及 CM 同时增加，TG 增高，TC 增高。

（二）分类

高脂血症可分为原发性和继发性两大类。

1. 原发性高脂蛋白血症 指脂质或脂蛋白代谢的遗传性

缺陷及某些环境因素如饮食、营养等引起。

2. 继发性高脂蛋白血症　指由于代谢失调的疾病如糖尿病、甲状腺功能减退症、肾病综合征等引起。

（三）临床表现

高脂血症的临床表现主要包括两大方面：脂质在真皮内沉积所引起的黄色瘤和脂质在血管内皮沉积所引起的动脉粥样硬化。

由于高脂血症时黄色瘤的发生率并不高，动脉粥样硬化的发生和发展则需要相当长的时间，因此许多高胆血症患者并无任何症状和异常体征发现，往往是在血液生化检验时被发现。应详细询问病史和进行细致的体格检查，包括有无引起继发性高脂血症的相关疾病、个人生活、饮食习惯、引起高脂血症的药物应用史和家族史。有早年发生冠心病家族史者应注意遗传性疾病。体格检查则应注意有无黄色瘤、角膜环和高脂血症眼底改变。

（四）检查

影响血脂和脂蛋白水平的因素，包括性别、年龄、体重、家族史、吸烟、饮酒、食结构、生活方式、合并疾病、药物、精神状态等，还随季节的转换而变动。因为正常人的血脂水平受到各种因素的影响，不像其他生化指标有较恒定的正常值范围。

一般根据血清脂蛋白的水平达到某一程度是对动脉粥样硬化的发生和发展有危险性，确定高脂蛋白和高血脂的危险性界限。根据我国具体情况，1997 年由全国血脂异常防治对策专题组制订并公布了第一个血脂异常防治建议，对血清中四种主要脂质和脂蛋白的浓度给予判断。

1. 血清 TC 的合适范围　2.20mmol/L（200mg/dl）以下，5.23～5.69mmol/L（201～219mg/dl）为边缘升高，>5.72mmol/L（220mg/dl）为升高。

2. 血清 LDL – C 的合适范围 3.12mmol/L（120mg/dl）以下，3.15～3.61mmol/L（121～139mg/dl）为边缘升高，＞3.64mmol/L（140mg/dl）为升高。

3. 血清 HDL – CD 的合适范围 1.04mmol/L（40mg/dl）以上，如＜0.91mmol/L（35mg/dl）为减低。

4. 血清 TG 的合适范围 1.70mmol/L（150mg/dl）以下，＞1.70mmol/L（150mg/dl）为升高。

（五）诊断依据

1. 美国胆固醇教育计划（NCEP） 专家小组 1993 年制订的标准：高胆固醇血症总胆固醇（TCh）＞6.2mmol/L，三酰甘油（TG）＞4.5～11.3mmol/L，高密度脂蛋白（HDL）＜0.9mmol/L。

2. WHO 1980 年制订的标准 见表 5 – 3。

表 5 – 3　高脂蛋白血症的表现型及其特征

类别	胆固醇	三酰甘油	乳糜微粒	VLDL	LDL	HDL	外观
I	–	↑	↑	↓	– ↓	↓	上层：乳浊；下层：透明
IIa	↑	–	(–)	↓	↑	–	透明
IIb	↑	↑	(–)	↑	↑	–	有时浑浊
III	↑	↑	有时 (+)	β–		– ↓	浑浊
IV	– ↑	↑	(–)	↑	– ↓	↓	浑浊
V	– ↑	↑	↑	↑	– ↑	↓	上层：乳浊；下层：透明

注：VLDL：极低密度脂蛋白；LDL：低密度脂蛋白；HDL：高密度脂蛋白；β – VLDL：极低密度脂蛋白；↑：增高；（–）：无；–：不变；↓：降低

（六）鉴别诊断

继发性高脂蛋白血症多作有原发病的病史和特点，如糖尿病、甲状腺功能低下、肾病综合征。

1. 糖尿病 常有多饮、多食、多尿及体重减轻等，血糖增高。有高三酰甘油血症、低 HDL 和高 LDL 血症。

2. 甲状腺功能减退症 患者基础代谢率减低、食欲减退、便秘、不耐寒、体温下降、体重增加，蛋白质合成与分解均减少，骨骼及软组织生长缓慢、关节疼痛。精神萎靡、声音低哑、语言缓慢不清、反应低下、嗜睡、记忆障碍，表情呆板淡漠，脸面水肿，上睑下垂、睑裂变小，鼻唇增厚，毛发稀少，睫毛、眉毛脱落，全身皮肤粗冷干厚，并有非凹陷性水肿。可有胸闷、心悸、气促症状，体格检查示心动过缓、收缩压下降、舒张压上升、脉压缩小。严重患者常见心影扩大，听诊心音低钝，心室壁增厚、心室腔扩大（以左心室为著），甚至有心包积液、心力衰竭，可出现呼吸 - 睡眠暂停综合征，腹腔积液，肌肉松弛、无力。

女性患者可有月经过多或淋漓不尽。继发性甲减可有卵巢萎缩和闭经。男性患者则可表现为性欲减退、阳痿和精液减少。对血脂的影响主要是 IDL 升高，部分患者 TG 升高。经甲状腺激素替代治疗后，血脂下降迅速。

3. 肾病综合征 患者有高脂血症、低蛋白血症、大量蛋白尿、水肿等。血脂的影响主要是出现 Ⅱ 型高脂蛋白血症，也有 Ⅳ 型和 Ⅴ 型。

4. 尿毒症 常有慢性肾病病史、高血压、贫血，化验检查可见尿素氮、肌酐的增高。血脂的影响主要是合并 VLDL 升高。

5. 皮质醇增多症 主要临床表现有满月脸、多血质、向心性肥胖、紫纹、痤疮、糖尿病倾向、高血压、骨质疏松等，本病多见于女性。化验检查可见皮质醇增高且不被小剂量的塞米松所抑制。多有胰岛素抵抗，脂蛋白增多以 LDL 为主。

6. 肥胖症 血 TG 和 VLDL 增高。

7. 外源性雌激素 可使肝脏产生 VLDL 增多。

【治疗】

1. 血脂异常检查 患者往往伴有多种心血管危险因素，故在 2001 年发表的美国国家胆固醇教育计划的第三次报道中，强调了对血脂异常患者绝对危险性的评估，并根据绝对危险性来决定开始治疗以及治疗需要达到的目标血脂水平。我国血脂异常防治提出下列对象应接受血脂检查：①已有冠心病、脑血管病或周围动脉粥样硬化性疾病者；②有高血压、糖尿病、肥胖、吸烟者；③有冠心病或动脉粥样硬化性疾病家族史者，尤其是直系亲属中有早发疾病或者早发猝死史者；④有黄瘤或黄疣者；⑤有家族性高脂血症史者。另外，40 岁以上的男性和绝经后的妇女也应接受血脂检查。

2. 生活方式的改变

（1）饮食治疗：血脂异常的饮食治疗是在满足人体生理需要，维持合理体重的基础上，减少饱和脂肪酸和胆固醇的摄入。根据美国 ATPUI 的推荐，饱和脂肪的摄入应小于总热卡的 7%，胆固醇的摄入应 < 每日 200mg。另外，为了增加降低 LDL – C 的疗效，还推荐在膳食中增加植物固醇（来自谷类、豆类）以及黏性（可溶性）纤维（来自蔬菜、水果）的含量。

（2）生活方式的治疗：体重超重者应积极调整饮食、增加体育活动和体力活动，减轻体重。吸烟、过量饮酒、久坐不动、过度精神紧张等不良的生活方式都应注意加以纠正。

3. 高脂血症的药物治疗 主要有以下几种。

（1）3 羟 – 3 甲基戊二酰辅酶 A （HMG – CoA） 还原酶抑制剂（他汀类）：HMG – CoA 还原酶是肝脏及其他组织合成胆固醇的关键酶，当此酶被抑制，则胆固醇合成即被阻断，胆固醇合成的受抑可加速肝脏 LDL 受体产生的增加，因此肝脏摄取 LDL 增加，血浆 LDL 浓度下降。洛伐他汀最先合成，一般用量为 10 ~ 80mg 每晚 1 次或每日分 2 次与餐同服，主要不良反应有胃肠道反应。同类药物还有辛伐他汀、普伐他汀、氟伐他汀。

（2）贝特类：即苯氧芳酸衍生物。目前，常用的有非诺贝特、吉非罗齐和苯扎贝特。综合一系列大规模随机双盲对照研究的结果，贝特类药物降低血清三酰甘油的水平为20%～60%，总胆固醇的水平为10%～20%，LDL－C的下降为5%～20%；升高HDL－C的水平为5%～20%。贝特类药物还有一定的降低血浆纤维蛋白原的作用。

本类药物主要适用于高三酰甘油血症或以三酰甘油升高为主的混合型高脂血症，可在下列制剂中选用：氯贝丁酯（Clofibrate）每次0.25～0.5g，每日3次；苯扎贝特（Bezafib-mte）每次0.2g，每日3次；苯扎贝特缓释片，每晚服1次，每次0.4g；微粒化非诺贝特每日0.2g，晚餐时服用；吉非贝齐（吉非罗齐）每次0.6g，每天2次。此类药物的不良反应一般轻微，主要是恶心、腹胀、腹泻等胃肠道症状，有时有一过性血清氨基转移酶升高。肝肾功能不全者、孕妇、哺乳期妇女忌用。这类药物可加强抗凝药的作用，两药合用时，抗凝药剂量宜减少1/3～1/2。

（3）树脂类：该类药物有考来烯胺和考来替泊，它们都是不为肠道所吸收的高分子阴离子交换树脂。该类药物的共同特点是阻止胆酸或胆固醇从肠道吸收，促进胆酸或胆固醇随着粪便排出，促进胆固醇的降解。主要制剂有考来烯胺（消胆胺），是季胺阴离子交换树脂，常用剂量口服每次4～5g，3～4次，不超过每日24g。服药时从小剂量开始，不良反应有胀气、恶心、呕吐、便秘，注意该药可干扰叶酸、地高辛、华法林、甲状腺素、普罗布考、氯贝丁酯及脂溶性维生素的吸收。同类药物还有考来替泊，口服每次4～5g，每日3次。

（4）烟酸类：烟酸用量超过维生素作用的剂量时有调节

血脂的作用。烟酸调节血脂的主要机制是抑制 cAMP 的形成，使得三酰甘油酶活性下降，脂肪组织中的脂解作用减慢。开始时口服每次 0.1g，每日 3 次，以后酌情渐增至每次 1 ~ 2g，每日 3 次，主要不良反应有面部潮红、瘙痒、胃肠道症状。严重的不良反应是使消化性溃疡恶化，偶见肝功能损害。阿西莫司（吡莫酸）为烟酸衍生物，适用于血 TG 水平明显升高、HDL – C 水平明显降低者，不良反应较烟酸少，饭后服每次 0.25g，每日 3 次。

（5）鱼油制剂：ω – 3 脂肪酸，例如二十碳五烯酸（EPA）和二十二碳六烯酸（DHIA），可能通过抑制肝合成 VLDL 起作用。有轻度降低三酰甘油和升高 HDL – C 作用，主要适用于轻度的高三酰甘油症，对 TC 和 LDL – C 无影响。

（6）其他：包括中药制剂、弹性酶、普罗布考、泛硫乙胺等。

第七节　水、电解质代谢失常

　　临床上的水、钠代谢失常是相伴发生的，单纯性水（钠）增多或减少极少见。临床上多分为失水、水过多、低钠血症和高钠血症等数种。

　　失水（water loss）是指体液的丢失，造成体液容量不足。根据体液丢失的程度，可分为：①轻度失水，失水量占体重 2% ~ 3%；②中度失水，失水量占体重 3% ~ 6%；③重度失水，失水量约占体重 6% 以上。根据水和电解质特别是 Na^+ 丢失比例和性质，又可分为低渗性失水、等渗性失水和高渗性失水。

一、高渗性失水

　　高渗性失水是指水丢失多于电解质，血浆渗透压 >

310mOsm/L，属于浓缩性高钠血症。

【病因和发病机制】

水的丢失多于 Na^+ 等电解质的丢失为高渗性失水的特点。由于细胞外液容量减少而电解质浓度升高，故血浆渗透压升高，细胞外液呈高渗，刺激下丘脑及脑神经垂体分泌和释放血管加压素，作用于肾远曲小管及集合管使水重吸收增加，尿量减少，尿比重增加，但在尿崩症和肾小管浓缩功能不全的病者，因血管加压素分泌不多或缺如，或肾小管对血管加压素不起反应（肾性尿崩症），则尿量并不减少，而尿比重亦无改变。当水丢失达体重4%时，醛固酮分泌亦增加，增强肾小管对钠的重吸收，导致钠潴留，进一步增高细胞外液渗透压，抵消血管加压素分泌的作用；细胞外液高渗，细胞内水转移到细胞外，造成细胞内脱水，出现细胞功能障碍，特别以脑细胞为严重时脑组织充血，神经细胞裂解，出现高渗性昏迷、脱水热。

1. 水摄入不足 多见于昏迷、吞咽困难、创伤、拒食等患者。脑外伤、脑卒中等致渴感中枢迟钝或渗透压不敏感也可引起水摄入不足。

2. 失水过多

（1）经肾失水：使用高渗葡萄糖溶液、甘露醇、山梨醇、尿素等脱水药，昏迷患者鼻饲浓缩的高蛋白饮食，均可致溶质性利尿，糖尿病急性并发症、尿崩症、高钙血症等致大量水从尿中排出。

（2）经胃肠道丢失：最为常见。正常人每日胃肠道分泌的液体总量3~6L，但最终从粪便排出的仅100~200ml。如果从胃肠道排出的液体过多（如呕吐、腹泻、造瘘或胃肠减压等），则可形成容量不足。

（3）经皮肤丢失：正常人每日从汗液中丢失水分为700~1000ml。高温，特别是湿度过高时可使汗液丢失量明显增加，大量出汗而未能及时补充水分可致容量过低。

（4）经呼吸道丢失：正常人每日从呼吸道丢失水分约600ml。呼吸道水分大量丢失见于过度通气，特别是气管切开、人工呼吸机的使用、呼吸道慢性感染等，其分泌量可大大增加，导致机体总失水量增加，达到容量不足程度。大量胸腔积液所造成的体液在第三间隙内积聚也可造成容量不足。

（5）水向细胞内转移：剧烈运动或惊厥等使细胞内小分子物质增多、渗透压增高、水转入细胞内。

【诊断依据】

1. 临床表现　除基本病因的相关症状外，主要临床表现为疲乏、无力、口干、心悸等。严重血容量不足可出现腹痛、神志不清、胸痛等内脏灌注不足表现。患者还常同时合并有电解质紊乱的一系列症状，如肌无力、多尿与多饮（低钾），抽搐或昏迷（低钠或高钠）等。

体格检查可发现皮肤黏膜干燥，弹性减退，口腔黏膜干燥多呈深红色，有时可伴溃疡形成等。血压根据血容量不足的程度而异，轻者血压可维持或接近正常，但心率多已加快；中等者血压可偏低，并有直立性低血压出现；严重血容量不足者则血压下降到（60～80）/（30～40）mmHg出现休克表现。

2. 实验室检查　血红蛋白、血细胞比容、血钠、血尿素氮升高，尿比重增加，血浆渗透压 >320mOsm/L。

【治疗】

（1）鼓励饮水，降低1mmol/L钠需饮水3～4ml/kg。

（2）5%葡萄糖液静脉注入，缺水基本纠正后，根据血钠，补充生理盐水或5%葡萄糖盐水。

（3）有尿后补钾。

（4）计算补液总量失液量的计算如下：

①根据临床估计：尿量、血压正常者，失液量大多在体

重的 2% 左右，可直接口服或静脉注射补充；尿量减少、血压偏低且皮肤弹性有明显降低者大多表示失液量已达体重的 5% 左右，需尽快静脉补充；尿量明显减少、血压也明显下降者，表示失液量 >6%，应即刻静脉补充，以先恢复循环状态为主。

②根据血钠浓度估计：可用在表现为高钠血症的单纯失水为主引起体液量不足的患者。病例：一男性患者，原体重 60kg，失水后烦躁、头晕、心率加快，血清钠 152mmol/L（正常 142mmol/L），现体重 57.5kg，估计失水有多少？

a. 丢失量 = 正常体液总量 − 现有体液总量。实例：丢失量 = 60 × 0.6 − 142/152 × 60 × 0.6 = 2.4kg（2400ml）。

b. 丢失量 =（实测血清钠 − 正常血清钠）× 现体重 × 0.6 + 正常血清钠。实例：丢失量 =（152 − 142）× 57.5 × 0.6 + 142 = 2.43kg（2430ml）。

c. 丢失量 = 现体重 × K ×（实测血清钠 − 正常血清钠）。K 为系数，男为 4，女为 3。实例：丢失量 = 57.5 × 4 ×（152 − 142）= 2300ml。

c. 根据血细胞比容计算

补液量 =［所测血细胞比容 − 正常血细胞比容（男 0.48，女 0.42）］ ÷ 正常血细胞比容 × 体重（kg）× 200

在有出血情况下按本公式计算不准确。

继续丢失量：是指来诊后可能发生的继续丢失量，包括生理需要量约 1500ml，及继续发生的病理丢失，如大量出汗、肺呼出、呕吐等。

（5）输液速度 主要目的是循环功能恢复。一般第 1 小时可补液 1 ~ 2L，以后再根据病情调整速度。怀疑有心功能不全的患者应密切观察心血管负担情况，必要时可留置导管测定中心静脉压进行监护。

二、低渗性失水

低渗性失水是指电解质丢失大于水的丢失，血浆渗透压

<280mOsm/L，属于缺钠性低钠血症。

【病因和发病机制】

（1）补充水分过多，高渗性或等渗性失水时，补充水分过多。

（2）肾脏丢失钠多于失水常见于：

①应用利尿剂治疗某种疾病，如氢氯噻嗪、呋塞米等药，利尿同时丢失钠。

②肾脏疾病因尿量多而失钠，如肾小管酸中毒、失盐性肾炎、急性肾功能衰竭多尿期等。

③糖尿病酮症酸中毒时均可失钠大于失水。

④肾小管中存在大量不被吸收的溶质（如尿素），抑制钠水重吸收。

【诊断依据】

1. 临床表现

（1）无口渴。

（2）乏力、尿少、头晕、恶心呕吐、食欲不振、淡漠；体位性晕厥、血压下降；重者神志障碍、循环衰竭。

2. 实验室检查 血红蛋白、血细胞比容增高，血浆渗透压<280mOsm/L，血钠<130mmol/L；尿比重低，尿钠减少。

【治疗】

（1）治疗原发病。

（2）补液以补充高渗液为主，如配方为生理盐水1000ml +10%葡萄糖250ml +5%碳酸氢钠100ml混合液静脉滴注。若血钠明显减低（<120mmol/L）者，其心肺肾功能不健全时，可小心静脉缓慢滴注3%~5%氯化钠溶液。补钠量可按以下公式计算：

补钠量（mmol）＝［142－所测得血钠值（mmol/L）］×体重（kg）×0.2

根据所需补钠量，按氯化钠 1g 含 Na^+ 17mmol 计算，即得所需氯化钠量，再换算成含钠的溶液（如生理盐水、高渗盐水）。

（3）补液后若尿量 >30ml/（L·h），可以补钾，有酸碱失调时予以纠正。

三、等渗性失水

等渗性失水是指水和电解质以血浆正常比例丢失，血浆渗透压在正常范围。

【病因和发病机制】

（1）最常见于呕吐、腹泻、肠梗阻、胃肠减压等丢失消化液。

（2）大面积烧伤和剥脱性皮炎的创面，大量渗出血浆和水分挥发的早期为等渗性失水。

（3）反复多次放出大量的胸腔积液、腹腔积液或胸腹腔炎症渗液的引流等均可引起等渗性失水，如处理不及时可转变成高渗性失水。

【诊断依据】

1. 临床表现 由于循环血容量降低而引起口渴、尿少。中度失水者表现躁动不安、精神不集中、软弱无力、声音嘶哑、皮肤黏膜干燥、心率增快，可发生直立性低血压；重症者为休克、昏迷及发生急性肾功能衰竭；血浆渗透压正常、血钠正常。

2. 实验室检查 血红蛋白、白细胞比容增加，但血钠、氯正常。

3. 治疗 补液以补等渗溶液为主，以 0.9% 氯化钠溶液为首选，但长期使用可引起高氯性酸中毒。下述配方更符合生理需要：0.9% 氯化钠液 1000ml ＋5% 碳酸氢钠液 100ml，补液量可根据失水程度或体重减少量计算。

四、低钠血症

低钠血症（hyponatremia）是指血清钠浓度降低 <135mmol/L 的一种病理状态，与体内总钠量（可正常、增高或降低）无关。

【病因和发病机制】

1. 缺钠性低钠血症 即低渗性失水，体内的总销量和细胞内钠减少，血清钠浓度降低。

2. 稀释性低钠血症 即水过多。此外，在高血糖或使用甘露醇等脱水药时，可致细胞外液渗透压增高，细胞内液水移向细胞外，血钠被稀释。总钠量可正常或增加，细胞内液和血清钠浓度降低，肾病综合征、充血性心力衰竭、肝硬化腹腔积液等因素及神经性多饮时致水潴留。

3. 特发性低钠血症 多见于恶性肿瘤、肝硬化晚期，营养不良、年老体衰及其他慢性疾病晚期，亦称消耗性低钠血症。可能是细胞内蛋白质分解消耗，细胞内渗透压降低，水由细胞内移向细胞外所致。

4. 转移性低钠血症 少见，机体缺钠时，钠从细胞外移入细胞内。总体钠正常，细胞内液钠增多，血清钠减少。

【诊断依据】

（1）高血容量性见于心力衰竭、肝硬化、肾性水肿，又称稀释性低钠血症。

（2）低血容量性低渗性脱水。

（3）等血容量性见于不适当血管加压素综合征（SLADH）。

（4）神志淡漠、谵妄、昏睡、癫痫、恶心、呕吐、食欲不振、尿少。

（5）血钠 <130mmol/L。

【治疗】

1. 高容量性 主要为利尿。

2. 低容量性　见低渗性脱水。

3. 等容量性　限水、适当应用利尿剂。

五、高钠血症

当血钠 >145mmol/L 时为高钠血症。

【诊断依据】

1. 临床表现　无力、嗜睡、烦躁、震颤、肌张力增高、腱反射亢进。可发生惊厥、昏迷、口渴、恶心、呕吐、脱水引起者尿少，可发生低血容量休克。

2. 实验室检查　血钠 > 145mmol/L，脱水引起者有血浓缩。

【治疗】

参照高渗性脱水，应补充液体。因输入盐水引起应用利尿剂。

六、低钾血症

低钾血症（hypokalemia）是指血清钾浓度 <3.5mmol/L 的一种病理生理状态。造成低钾血症的主要原因是机体总钾量丢失，称为钾缺乏。临床上体内总钾量不缺乏，也可因稀释或转移到细胞内而导致血清钾降低；反之，虽然钾缺乏，但钾从细胞内转移至细胞外或血液浓缩，又可维持正常血钾浓度，甚至增高。

【病因和发病机制】

1. 钾摄入不足　与钠代谢不同，肾脏对钾的排泄无法降至零，机体每日从尿及粪便中丢失的钾 5 ~ 10mmol。如果长期钾摄入极少，有可能发生低钾血症；但单纯由摄入不足所致的低钾血症很少，大多合并有腹泻、吸收障碍等。

2. 钾损失过多　根据损失途径又可分为：

（1）消化道丢失：小肠液中含钾量较多，在腹泻、造瘘、引流等情况下可以损失很多钾，出现低血钾但尿钾排泄 < 20mmol/d。小肠液常为碱性。故多伴有代谢性酸中毒。

（2）经肾丢失：肾脏失钾为低钾血症最常见原因，其诊断标准为尿钾排泄 >20mmol/d 且无腹泻病史。肾脏失钾主要由原发性盐皮质激素过多以及远端肾单位钠盐转运过多所引起。

①盐皮质激素过多

a. 原发性肾素增多症：主要是由于肾脏球旁细胞瘤分泌过多的肾素，引起继发性醛固酮升高、严重高血压和低钾血症。

b. 原发性盐皮质激素过多：特点为血中醛固酮水平增高而肾素水平降低，可由醛固酮分泌性腺瘤（Cohn综合征）、双侧肾上腺皮质增生及糖皮质激素可纠正的醛固酮增多症（CRA）引起。

c. 原发性非醛固酮性盐皮质激素过多：特点为血醛固酮水平并不高，但有明显的盐皮质激素作用过强的表现。

②远端肾单位钠转运过多：多皮质集合管主细胞是参与远端肾单位 Na^+ 重吸收的最主要细胞。

3. 细胞外钾过多地转移到细胞内

（1）低钾性周期性麻痹：以周期性发作肌无力合并低血症为特点，常因进食较大量碳水化合物或剧烈运动所诱发。本病可为常染色体显性遗传或由甲状腺功能亢进症引起。

（2）碱中毒：碱中毒本身导致钾从细胞外转移到细胞内，从而直接引起低钾血的情况并常见。

（3）合成代谢状态：常见于肠外营养、恶性贫血治疗、快速进展的白血病或淋巴瘤等。

（4）使用大量葡萄糖液（特别是同时使用胰岛素时）。

（5）急性应激状态（颅脑外伤、心肺复苏后、震颤性谵妄、急性缺血性心脏病等）：致肾上腺素分泌增多，促进钾进入细胞内。

（6）反复输入冷存洗涤过的红细胞：因冷存过程中可丢失钾 50% 左右，进入人体后细胞外钾迅速进入细胞内。

（7）棉籽油、氯化钡中毒。

（8）低温疗法使钾进入细胞内。

4. 稀释性低钾血症　细胞外液水潴留时，血钾浓度相对较低，机体总钾量和细胞内钾正常，见于水过多和水中毒，或过多、过快补液而未及时补钾时。

【诊断依据】

1. 临床表现　低钾血症的表现取决于血钾降低的速度。一般情况下，血钾浓度越低对机体的影响越大，慢性失钾者，临床症状可不明显，迅速发生的重型低钾血症往往症状很重，甚至致命。

（1）对中枢神经系统的影响：轻度低钾血症患者常表现为精神萎靡、神情淡漠、倦怠，重者有反应迟钝、定向力减弱、嗜睡甚至昏迷。

（2）对循环系统的影响：低钾血症对心脏的主要影响为心律失常。轻度低钾血症多表现为窦性心动过速、房性期前收缩及室性期前收缩。重度低钾血症可致室上性或室性心动过速及室颤。心电图对于低钾血症有较特异的诊断价值，一般最早表现为 ST 段压低，T 波压低、增宽、倒置，并出现 U 波，Q－T 时间延长；随着血钾进一步下降，出现 P 波幅度增高，QRS 增宽。补钾后，上述改变很快可以获得改善。

（3）对肌肉的影响：对骨骼肌的影响表现为四肢软弱无力，严重时可再现软瘫。一般从下肢开始，以后逐渐累及到上肢，严重者可影响呼吸肌。

（4）对肾脏的影响：长期慢性缺钾时，肾小管上皮细胞可出现空泡样变性，患者常有多尿和低比重尿，口渴多饮，轻度蛋白尿、管型尿。

（5）代谢紊乱表现：钾缺乏时细胞内缺钾，细胞外 Na^+ 和 H^+ 进入细胞内，肾远端小管 K^+ 与 Na^+ 交换减少而 H^+ 与 Na^+ 交换增多，故导致代谢性碱中毒、细胞内酸中毒及反常性酸性尿。

（6）消化系统表现：表现为恶心、呕吐、厌食、腹胀、便秘、肠蠕动减弱或消失、肠麻痹等，严重者肠黏膜下组织水肿。

2. 实验室及特殊检查

（1）血清钾 <3.5mmol/L。

（2）尿呈酸性。

（3）心电图为低血钾图形。

（4）血气分析显示代谢性低钾碱中毒。

【治疗】

1. 积极治疗原发病　给予富含钾的食物。对缺钾性低钾血症者，除积极治疗原发病外，应及时补钾，最好是饮食补钾。肉、青菜、水果、豆类含钾量高。

2. 补钾　轻者鼓励进食，口服钾盐，以氯化钾为首选，宜将10%氯化钾溶液稀释于果汁或牛奶中餐后服，或改用氯化钾控释片，或换用10%枸橼酸钾或鼻饲补钾，可减少胃肠道反应。

重症者需要静脉补钾。给予10%氯化钾 10~15ml 加入500ml液体内缓慢静脉滴注（一般钾不大于0.3%）。补钾量根据病情需要，一般情况下每日补充10%氯化钾 30~60ml（3.0~6.0g）。

补钾注意以下几点：①注意肾功能：当尿量 >30ml/h 或 >700ml 时补钾是安全的；②10%氯化钾不能直接静脉注射；③低血钾难以纠正时，注意有无合并碱中毒、低血镁、低血浆蛋白等，有者应予以矫正后才利于纠正低血钾；④钾进入细胞内较缓慢，故一般纠正低血钾需要 4~6 日；⑤纠正低血钾过程中，若发生低血钙性手足抽搐时，应补充 10% 氯化钙 10~20ml，加入液体内静脉滴注。

七、高钾血症

血钾浓度 >5.5mmol/L 时，称为高钾血症。

【病因和发病机制】

1. 钾摄入过多 由于肾脏有很强的排钾能力，正常人即使摄入过多含钾食物，也不会产生高钾血症。常见高钾血症主要发生在肾功能不全患者，接受含钾的静脉补液者更易发生。

2. 钾在细胞内外重新分布 导致细胞内外钾分布改变而使血钾上升的情况主要有：细胞损伤、高渗透压血症、酸中毒、药物毒物及高钾性周期性麻痹等。

（1）组织破坏：由细胞内进入细胞外液，如重度溶血性贫血、大面积烧伤、创伤、肿瘤接受大剂量化疗、血液透析、横纹肌溶解症等。

（2）细胞膜转运功能障碍：①代谢性酸中毒时钾转移到细胞外，H^+ 进入细胞内，pH 每降低 0.1，血清钾可升高 0.7mmol/L；②严重失水、休克致组织缺氧；③剧烈运动、癫痫持续状态、破伤风等；④1 型糖尿病时突然升高，可出现"反常性"高钾血症；⑤高钾性周期性瘫痪；⑥使用琥珀胆碱、精氨酸等药物。

3. 肾脏排钾减少

（1）多见于各种原因的肾功能衰竭。尤其是急性肾功能衰竭少尿或无尿期更多见。

（2）某些排钾减少的疾病，如 Addison 病、肾上腺皮质功能减退症等。

（3）应用潴钾的利尿药，如氨苯蝶啶、螺内酯等。

4. 浓缩性高钾血症 重度失水、失血、休克等致有效循环血容量减少，血液浓缩而钾浓度相对升高，多同时伴有肾前性少尿及排钾减少；休克、酸中毒、缺氧等使钾从细胞内进入细胞外液。

【诊断依据】

1. 临床表现

（1）对心脏的影响：高钾血症对机体的主要危险是能引起心室颤动和心脏骤停。高钾血症对心律的影响极为复杂，可见到各种心律失常，包括各种缓慢型心律失常，如房室传导阻滞、窦性心动过缓等；也可发生快速型心律失常，如窦性心动过速、频繁的室性期前收缩、室性心动过速和心室颤动。心电图一般先呈 T 波高尖，Q - T 间期缩短，随后 T 波改变更加明显，QRS 波渐增宽伴幅度下降，P 波形态渐渐消失，所有这些改变综合后使患者心电图呈正弦波形。

（2）对骨髓肌的影响：血清钾浓度 5.5 ~ 7.0mmol/L 时，细胞外液钾浓度上升，静息膜电位降低（负值减少），相当于部分去极化，肌肉的兴奋性增强，临床上可出现肌肉轻度震颤，手足感觉异常。当血清钾浓度为 7 ~ 9mmol/L 时，骨骼肌的静息电位过小，肌肉细胞不易被兴奋，形成去极化阻滞，出现肌肉软弱无力，腱反射减弱或消失，甚至出现弛缓性麻痹等症状。肌肉症状常出现于四肢，然后向躯干发展，也可涉及呼吸肌。

2. 检查

（1）血钾：>5.5mmol/L。

（2）心电图检查：T 波高尖，Q - T 间期延长，重者 QRS 波群增宽，P - R 间期延长。

【治疗】

（1）严格限制钾摄入。

（2）积极降低血钾。

①血钾超过 6 ~ 7mmol/L 或心电图呈现宽 QRS 波，应立即

用 2.5% 碳酸氢钠或 11.2% 乳酸钠 40 ~ 50ml 静脉滴注。可重复应用 1 ~ 2 次，每次相隔 30 分钟。碳酸氢钠使细胞外液 pH 升高，钾离子进入细胞内。钠离子还可拮抗钾对心肌的作用。

②钙剂：可对抗钾对心肌的毒性。常用 10% 葡萄糖酸钙 10 ~ 20ml 加等量 25% 葡萄糖溶液，缓慢静脉注射，一般数分钟起作用，但需多次应用。也可用 5% 氯化钙，有心力衰竭者不宜同时使用洋地黄。

③葡萄糖和胰岛素：使血清钾转移至细胞内。一般用 20% ~ 50% 葡萄糖溶液，按每 4g 葡萄糖给予 1U 普通胰岛素持续静脉滴注。

④高渗盐水：作用机制与乳酸钠相似。常用 3% ~ 5% 氯化钠液 100 ~ 200ml 静脉滴注，效果迅速，但可增加循环血容量，应注意监护心肺功能。若尿量正常，也可应用等渗盐水。

⑤选择性 β_2 – 受体激动药可使血钾转入细胞内，如沙丁胺醇等。

(3) 排钾措施

①肠道排钾：对轻症患者可用阳离子交换树脂保留灌肠或口服：聚苯乙烯磺酸钠离子 (20 ~ 50) g + 温水或 25% 山梨醇 100 ~ 200ml 灌肠，每次保留 1/2 ~ 1/4，每日 2 ~ 3 次。口服为 15 ~ 20g，每日 2 ~ 3 次。

②经肾排钾：肾是排钾主要器官。可予高钠饮食或静脉输入高钠溶液；应用呋塞米、依他尼酸、氢氯噻嗪等排钾性尿药。但肾衰竭时效果不佳。

③透析疗法：在病情严重，尤其是肾功能障碍者，可进行血液透析或腹膜透析。

第八节 酸碱平衡失调

机体在多种途径的调节下，使体液的 pH 保持在稳定状态

（细胞内 pH 6.9，血浆 7.35 ~ 7.45）。摄入或产生的酸性物质可分为两大类：一是蛋白质、磷脂的代谢和脂肪、糖的不完全氧化所产生的非挥发性酸（正常机体每日可产生 40 ~ 60mmol）；二是脂肪和糖完全氧化所产生的挥发性酸（正常机体每日产生 CO_2 15000mmol）。维持及调节酸碱平衡的因素主要有缓冲系统调节、肺调节、肾调节和离子交换调节等四组缓冲对。其中体液缓冲系统最敏感，它包括碳酸氢盐系统、磷酸盐系统、血红蛋白及血浆蛋白系统，尤以碳酸氢盐系统最重要；正常时碳酸氢盐（HCO_3^-）：碳酸（H_2CO_3）为 20:10，肺调节一般在 10 ~ 30 分钟发挥调节作用，主要以 CO_2 形式排出挥发性酸。离子交换一般在 2 ~ 4 小时之后发挥作用。肾调节最慢，多在数小时之后发生，但其作用强而持久，且是非挥发性酸和碱性物质排出的唯一途径（每日可排出非挥发性酸约 60mmol）。缓冲系统和离子交换只是暂时的缓冲和中和，过多的酸和碱性物质需最终依赖肺和肾的清除。

一、代谢性酸中毒

【病因和发病机制】

1. 体内产生的酸性物质过多

（1）高热、严重感染、外伤和烧伤等，因分解代谢亢进而产生过多酸性物质。

（2）糖尿病、饥饿、急慢性酒精中毒时产生过多酮体，发生酮症酸中毒。

（3）各种原因引起的休克、低氧血症、严重贫血等均导致乳酸生成过多。

2. 酸性盐类进入体内过多 主要由过多进入体内的氯化铵、盐酸精氨酸、赖氨酸等引起。许多肠道外营养液中含有精氨酸、赖氨酸等，代谢后可产生 HCl，也有可能导致酸中毒。

3. 碳酸氢盐丢失

（1）肾丢失：近段肾小管性酸中毒，因 HCO_3^- 最大吸收阈值下降所致，可由正常的 260mmol/L 降至 150~200mmol/L；稀释性酸中毒，血容量扩增，近段肾小管再吸收 HCO_3^- 减少；使用碳酸酐酶抑制剂，原发性甲状旁腺功能亢进症磷酸盐重吸收降低。

（2）肾外丢失：腹泻、肠瘘、胆瘘、胰瘘、肠梗阻、肠道减压、输尿管乙状结肠吻合术等致消化液丢失。

4. 肾功能不全

各种原因肾脏病、肾功能障碍时，致使酸性代谢产物如磷酸盐、硫酸盐和乙酰乙酸等，潴留于体内，肾小管泌 H^+ 及合成氨的能力减低，HCO_3^- 回吸收减少而发生酸中毒。

【代偿机制】

1. 血液的缓冲作用及细胞内缓冲的代偿调节作用

代谢性酸中毒时，血液中增多的 H^+ 可立即被血浆缓冲系统所缓冲，通过上述反应，血浆 HCO_3^- 及缓冲碱被消耗掉，生成的 H_2CO_3，可由肺排出。

2. 肺的调节

血液 H^+ 浓度增加，刺激颈动脉体和主动脉体化学感受器，反射性引起呼吸中枢兴奋，明显地增加肺的通气量，使 $PaCO_2$ 继发性降低，维持 HCO_3^-/H_2CO_3 的比值接近正常，使血液 pH 趋向正常。

3. 肾的调节

除肾功能异常引起的代谢性酸中毒外，其他原因引起的代谢性酸中毒，肾通过排酸保碱发挥重要的代偿功能。

【诊断依据】

（一）临床表现

代偿阶段可无症状，但有酸碱平衡失调的指标异常。失代偿期后，除原发病表现外，早期患者感疲倦、乏力，突出的表现为呼吸加快、加深,典型者称 Kussmaul 呼吸;随着病情加重,进而出现多脏器功能受损的表现,如恶心、呕吐、食欲不振、头痛、头胀、淡漠、心率加快、心音低钝、血压下降、皮肤黏膜干燥、颜面潮红等,严重者甚至嗜睡、昏迷。

(二) 诊断

(1) 有酸性物质产生过多、排出障碍或碱性物质丢失过多的原发病史,如糖尿病酮中毒、乳酸酸中毒、服大量水杨酸、氯化铵、肠瘘、腹泻、肾功能不全、肾小管性酸中毒等。

(2) 实验室检查 HCO_3^-、AB、SB、BB 降低,出现碱缺失 (BD)。如除外呼吸因素的影响,CO_2 结合力下降可作为判定程度的指标:轻度 > 15mmol/L,中度为 15 ~ 8mmol/L,重度 < 8mmol/L。若发生失代偿,pH < 7.35,H^+ 浓度 > 45mmol/L。

【治疗】

1. 病因治疗 乳酸性酸中毒只要针对病因,包括纠正循环障碍、改善组织灌注、控制感染、供应充足能量等。

2. 给予碱性药物

(1) 碳酸氢钠:临床最常用,疗效确切,作用迅速。需补液量多者给 1.5% 的等渗溶液,需限制补液量者给 4% ~ 5% 的高渗液。用量计算方法如下:

所需补液量 (mmol) = (目标 CO_2CP – 实测 CO_2CP) (mmol/L) ×0.3 体重 (kg)

说明:①目标 CO_2CP 一般定为 20mmol/L; ② 0.3 即 20% 细胞外液加上 10% 细胞内液;③1.5% 碳酸氢钠含 HCO_3^- 178mmol/L,折算成 1.5% 碳酸氢钠量 (ml) = 所需补碱量/178×1000 (如需 4% 或 5% 碳酸氢钠可按此折算)。

估算法欲提高血浆 CO_2 结合力 1mmol/L,可给 5% 碳酸氢钠约 0.5ml/kg。

（2）乳酸钠：需在有氧条件下经肝转化为 HCO_3^- 而起作用。一般不作为一线用药，主要用于伴高钾血症、心脏骤停及药物性心律失常的酸中毒者；严重缺氧、肝肾功能不全及乳酸性酸中毒时不宜使用。使用时可用 5% 葡萄糖溶液或注射用水将克分子溶液稀释成 1/6（mmol/L）的等渗溶液静脉滴注。

（3）三羟甲基氨基甲烷（THAM，氨丁三醇）：为不含钠的碱性氨基缓冲剂，在体内与 H^+ 结合而增加 HCO_3^- 浓度，效力强于碳酸氢钠。可用于代谢性和呼吸性酸中毒的治疗，特别适用于需限钠的患者；因能迅速透过细胞膜，故更有利于纠正细胞内酸中毒。使用时勿过量、过快，否则易导致呼吸抑制、低血糖、低血压、低血钙等；注意勿漏出血管外（强碱性物质可致组织坏死）。THAM 有 3.64%（等渗液）和 7.28%（高渗液）两种，欲补充的 3.64% THAM 液毫升量相当于需补碱量的摩尔数。

治疗时注意：①以公式估计的补液量，也未必符合实际需要，一般先给计算量的 1/2 ~ 1/3，然后根据病情、HCO_3^- 和 BE 值变化继续补足。②对缺氧性疾病、肾功能不全及乳酸酸中毒者禁用乳酸钠。③THAM 为不含钠、碱性很强可能透过细胞膜的药物，使用于酸中毒不能过多补钠用细胞内酸中毒者。④伴失水者可给 1.5% 碳酸氢钠；水过多时给 4% 碳酸氢钠；高钾血症宜选用乳酸钠；限钠时宜使用 THAM；伴低血钾时及时补钾。

二、代谢性碱中毒

【病因和发病机制】

1. 碱摄入过多 胃病患者长期服大量碱性药物或在酸中毒时，静脉输入过多的碱性药。

2. 酸及氯丢失过多 常见于持续性呕吐、幽门梗阻、胃吸引引流，使胃液内的 HCl、H^+ 丢失过多而不能中和肠液中的 HCO_3^-，使其吸收入血液。血中 Cl^- 减少而 Na^+、K^+ 与 HCO_3^- 结合增多致碱中毒。

3. 缺钾性碱中毒 缺钾时，一方面 H^+ 转入细胞内，另一方面肾小管排 H^+ 增加，Na^+、HCO_3^- 重吸收增多，产生缺钾性代谢性碱中毒，多同时伴有 Cl^- 缺乏。

4. 某些疾病 原发性 Cushing 综合征、醛固酮增多症因分泌盐皮质激素使肾远端钠盐增多而发生高血钠碱中毒。

【代偿机制】

体内碱性物质增多，缓冲系统即刻将强碱转化为弱酸，使 HCO_3^- 消耗，而 H_2CO_3 增加；抑制呼吸中枢，肺通气减弱，CO_2 潴留，HCO_3^- 代偿性增加；肾碳酸酐酶活力减弱而 H^+ 形成和排泌减少，$NaHCO_3$ 重吸收也减少，使 HCO_3^-/H_2CO_3 代偿性恢复到20∶1，pH 正常。

【诊断依据】

(一) 临床表现

代谢性碱中毒主要表现原发病症状。严重者可呼吸浅慢，由于蛋白结合钙增加、游离钙减少，碱中毒所致的乙酰胆碱释放增加，神经、肌肉活动增加，常有面部及四肢肌肉抽动、手足抽搐（比呼吸性碱中毒轻）、口周及手足麻木。血红蛋白对氧的亲和力加强，可致组织缺氧，出现头晕、躁动、谵妄乃至昏迷。低血钾者可有软瘫。

(二) 诊断

(1) 有呕吐、洗胃、胃肠减压病史，使胃酸及 K^+ 丢失，以及低血钾病史。

(2) 实验室检查 HCO_3^-、AB、SB、BB、BE 增加；如除外呼吸因素影响，CO_2 结合力增高。失代偿期 pH > 7.45，H^+ 浓度 < 35mmol/L。缺钾性者，血清钾低，尿呈酸性；低氯性者，血清氯低，尿氯 > 10mmol/L。

【治疗】

轻、中度者，主要是治疗原发病。如有循环血容量不足用生理盐水扩容；低钾血症者补钾，低氯血症者给以生理盐水，一般不需要特殊处理。严重者，也应首选生理盐水（pH 7.0），以补足为原则。

1. 氯化铵 可提供 Cl^-，且铵经肝转化后可提供 H^+。每次 1~2g，每日 3 次，口服；必要时静脉滴注，补充量按每提高细胞外液 Cl^- 1mmol，补给氯化铵 0.2mmol 或每降低 CO_2CP 0.45mmol/L，每公斤体重补给 2% 氯化铵 1ml 计算。用 5% 葡萄糖溶液稀释成 0.9% 等渗溶液，分 2~3 次静脉滴注，但不能用于肝功能障碍、心力衰竭和伴呼吸性酸中毒的患者。

2. 稀盐酸 直接提供 Cl^- 和 H^+，一般 10% 盐酸 20ml 相当于氯化铵 3g，可稀释 40 倍，每日 4~6 次，口服。

3. 其他酸性盐 赖氨酸盐酸盐、盐酸精氨酸等。

三、呼吸性酸中毒

【病因和发病机制】

肺通气、弥散和肺循环功能障碍，致使肺泡换气减少，血 $PaCO_2$ 增高，H_2CO_3 浓度增加，pH 下降，H^+ 浓度上升致呼吸性酸中毒。

1. 呼吸中枢抑制 主要造成急性呼吸性酸中毒。引起 $PaCO_2$ 原发性升高导致呼吸性酸中毒的原因不外乎环境 CO_2 浓度过高，吸入 CO_2 过多（如通风不良）导致 CO_2 排出受阻。

2. 呼吸肌或胸壁障碍 急性呼吸性酸中毒可见于重症肌无力、周期性瘫痪急性发作、严重低钾或低磷血症、吉兰-巴雷综合征以及少部分氨基糖苷类抗生素中毒。慢性呼吸性酸中毒见于脊髓灰质炎后、肌萎缩侧束硬化症、多发性硬化症、严重黏液性水肿、严重胸廓畸形等。

3. 上气道阻塞 可由急性气管异物、急性咽部痉挛等引起。

4. 肺部疾病 急性者可由急性呼吸窘迫综合征、急性心源性肺水肿、严重支气管哮喘或肺炎、气胸、血胸等引起。慢性者最常见的为慢性阻塞性肺病或肺组织广泛纤维化等。

【诊断依据】

(一) 临床表现

急性严重呼吸性酸中毒可出现呼吸急促、呼吸困难以及明显神经系统等症状。起始时患者有头痛、视野不清、烦躁不安等，进一步可进展为震颤、神志不清，以致谵妄，严重的可发展至完全昏迷。由于高 $PaCO_2$ 对血管的扩张作用以及酸中毒本身对脑血流量的增加作用，致使颅内压增高，眼底可出现视乳头水肿等。

血压下降、心搏出量下降以及心律失常等，可加重神经系统的障碍，成为急性呼吸性酸中毒症状严重的原因。

慢性呼吸性酸中毒症状不如急性者严重，由于大多数是因慢性阻塞性肺病等引起，因此以这些疾病的相关表现为主，包括气促、呼吸困难、咳嗽、下肢水肿及其他缺氧症状等。

(二) 诊断

1. 临床表现 急性呼吸性酸中毒常有明确的原发病，临床表现也比较突出，特别要注意早期的呼吸加深加快、心率增快、血压升高，结合实验室检查即可确诊。慢性呼吸性酸中毒的诊断，重点放在慢性阻塞性肺疾病的存在上。诊断、区别类型、判定程度则需依赖实验室检查。

2. 实验室检查 ①$PaCO_2$ 增高，如除外代谢因素影响可见 CO_2 结合力升高，AB ＞ SB；②失代偿期则 pH 降低；③常伴其他内环境紊乱，血钾增高、PaO_2 降低、乳酸性酸中毒等；④其他，视乳头水肿、红细胞增多；⑤常呈混合性酸碱平衡失调。

【治疗】

1. 急性呼吸性酸中毒 主要是使 CO_2 迅速有效的排出和有效的给氧。治疗原发病，保持呼吸道通畅：清除异物、分泌物，解除痉挛，必要时作气管插管或气管切开；确保给氧，面罩加压给氧、人工呼吸，必要时使用呼吸机；呼吸中枢抑制者可适当使用呼吸兴奋剂；一般不主张使用碱性药物，但可考虑使用 THAM，它可与 H_2CO_3 结合生成 HCO_3^- 而降低高碳酸血症，又可补充 HCO_3^-，有利于纠正混合性酸中毒。伴高钾血症并累及心脏者，可使用 4% 或 5% 碳酸氢钠；因缺氧常伴乳酸性酸中毒故以下不用乳酸钠为好；本症常伴水、电解质及其他酸碱平衡失常，故要兼顾调整。

2. 慢性呼吸性酸中毒 强调的是病因治疗，包括控制感染，有效持久的改善肺的换气功能，一般不主张给碱性药物。

四、呼吸性碱中毒

【病因和发病机制】

原发因素是过度换气，CO_2 排出速度超过产生速度，导致 CO_2 减少，$PaCO_2$ 下降。

1. 呼吸中枢受刺激

（1）非低氧因素所致：①癔症发作时过度通气；②中枢神经系统疾病如脑血管病变、脑炎、脑外伤及脑肿瘤等均可刺激呼吸中枢引起过度通气；③某些药物如水杨酸、氨可直接兴奋呼吸中枢致使通气增强；④革兰阴性杆菌败血症也是引起过度通气的常见原因；⑤高热、甲状腺功能亢进症等因机体代谢过高可使肺通气功能增强；⑥体温过高、环境高温；

⑦内源性毒性代谢产物，如肝性脑病、酸中毒等。

（2）低氧因素所致：①高空、高原、潜水、剧烈运动等缺氧；②阻塞性肺疾病、肺炎、肺间质疾病、支气管阻塞、胸膜及胸廓疾病、肺水肿；③供血不足，心力衰竭、休克、严重贫血等，缺氧刺激呼吸中枢而换气过度。

2. 外周性换气过度 ①呼吸机使用不当；②胸廓或腹部手术后，因疼痛而不敢深呼吸；③胸外伤、肋骨骨折；④呼吸道阻塞突然解除。

【代偿机制】

CO_2 减少，呼吸浅慢，使 CO_2 潴留，H_2CO_3 升高而代偿；当持续较久时，肾排 H^+ 减少，HCO_3^- 排出增多，HCO_3^-/H_2CO_3 在低水平达到平衡（代偿性呼吸性碱中毒）。

【诊断依据】

（一）临床表现

视碱中毒的严重程度和发病的缓急而定，典型表现为换气过度、呼吸加快。碱中毒可刺激神经－肌肉兴奋性增高，急性而病情轻者，可有四肢及口唇发麻、刺痛、肌肉颤动、头部轻浮感；严重者可有眩晕、晕厥、视物模糊、抽搐、意识不清；可有胸闷、胸痛、口干、气胀等。在碱性环境中，血红蛋白氧离曲线左移使组织供氧不足，表现为脑电图改变，肝功能异常。

（二）诊断

1. 癔症所致的换气过度综合征常易引人注目，但高温、高热、高空、手术后所致常不引起人们的重视，视为"正常现象"而被忽略。着重提请注意的是药物中毒、呼吸机管理不当、呼吸道阻塞突然解除，主要的临床表现是换气过度，确诊依赖于实验室检查。

2. 实验室检查 ①$PaCO_2$ 降低，除外代谢因素影响的 CO_2 结合力降低，AB < SB；②失代偿期则 pH 降低。

【治疗】

首先应防治原发病及祛除引起通气过度的原因。急性呼吸性碱中毒患者可吸入含 5% CO_2 的混合气体；或用纸袋罩于患者口鼻，使其吸入呼出的气体以维持血浆 HCO_3^- 浓度。对精神性通气过度者可用镇静剂。

第六章

神经内分泌肿瘤

第一节　甲状腺肿瘤

甲状腺肿瘤有良性肿瘤和恶性肿瘤两大类，前者一般指甲状腺腺瘤，后者指甲状腺癌。甲状腺腺瘤女性多于男性，多数为单发。

【诊断依据】

（一）临床表现

（1）甲状腺腺瘤，触诊可及甲状腺单发或多发肿块，表面光滑，质地较坚韧，无压痛，边界清楚，与皮肤无粘连，随吞咽上下活动，无颈部淋巴结肿大。

（2）甲状腺恶性肿瘤的肿物地坚硬、表面不平，可随吞咽活动；常有颈部淋巴结肿大，部分患者伴有声音嘶哑。

（二）辅助检查

1. 实验室检查

（1）甲状腺功能测定：无论良性或恶性肿瘤，大多正常。但甲状腺功能自主性腺瘤可呈甲亢的表现，血 T_3、T_4 增高，TSH 降低。

（2）血常规：甲状腺恶性肿瘤可有贫血。

2. 特殊检查

(1) 放射性核素扫描：腺瘤多为温结节，功能自主性腺瘤为"热结节"，囊性变为"冷结节"。而恶性甲状腺肿瘤者，为冷结节。

(2) B超检查：辨别肿瘤单发、多发、囊性或实质性。

(3) X线胸片检查：可证实有无气管移位或受压及肺转移等。

(4) CT和MRI检查：甲状腺良性肿瘤常为甲状腺实质的直径为1~4cm孤立结节，边缘光滑锐利，密度均匀；甲状腺癌则为不规则或分叶状，密度不均匀、与周围组织分界不清，可见有局部转移或向气管、喉和食管浸润的征象。

(5) 甲状腺穿刺细胞学检查：诊断有困难时，可行此检查以明确诊断。

(三) 诊断要点

(1) 无痛性甲状腺肿块，边界清、一般无粘连，B超示实、囊性肿块者为良性肿瘤可能。

(2) 甲状腺肿块短期内进行性增大，质地硬，表面不平；有颈部淋巴结肿大；放射性核素扫描为冷结节者为恶性甲状腺肿瘤。

(3) 甲状腺穿活检可进一步鉴别其良恶性，结合甲状腺细胞学检查，即可明确。

(四) 鉴别诊断

1. 甲状腺囊肿　多无临床症状，放射性核素扫描为"冷结节"，B超检查为囊性结节。

2. 结节性甲状腺肿　甲状腺弥漫性肿大，呈分叶状或多个大小不等的突起，边界不清。甲状腺激素治疗可使腺体呈对称缩小。

3. 桥本甲状腺炎　甲状腺弥漫性肿大，质韧，无明显结节，血清甲状腺球蛋白抗体（TGAb）和甲状腺过氧化物酶抗体（TPOAb）阳性。甲状腺穿刺可明确诊断。

【治疗】

1. 手术治疗 甲状腺肿瘤如有压迫症状、肿瘤较大疑有恶变或证实为恶性肿瘤，均需手术治疗。

2. 放射治疗 晚期甲状腺癌或未分化癌可试用环磷酰胺、阿霉素等治疗。生长抑素类似物和干扰素可有一定疗效，化疗药物与免疫调节剂合用可提高患者的免疫力，加强抗癌治疗效果。

3. 化学治疗 晚期甲状腺癌或未分化癌可试用环磷酰胺、阿霉素等治疗。生长抑素类似物和干扰素可有一定疗效，化学药物与免疫调节剂合用可提高患者的免疫力，加强抗癌治疗效果。

4. 药物治疗 如为良性甲状腺肿瘤，可试用甲状腺素治疗，如甲状腺片 20~40mg/d，1 次口服，治疗 3~4 个月，从小剂量开始，3 个月后如效果不佳，可考虑手术治疗。

【病情观察】

1. 观察内容 重点观察患者症状的变化，尤其是甲状腺局部症状的变化，以决定适时予以手术治疗；如为恶性肿瘤，则观察手术或放疗等治疗的效果；注意监测血甲状腺激素的变化，以避免甲减出现。

2. 动态治疗 如为囊性，温/热结节等良性甲状腺肿瘤，可进行随访观察 2~3 个月，观察肿块的大小变化情况，继续增大有明显压迫症状或疑有癌变的，则建议手术治疗。如为恶性肿瘤，则应选择手术治疗，局部转移的可用放疗或化学治疗，治疗中注意观察治疗疗效，以便及时调整治疗用药。

【病历记录】

1. 门、急诊病历 记录患者肿块增大的时间，有无伴随症状和压迫症状。记录有无高代谢综合征。肿块的质地如何、有无触痛、有无周围淋巴结肿大等。辅助检查记录甲状腺功能测定、B超、甲状腺放射性核素扫描等检查的结果。

2. 住院病历　记录患者的相关检查结果，尤其是记录病理检查的结果。如需手术治疗，应有患者或共直系亲属签署的知情同意书。

【注意事项】

1. 医患沟通　应如实告知患者及家属有关本病特点、检查方法、治疗方案的选择，以便患者及家属能理解、配合治疗；如经相关检查难以区分良恶性，但疑有癌变的，应与患者及家属很好沟通，讲明需要手术的理由，家属签字同意后方能手术治疗；明确为恶性肿瘤而需手术治疗的，应由患者或直系亲属签署知情同意书方可施治。

2. 经验指导

（1）临床上，凡可触及"甲状腺结节"或经影像学检查发现的"意外结节"，均要想到甲状腺肿瘤可能。一般而言，单个实质性或生长较快的结节，要更多考虑为肿瘤性结节，但甲状腺癌可以任何形成的结节病变出现。

（2）甲状腺癌可有呼吸困难、吞咽困难及声音嘶哑等转移的征象，临床上见此征象应考虑为恶性肿瘤。

（3）甲状腺穿刺行病理组织学检查，是明确病变性质的重要方法，有条件的医院可开展此项检查。

（4）手术是治疗本病的主要手段。一经诊断或高度怀疑本病，均应及早手术治疗。

（5）化疗的效果并不理想，仅适用于晚期恶性甲状腺肿瘤的治疗。

（6）初诊为甲状腺肿瘤时，应建议患者行甲状腺B超或甲状腺ECT检查，以尽快明确肿瘤的性质，必要时行活检；对囊性、热结节或温结节可内科保守治疗，对实质性肿块、冷结节则应建议患者手术治疗。

第二节 胰岛素瘤

胰岛素瘤 (insulinoma), 又称胰岛 B 细胞瘤。由于瘤体分泌过量胰岛素, 临床上以反复低血糖发作为其特征。本病大多为腺瘤, 少数为 B 细胞增生及癌, 极少数可伴有其他内分泌腺体病变。如施行手术切除, 多能治愈。

【诊断依据】

(一) 临床表现

本病患者低血糖发作时间多在清晨空腹时, 少数病例亦可发生在午餐或晚餐前饥饿时, 或在劳动或运动后。低血糖往往随病程延长而发作次数渐趋频繁, 其表现可归纳为两大综合征。

1. 交感神经和肾上腺髓质兴奋表现

(1) 发作时, 患者感心悸、饥饿、软弱或倦怠、手足颤抖、血压升高甚至腹痛等。患者可能发生晕厥或昏倒。

(2) 一些患者为避免发作, 用增加进食来缓解症状。因此, 对一个易饥、贪婪进食而体重增加或肥胖的患者, 应考虑本病存在的可能性。

2. 脑功能障碍 由于脑组织主要靠血糖供给能量, 因此当血糖过低时, 脑功能易发生障碍。

(1) 低血糖发作时, 患者表现为注意力不集中, 思维和语言迟钝、头晕、视物不清、定向障碍、步态不稳或醉态。

(2) 有的患者有幻觉、躁动、易怒、行为怪异, 经进食或经 1~2 小时后自行缓解, 恢复如常人。也可于饥饿或空腹时出现 "癫痫" 样发作, 易误诊为癫痫病。

(3) 有的患者可表现为头昏、头痛、呕吐、抽搐、偏盲、偏瘫、昏迷, 常被疑为颅内占位病变。

(4) 如发作频繁, 低血糖时间过长, 脑组织受损较重,可表现为幼稚动作、吮吸、"鬼脸"、肌肉颤动、肌力增高、抽搐或瘫痪，继而出现深昏迷、病理反射阳性等。因此，当患者长时间昏迷而无其他原因可寻时，应考虑本病的可能性。

患者一般健康状况良好，多食者可较肥胖，发作间歇期，可无任何阳性体征。

（二）辅助检查

1. 实验室检查

（1）空腹或发作时血糖测定：常小于 < 50mg/dl（2.8mmol/L），血胰岛素大于40μU/ml，低血糖时，胰岛素/血糖比值升高（>0.3）。

（2）饥饿试验：大部分患者饥饿24小时内可出现低血糖发作，此时胰岛素血糖比值增高（正常<0.25）。

（3）高血糖素刺激试验：静脉注射高血糖素1mg后，每5分钟采血1次，若有1次血浆胰岛素 >135μU/ml，应考虑胰岛素瘤。

2. 特殊检查　腹部 B 超、螺旋 CT、MRI、选择性动脉造影等检查有助于确定肿瘤部位，但 B 超、CT 检查阴性不能排除本病。

（三）诊断标准

（1）患者有空腹、延迟进食或体力劳动后发作的低血糖症状，补充葡萄糖后症状缓解。

（2）血糖小于2.8mmol/L。

（3）B 超、CT、MRI 等影像学检查确定肿瘤部位。

（四）鉴别诊断

1. 特发性功能性低血糖症　本病主要见于情绪不稳定和神经质的患者。以女性多见，常因精神刺激、焦虑而诱发。发作时间多于餐后2~4小时，以肾上腺素分泌过多综合征为主，如心悸、出汗、面色苍白、饥饿、无力、手足颤抖等，偶有晕厥但无抽搐、昏迷。发作与饥饿无一定关系，且高糖饮食更易引起发作。发作时，血糖很少低于 2.8mmol/L，症状与血糖值常不平行。每次发作多于 10 分钟后自行缓解。饥饿试验、D860 试验多呈正常反应。本病发生可能与迷走神经张力增高、胰岛素分泌与血糖调节欠稳定有关。镇静、调节自主神经功能，适当增加饮食中蛋白质和脂肪含量，延缓胃肠对食物的吸收，有利于减少发作，改善症状。

2. 肝性低血糖 当肝脏严重病变、肝组织破坏达 80% 以上时，可出现低血糖。但临床有明显肝病证据不难鉴别。

3. 胰外肿瘤所致低血糖症 多为体积较大的恶性肿瘤，包括来源于外胚层的上皮细胞瘤以及来源于中胚层细胞的间质细胞瘤，如肺癌、肾上腺癌、纤维肉瘤、间皮瘤、肠癌、子宫颈癌等，均有发生低血糖的报道。其发生机制尚不很清楚，可能与肿瘤分泌胰岛素样活性物质（如胰岛素样生长因子）或肿瘤分泌能降低血中游离脂肪酸的活性物质，使糖异生的原料缺乏有关。可通过原发病的临床表现加以鉴别。

4. 胰岛 A 细胞分泌高血糖素不足和自身免疫性胰岛素抗体形成 均可致低血糖，但均较少见。前者可通过测胰岛高血糖素，后者可通过测定胰岛素抗体（未用过外源性胰岛素者）等加以鉴别。

【治疗】

（一）一般治疗

低血糖发作时，轻者可进食糖水、糖果，重者静脉注射 50% 葡萄糖 50～100ml 或以 5%、10% 葡萄糖注射液静脉滴注，必要时补液中加用氢化可的松 100mg，或用高血糖素 1～2mg，肌内注射。

（二）药物治疗

1. 氯苯甲噻二嗪 可以抑制胰岛素的分泌，可用 100～200mg，每日 2～3 次，口服，亦可用苯妥英钠、普萘洛尔、氯丙嗪等药物，可抑制胰岛素分泌。

2. 链佐菌素　可作为不能切除的腺瘤或癌肿术后的辅助化疗，20～30mg/kg，每周 1 次，总量 8～12g。

（三）手术治疗

胰岛素瘤诊断一经明确，均应及早手术治疗行肿瘤切除，因为长期反复发作低血糖昏迷，可使脑组织，尤其是大脑造成不可逆的损害。

【病情观察】

1. 观察内容　观察治疗后患者的症状是否缓解，如中枢神经系统或交感神经的症状有无改善；治疗过程中注意检测血糖水平，以评估治疗效果，调整治疗方案。

2. 动态诊疗　对有自发性空腹低血糖的患者应怀疑本病的诊断，进一步行血糖测定、激发/抑制试验及腹部 B 超、CT 等检查以明确诊断。一旦确诊本病，应及早手术治疗，切除肿瘤。对于低血糖发作者应及时给予补充葡萄糖等治疗。

【病历记录】

1. 门、急诊病历　记录患者就诊及发病时间，记录有无交感神经兴奋的症状，记录症状出现前的诱因、时间、缓解方式、发作时血糖水平。记录以往的发作经过、与进餐的时间关系。记录血糖、血胰岛素及 B 超、CT、MRI 等检查结果。

2. 住院病历　记录患者的发病过程、门急诊或外院的诊疗经过、治疗效果。记录入院后的病情变化、检查结果、治疗疗效等。

【注意事项】

1. 医患沟通　对于反复发作的低血糖患者，应告知患者和家属有关的常规预防和急救措施，建议调整进食规律，随时携带糖块或葡萄糖片等；应告知患者或家属手术治疗的必要性、效果及风险等，征得其理解的配合。

2. 经验指导

（1）患者如有自发性周期性发作的低血糖症状、昏迷及意识障碍、一过性瘫痪等神经－精神症状，每天空腹或劳动后发作；发作时血糖低于 2.78mmol/L；口服或静脉注射葡萄糖后，症状立即消失等临床特征，即所谓的 Whipple 三联症，胰岛素瘤的诊断多无困难。

（2）有些患者的症状并不典型，可做血糖测定、胰岛素测定、甲苯磺丁脲激发试验、胰高血糖素试验、血清 C 肽测定等都对胰岛素瘤的诊断有帮助，并有助于排除其他低血糖的原因。

（3）鉴于胰岛素瘤瘤体较小，位置不恒定，可做腹部 B 超、CT、MRI、腹腔动脉造影、选择性门静脉系统分段取血（SPVS）、选择性动脉注射亚甲蓝等定位检查，以正确判断肿瘤的位置。

（4）手术切除是本病最有效的治疗措施，对难以定位或腺瘤未搜及者，可从胰尾开始向胰头逐渐分段切除。注意：①术中强调无糖输液和随时监测血糖的变化。②肿瘤组织全部切除后，血糖可比未切除前升高 2 倍，未见升高者需等待 90 分钟后才能认为肿瘤未完全切除。③有时病理切片对良、恶性胰岛素瘤也很难鉴别，这时应仔细检查有无肝脏或胰周淋巴结转移，若有转移即为恶性肿瘤。